检验

检验与临床
思维案例
2
内分泌疾病

主审

王成彬　王传新　潘世扬

主编

杜鲁涛　徐　建

董作亮　方　琪

重庆大学出版社

图书在版编目（CIP）数据

检验与临床思维案例.内分泌疾病.2/杜鲁涛等主编.--重庆：重庆大学出版社，2025.8.--（检验与临床思维系列）.--ISBN 978-7-5689-5343-6

Ⅰ.R446.1

中国国家版本馆CIP数据核字第202534ZV58号

检验与临床思维案例：内分泌疾病2

JIANYAN YU LINCHUANG SIWEI ANLI：NEIFENMI JIBING 2

主　编　杜鲁涛　徐　建　董作亮　方　琪
策划编辑：胡　斌
责任编辑：张红梅　　版式设计：胡　斌
责任校对：王　倩　　责任印制：张　策

*

重庆大学出版社出版发行
社址：重庆市沙坪坝区大学城西路21号
邮编：401331
电话：（023）88617190　88617185（中小学）
传真：（023）88617186　88617166
网址：http://www.cqup.com.cn
邮箱：fxk@cqup.com.cn（营销中心）
全国新华书店经销
重庆长虹印务有限公司印刷

*

开本：787mm×1092mm　1/16　印张：22　字数：425千
2025年8月第1版　2025年8月第1次印刷
ISBN 978-7-5689-5343-6　　定价：150.00元

时宇绯　祝　群　张钧涵　罗　微　王成雪　范雨鑫　董作亮　张　静
包薇萍　闫　蔚　李小鸾　卢　鹏　宋阳阳　陈素芸　王　慧　李学勤
来楠楠　郭永聪　卢　颖　张　伟　付真真　代光艳　黄专专　刘茜辉
谭惠文　张　丽　高姚怡　林寰东　郭　玮　徐佳音　程若倩　李思翼
李飞飞　卢秀敏　刁甜甜　刘斯琴　杨　军　王广洲　贾捷婷　文贤慧
佘　国　赵　莼　莫银娟　曾　怡　余　芳　乔建启　司御臣

点评专家：（排名不分先后）

韩宏艳　邓智勇　李辉军　陈　朴　唱　凯　隆　敏　郑　青　朱一堂
董作亮　谢　丽　刘玉梅　李　珣　芦慧霞　徐文波　杨瑞霞　林　协
司徒博　姚　磊　陈红兵　陈发林　黄培颖　黄　萱　马晓露　张进安
渠利利　谢绍锋　王志国　王　叶　张瑞青　廖　涌　于培霞　赖有行
徐华国　韦四喜　宋昊岚　林寰东　徐　锦　金英玉　高海燕　张丽娜
周　林　张　桦　张靖宇

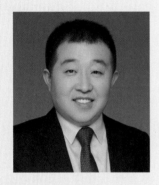

杜鲁涛

山东大学教授，博士研究生导师，国家优秀青年科学基金获得者，泰山学者，山东大学齐鲁医院检验医学中心常务副主任。中国医师协会检验医师分会委员、中华医学会检验医学分会青年学组副组长、山东省医学会检验学分会委员。研究方向为肿瘤新型生物标志物的发现及应用。主持国家重点研发计划项目课题 1 项、国家自然科学基金优秀青年科学基金项目 1 项，面上项目 2 项，山东省重大科技创新工程项目 1 项。以第一／通讯作者在 *PNAS*、*Nature Communications*、*Small* 等发表 SCI 论文 32 篇，第一发明人授权国家发明专利 8 项。

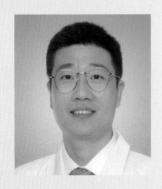

徐　建

博士，教授，博士研究生导师，江苏省人民医院（南京医科大学第一附属医院、江苏省妇幼保健院）检验学部副主任，南京医科大学检验学系副主任。江苏省医学会检验分会副主委、中华医学会检验医学分会分子学组委员、《中华检验医学杂志》通讯编委、《临床检验杂志》常务编委。

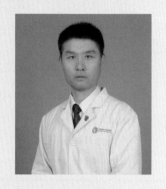

董作亮

主任技师，硕士研究生导师，天津医科大学总医院医学检验科副主任。中国医师协会检验医师分会甲状腺疾病检验医学专业委员会委员、中国中西医结合学会检验医学专委会青年委员、天津市健康教育协会医师分会副主任委员、天津市医学影像技术研究会甲状腺专病委员会常委。参与多项国家级及省部级课题，作为主要参加者获得教育部科学技术进步奖二等奖 1 项，天津市科技进步奖二等奖 1 项，天津市科技进步奖三等奖 2 项，主持或参与引进新技术填补天津市空白 3 项。参与编写甲状腺疾病检验诊断性报告的专家共识，发表专业学术论文 20 余篇。

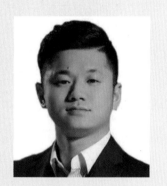

方 琪

副编审，西部数智医疗研究院／数智检验医学创新中心主任，《检验医学》杂志新媒体部执行主任，检验医学新媒体平台执行主编。重庆市科技期刊编辑学会融合出版工作委员会主任委员。主持省部级课题 4 项，发表医学及编辑出版类核心论文 20 余篇，主策划、主编或副主编医学专著 10 部。

　　检验医学作为基础医学与临床医学的重要纽带，通过将生物化学、分子生物学等基础学科的理论与方法转化为临床应用，为疾病诊疗全过程提供科学依据。随着多学科协作诊疗模式的深入推进，检验医学的价值体系得到全面彰显。在技术层面，依托智能化、自动化设备的广泛应用，检验过程的标准化与精准度显著提升；在临床应用层面，则通过专业的检验结果解读、多学科会诊协作和个性化诊疗建议等环节，充分展现其临床决策支持价值。这种技术能力与临床智慧的有机结合，使检验医学在现代医疗体系中发挥着不可替代的桥梁作用。现代检验医学已发展出众多检测项目，这就要求检验医师不仅要确保检验质量，更要深入理解每个项目的临床意义。由于检验结果受患者准备、样本采集、分析干扰等多因素影响，检验医师在识别异常结果方面具有独特优势。因此，检验医师必须突破单纯提供数据的局限，通过掌握临床知识、药理知识和临床思维，结合患者具体情况，与临床医师共同探寻检验结果背后的临床真相。

　　内分泌疾病是由内分泌腺或内分泌组织功能或结构异常引发的综合征，涵盖下丘脑和垂体疾病、甲状腺疾病、肾上腺疾病、性腺疾病、糖尿病及钙磷代谢异常等。这类疾病具有诊断依赖性强、激素调节网络复杂等特点，其精准诊疗往往需要借助多种检验和检测进行定性和定位诊断。在医学实践中，内分泌疾病的诊治面临诸多挑战，其复杂的病理生理机制要求检验医学与临床医学必须深度融合。通过构建检验技术与临床思维的协同体系，建立精准的风险预警模型和个体化诊疗方案，不仅能够提升诊断效率，更能为患者带来更好的预后。这种多学科协作模式，特别是将先进的检验技术与临床决策有机结合，已成为现代内分泌疾病诊疗体系建设的重点方向，也是提升医疗质量的关键突破口。

　　《检验与临床思维案例：内分泌疾病 2》以促进检验与临床的深度协作为编写宗旨，通过系统梳理真实诊疗案例中的关键决策环节，创新构建了检验与临床双重视角的分析体系。本书依托中华医学会检验医学分会青年委员会指导的全国性案例征集活动，从数百篇投稿中精选优质案例，并经过全国各地专家的专业评审与深度完善，最终形成这一具有示范意义的学术成果。全书突出展现了三大特色内容，采用临床医生与检验医生协同解析的创新模式，完整呈现内分泌疾病诊疗的完整思维路径；通过对典型案例的系统剖析，既充分展现检验技术的临床应用价值，又有效强化检验人员的临床思维能力；同时建立了可推广的跨学科协作范式，为各级医疗机构提供实用参考。本书的出版不仅为提升内分泌疾病诊疗水平提供了专业支持，更是检验医学服务临床实践的重要创新，必将为培养具有临床思维的检验专业人才和促进多学科协同发展作出积极贡献。

　　我们衷心期望本书能够成为连接检验与临床的重要纽带，通过真实案例的深度剖析，帮助医务工作者突破专业壁垒，掌握检验与临床的协同思维，提升对复杂内分泌疾病的诊疗能力。同时，我们也诚挚希望读者在实践中不断反馈宝贵意见，助力医学知识的迭代与共享。

检验医学新媒体

2025 年 3 月

我国检验医学经过四十余年的快速发展，在实验室建设、人才培养、技术创新和质量管理等方面均取得明显进步。在精准医疗时代背景下，如何深化检验医学发展、提升其在疾病诊疗中的核心作用，特别是加强检验与临床的有机融合，仍是当前学科建设的重要课题。检验医师的临床沟通、结果解读和多学科协作能力，必须建立在扎实的临床实践积淀和系统的实验室工作经验积累之上。这一过程不仅需要检验医师深入临床一线参与诊疗实践，更需要其持续跟踪检验医学前沿进展，通过理论与实践的有机结合，最终实现检验医学服务临床诊疗的价值最大化。作为连接基础医学与临床医学的重要桥梁，现代检验医学强调以患者需求为导向、以疾病诊治为目标，这就要求检验人员主动深化临床知识储备，建立常态化检验-临床对话机制，实现从"技术支撑"向"临床伙伴"的角色转变。

鉴于此，自2021年起，由检验医学新媒体主办的"检验与临床思维案例展示"系列活动，通过全国范围的征稿，线上初审、复审及现场评审，为跨学科协作树立了典范。本书《检验与临床思维案例：内分泌疾病2》即源于第4届检验与临床（内分泌疾病）思维案例展示活动的优秀成果，所有案例均由检验医生与临床医生协作完成，充分体现了多学科协作的诊疗理念。本书为各级医疗机构临床医师与检验医师提供内分泌疾病诊疗中检验技术应用与临床决策整合的实践指南，通过典型案例系统解析检验指标与临床表现的互证关系，旨在提升检验结果解读能力、优化临床决策水平、促进多学科协作诊疗模式的规范化应用，从而推动内分泌疾病诊疗水平的整体提升。

检验医学的创新发展离不开"临床意识"的培育与践行。作为检验工作者，我们必须始终牢记"面向临床、服务临床"的专业初心，以深度融合为目标，主动拥抱临床需求、扎根诊疗实践。中华医学会检验医学分会始终将促进检验与临床的协同发展作为重要使命，通过持续搭建案例大赛、学术出版等交流平台，推动实现检验与临床的"双向奔赴"。本书的出版正是这一理念的生动实践，既为检验同仁提供了跨学科协作的思维范本，也为临床医生开拓了检验技术的全景视角。需要强调的是，检验与临床的融合发展是一项系统工程，既需要检验医师树立融合理念、提升专业能力，更需要双方在相互理解的基础上建立长效对话机制。我们期待以年度案例展示活动及系列图书出版为契机，激励新一代检验工作者以更开放的姿态投身多学科协作，共同为提升我国疾病诊疗水平贡献智慧与力量！

杜鲁涛　徐建　董作亮　方琪

2025 年 3 月

目录

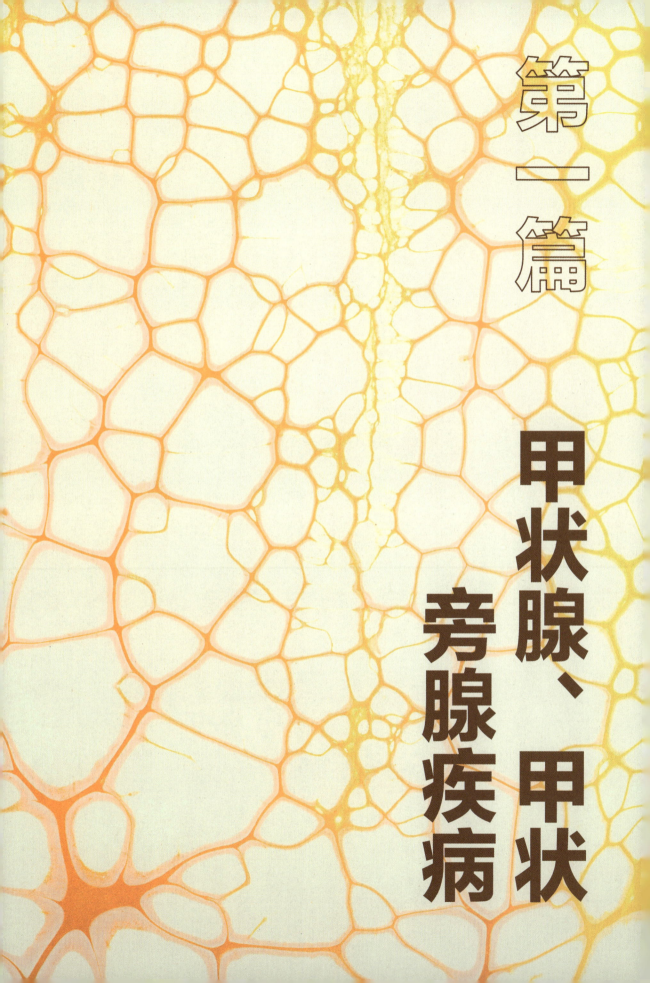

第一篇

甲状腺、甲状旁腺疾病

胺碘酮导致药源性甲状腺功能减退1例

1

作　　者：鞠盼[1]，赵磊[2]（重庆医科大学附属第三医院，1 检验科；2 肾内科）
点评专家：韩宏艳（重庆医科大学附属第三医院）

前　言

　　甲状腺是人体重要的内分泌器官之一，主要负责甲状腺激素的合成和分泌。虽然药源性甲状腺疾病在临床上并不常见，但了解该现象有助于临床在某些药物的应用过程中定期对甲状腺功能进行监测，以便及时、正确地诊断与合理治疗药物相关的疾病 。

案例经过

　　患者，女，77 岁。因"头昏、黑矇、晕厥 1 个月，再发 8 小时"入院。急诊以"晕厥待查，阵发性房颤，慢性肾脏病，冠心病，高血压，糖尿病"收入心血管内科。既往有高血压病史 10 年，最高血压 180/100 mmHg，口服拉西地平分散片降压治疗，血压控制不详；有糖尿病病史 10 年余，口服格列齐特及二甲双胍控制血糖，血糖控制不详；有冠心病病史 6 年，口服血塞通治疗。入院完善相关检查后初步诊断：①晕厥待查；②病态窦房结综合征？③阿 - 斯综合征？④阵发性心房颤动；⑤冠状动脉粥样硬化性心脏病；⑥高血压病 3 级（极高危）；⑦2 型糖尿病；⑧慢性肾脏病 5 期；⑨肾性贫血。患者于 2022 年

004 / 检验与临床思维案例：内分泌疾病 2

10 月 27 日行"双腔永久起搏器植入 + 单根导管冠状动脉造影术"，术后予以胺碘酮抗心律失常，琥珀酸美托洛尔控制心室率，肝素抗凝，呋塞米利尿消肿等治疗，定期复查肾功能提示：肌酐进行性升高，全身水肿较前加重，经肾病科会诊建议转科治疗肾衰竭。转科后查体：甲状腺正常。辅助检查如下：

甲状腺功能 3 项：游离三碘甲状腺原氨酸（FT3）2.35 pmol/L↓，游离甲状腺素（FT4）18.53 pmol/L↑，高灵敏促甲状腺激素（hTSH）7.075 mIU/L↑（2022-11-05）。

甲状腺及颈部淋巴结彩超：甲状腺右叶囊实混合回声结节，TI-RADS 3 类，考虑良性结节（2022-11-10）。促甲状腺激素受体抗体测定（TRAb）0.80 IU/L。

甲状腺功能 5 项 + 甲状腺功能补充 3 项：总三碘甲状腺原氨酸（TT3）0.63 nmol/L↓，总甲状腺素（TT4）178.21 nmol/L↑，游离三碘甲状腺原氨酸（FT3）3.47 pmol/L↓，游离甲状腺素（FT4）19.34 pmol/L↑，高灵敏促甲状腺激素（hTSH）6.389 mIU/L↑，甲状腺球蛋白（Tg）5.53 ng/mL，抗甲状腺球蛋白抗体（TGAb）10.20 IU/mL↑，抗甲状腺过氧化物酶抗体（TPOAb）1.00 IU/mL（2022-11-11）。

甲状腺功能 5 项：总三碘甲状腺原氨酸（TT3）0.76 nmol/L↓，总甲状腺素（TT4）152.52 nmol/L，游离三碘甲状腺原氨酸（FT3）32.40 pmol/L↑，游离甲状腺素（FT4）14.14 pmol/L，高灵敏促甲状腺激素（hTSH）0.349 mIU/L↓（2022-11-30）。

案例分析

1. 临床案例分析

本案例患者为高龄女性，因冠心病，病态窦房结综合征入住心内科，予以"双腔永久起搏器植入 + 单根导管冠状动脉造影术"，术后因肾功能衰竭及全身水肿转入肾脏内科治疗。其水肿考虑为肾衰竭所致，但需排除其他原因，查甲状腺功能 3 项，表现为 FT4、TSH 同时升高，FT3 下降。我们知道甲状腺机能存在负反馈调节机制，当 FT4 升高时，TSH 是下降的，该异常组合在临床是罕见的，难道是检验错误？与检验科医师沟通后再次复查甲状腺功能，并完善甲状腺功能补充检查，随后接到检验科医师电话，提示 FT4、TT4、TSH 仍同时升高，FT3、TT3 下降，TGAb 轻微升高，Tg、TPOAb、TRAb 正常。询问该患者是否有甲状腺功能减退，现正补充甲状腺激素治疗？回顾病史，患者无甲状腺相关疾病史，亦无心悸、乏力、嗜睡、多汗、少汗等甲状腺功能亢进或甲状腺功能减退的临床表现。其 TGAb 升高，难道是免疫性甲状腺炎？但该抗体可使甲状腺上皮细胞过多被破坏而产生甲状腺功能减退，虽然 TSH 升高，但 FT4 及 TT4 升高，与该疾病不符。该患者甲状腺功能改变的原因令临床医生百思不得其解，只能再次与检验科医师沟通，希望能从检验方面寻找到真相。

2. 检验案例分析

检验科医师在审核报告时发现该患者甲状腺功能 5 项、甲状腺功能补充 3 项检验报告异常且不合常理，TSH、FT4、TT4 同时升高而 FT3、TT3 降低确实少见，与医生沟通了解患者病情、病史以及用药史后，未发现任何线索。回顾甲状腺激素代谢过程并查阅相关文献发现，TT4、TT3 变化不一致可能是由于脱碘酶缺乏或活性受到抑制，影响脱碘酶缺活的因素包括：维生素 E、硒（Se）等微量元素以及胺碘酮、糖皮质激素、肾上腺素受体阻滞剂等药物。由于该患者正在使用的药物胺碘酮、美托洛尔均对脱碘酶有抑制作用且胺碘酮影响过程中有反三碘甲状腺原氨酸（rT3）水平升高，于是完善维生素 E、Se、rT3 等检测项目。检测结果显示：维生素 E 10.0 mg/L（参考值 ≥ 18 岁 5.5~17.0 mg/L），Se 51.3 µg/L↓（参考值 70.0~150.0 µg/L），rT3 0.48 ng/mL（参考值 0.31~0.95 ng/mL），患者确实有脱碘酶合成不足的内在因素。但 rT3 检测结果不支持胺碘酮对甲状腺功能检测的影响，再次回顾甲状腺激素的合成代谢过程发现，参与 rT3 合成的脱碘酶为 D I 和 D III，均是含硒酶，缺硒对其合成和活性均有影响，可能因缺硒导致本该升高的 rT3 检测结果正常。早期碘的抑制作用，可导致 hTSH 水平升高，称为 Wolff-Chaikoff 效应，持续约数天至数周后恢复正常。大多数在逃逸 Wolff-Chaikoff 效应后，甲状腺功能表现为 TT4、FT4 轻度升高，FT3、TT3 下降，TSH 正常或轻度抑制。患者于 2022 年 11 月 30 日复查甲状腺功能显示：TT4、FT4 恢复正常，TT3 轻度上升、FT3、TSH 下降（表 1.1）。这是否符合使用胺碘酮后对甲状腺功能检测的变化呢。根据文献报道，患者在服用胺碘酮后 TSH、TT4、rT3 会经历先升高后恢复原水平的变化趋势，而 TT3 则经历先降低后恢复原水平的变化趋势。然而这个过程不是一蹴而就的，而是来回拉扯、不断拉锯的一个过程，是经过多次来回复杂调整后的结果。虽然该过程大多会历经 24 周后基本稳定，但该患者在 30 天内已经有逐渐向原水平恢复的趋势。由于该患者在 2022 年 10 月 27 日术后开始予以胺碘酮抗心律失常，而第一次甲状腺功能检查时间为 2022 年 11 月 5 日。因此，我们可以推断该患者使用胺碘酮治疗前的甲状腺基础值 TSH、TT4 值比 2022 年 11 月 5 日更低，TT3 值更高。因此，出现如 2022 年 11 月 30 日检查结果属于使用胺碘酮后的合理变化。

表 1.1　患者的甲状腺功能检查结果

项目参考范围及单位	参考范围	11 月 5 日	11 月 11 日	11 月 30 日
TT3（nmol/L）	0.92~2.38	—	0.63 ↓	0.76 ↓
TT4（nmol/L）	69.71~163.95	—	178.21 ↑	152.52
FT3（pmol/L）	3.53~7.37	2.35 ↓	3.471 ↓	32.40 ↑
FT4（pmol/L）	7.98~16.02	18.53 ↑	19.34 ↑	14.14
hTSH（mIU/L）	0.56~5.910	7.075 ↑	6.389 ↑	0.349 ↓

知识拓展

胺碘酮是治疗心律失常的常用药物，本身是一种苯并呋喃衍生物，每个分子含两个碘原子（含碘量约 37%），由于碘的存在及其分子结构与甲状腺素相似，故可作为甲状腺素类似物作用于肝脏及垂体。在我国，胺碘酮的常规剂量为 100~600 mg/d，按 10% 的脱碘率计算，患者每日需负荷 3~22 mg 的碘，这高出世界卫生组织推荐的全球每日 150 μg 的最佳摄碘量 20~145 倍。胺碘酮对甲状腺功能的影响主要是由于碘的作用及药物本身固有的作用，表现为两方面：阻断甲状腺激素合成和释放以及对甲状腺细胞直接的损害。胺碘酮对甲状腺的影响可分为：①引起甲状腺功能检验数值的变化，但患者甲状腺功能正常；②胺碘酮诱发的甲状腺功能减低（amiodarone-induced hypothyroidism，AIH）；③胺碘酮诱发的甲状腺功能亢进（amiodarone-induced thyrotoxicosis，AIT）。胺碘酮对甲状腺功能检测的影响主要包括：抑制 1 型和 2 型 5′ 脱碘酶，导致 T4、FT4、rT3 水平升高，TT3 水平下降。胺碘酮导致甲状腺滤泡上皮细胞中碘增加，从而抑制甲状腺的聚碘作用及甲状腺激素的合成、释放，即 Wolff-Chaikoff 效应，一般会持续 2~14 天，随后甲状腺滤泡上皮细胞摄取碘的过程恢复正常，即 Wolff-Chaikoff 效应的逃逸现象。胺碘酮诱发的 AIH 临床症状与原发性甲状腺功能减退类似，主要是患者碘摄入量过多，在甲状腺内达到较高浓度时可抑制碘氧化作用而呈现碘阻断效应。对于具有潜在甲状腺疾病的患者，胺碘酮会干扰 Wolff-Chaikoff 效应逃逸现象，导致 Wolff-Chaikoff 效应逃逸失败，从而导致甲状腺激素合成及释放的持续减少，TSH 水平持续性升高，甲状腺体积发生代偿性增大，最终发展成 AIH。胺碘酮诱发的 AIT 根据其发病机制可分为以下几类：① 1 型 AIT：碘致甲状腺功能亢进，主要发生在存在潜在甲状腺功能异常的患者；② 2 型 AIT：主要为胺碘酮自身所致的破坏性甲状腺炎。1 型 AIT 与甲状腺自身调节机制失控有关，临床上称为 Jod-Basedow 效应，多见于缺碘地域以及存在如结节性或自身免疫性甲状腺病变等基础甲状腺功能障碍者。2 型 AIT 见于毁损性、炎性甲状腺患者，是滤泡细胞严重损伤后甲状腺激素逸入血液循环内所致。此外，尚可见混合型 AIT。

案例总结

甲状腺是人体重要的内分泌器官，分泌的甲状腺激素在生长发育、机体代谢、维持神经系统兴奋性等方面发挥着不可替代的作用。但甲状腺功能受到很多因素的影响，包括甲状腺相关疾病、情绪、饮食、用药史、手术史、感染史等。病因复杂对临床医生的诊疗提出了很大的挑战。本案例患者出现 FT4、TT4 与 TSH 同时升高，TT3、FT3 下降的罕见表现，排除其他原因后考虑为胺碘酮、美托洛尔等药物的共同影响甲状腺功能测定，同时还合并因硒缺乏而导致的脱碘酶缺乏。整个甲状腺功能检测的数值变化过程曲折离奇，让临床医生从中了解胺碘酮这种常用药物对甲状腺功能检测数值的影响变化过程，从而指导临床治疗，也体现了与检验科医师密切沟通的重要性。

本案例中甲状腺功能的检验结果在临床上少见，TSH、FT4、TT4 同时升高而 FT3、TT3 降低，同时检验医师在审核报告时已发现问题并积极与临床沟通，了解患者的病史、用药史以及目前的临床表现，在现有证据无法解释时积极查阅文献寻找突破口，加做项目提供更加充分的证据支撑，最终找到了导致甲状腺功能变化的因素——胺碘酮和硒。本案例的难点在于明确胺碘酮对甲状腺激素影响的完整过程，以及对脱碘酶的作用和影响因素等知识的掌握。临床上使用的很多药物都对甲状腺功能及甲状腺功能的检测有影响，当我们发现患者的甲状腺功能检测结果不能解释患者的临床表现时，检验医师应该积极与临床医生沟通，了解患者的病情、病史以及用药史，积极查阅文献寻找可能的各种因素，仔细推敲、论证各个指标的变化。

专家点评

很多药物在用于治疗非甲状腺疾病时，可通过干扰甲状腺激素的合成、分泌、转运、代谢影响甲状腺功能，进而直接影响临床诊断与治疗。本案例就是由于患者治疗心律失常使用胺碘酮、美托洛尔等药物引起药源性甲状腺功能异常。经过临床医生与检验医师的共同合作，充分沟通交流，不仅找到了甲状腺功能减退的原因，还在监测过程中找到了胺碘酮用药后甲状腺功能变化的规律，体现了检验医师追根溯源，真正为临床医生、为患者解决问题的决心和能力。

参考文献

［1］ 邱一华，彭聿平 . 生理学［M］. 5 版 . 北京：科学出版社，2023.

［2］ 谷秀莲，窦京涛 . 药源性甲状腺功能异常［J］. 药品评价，2013（15）：17-23.

［3］ 蔡晓频，杨文英 . 药源性甲状腺疾病［J］. 药物不良反应杂志，2006，8（3）：206-209.

［4］ 钱凤娟，马向华 . 药源性甲状腺功能异常［J］. 医学综述，2008，14（15）：2338-2340.

［5］ MELMED S，NADEMANEE K，REED A W，et al. Hyperthyroxinemia with bradycardia and normal thyrotropin secretion after chronic amiodarone administration［J］. The Journal of Clinical Endocrinology and Metabolism，1981，53（5）：997-1001.

淋巴瘤侵犯甲状腺引发甲状腺功能减退1例

2

作　者：王永斌[1]，黄燕妮[1]（昆明医科大学第三附属医院，1核医学科）

点评专家：邓智勇（昆明医科大学第三附属医院）

前　言

　　甲状腺肿指的是人体甲状腺激素不足，导致甲状腺肥大、增生的症状。一般而言，人体每天需要 60~80 μg 碘合成甲状腺激素，若机体出现碘含量不足，会导致体内的甲状腺激素含量不足，进而引起甲状腺肿大。甲状腺肿在临床上有很多种类，如单纯性甲状腺肿、弥漫性甲状腺肿、结节性甲状腺肿、毒性甲状腺肿等，病情不同，治疗方式不一样。甲状腺肿的程度依病情不同及个体差异表现有轻有重。甲状腺重度肿大者极易出现压迫性症状，例如，压迫气管，导致人体气管严重弯曲，出现移位、狭窄等现象；压迫喉管，导致呼吸困难，吞咽困难，头面颈部及上肢瘀血、青紫、浮肿，声带麻痹，声音嘶哑，呼吸困难甚至窒息。但是有些甲状腺肿大却不一定是甲状腺自身疾病引起的，以下案例值得我们关注。

案例经过

　　患者，女，37 岁。2023 年 7 月底，自行触及颈部肿物，呈鸡蛋大小，至当地某三甲医院就诊。主管医师触诊颈部肿物并进行甲状腺超声检查及甲状腺功能检测后诊断为"甲状腺功能减退"，嘱患者口服优甲乐 75 μg/d，治疗后无明显好转。患者转至某医科大学附属医院就诊，进行 CT 检查，结果提示：双侧甲状腺肿大，甲状腺肿？考虑甲状腺功能减退可能，建议继续口服优甲乐治疗。2023 年 12 月 12 日，患者"以颈部肿物 4 个月余，呼吸困难 4 天"至我院头颈科就诊，甲状腺功能检查结果如图 2.1 所示。

姓名：		病人编号：		病人类型：门诊
性别：女		科　别：头颈外二科门诊		标本种类：血清
年龄：		床　号：		诊　断：甲状腺肿物

序号	检验项目	结果	单位	参考区间值
1	三碘甲状腺原氨酸（T3）	0.91	ng/mL	0.8~1.9
2	甲状腺素（T4）	4.26 ↓	μg/dL	5~13
3	血清促甲状腺激素（TSH）	27.36 ↑	μIU/mL	0.27~4.20
4	甲状腺球蛋白（TG）	25.09	ng/mL	3.5~77.0
5	抗甲状腺球蛋白抗体（TGAb）	20.16	IU/mL	<115
6	抗甲状腺过氧化物酶抗体（TPOAb）	24.68	IU/mL	<40
7	游离三碘甲状腺原氨酸（FT3）	3.95	pmol/L	3.5~7
8	游离甲状腺素（FT4）	8.22 ↓	pmol/L	8.5~22.5
9	血清反 T3（rT3）	40.20 ↓	ng/dL	45~95

图 2.1　患者入院甲状腺功能检查报告

案例分析

1. 检验案例分析

实验室检验医师审核甲状腺功能检查报告时发现，患者的 T4、FT4 减低，TSH 增高，为典型的甲状腺功能减退。后因患者甲状腺肿大较为严重，出现压迫气管，呼吸困难，有窒息甚至死亡的风险。由头颈外科发起与介入科、核医学科等的多学科会诊 MDT 活动，主管医生为慎重考虑各种情况，联系我们实验室，询问患者的甲状腺功能检查报告是否有其他异常提示，或甲状腺功能减退严重程度分析。实验室结合该患者的病史以及相关甲状腺肿大压迫的症状，重新审核该甲状腺功能检查报告，发现有诸多疑点：①甲状腺肿大，出现压迫气管症状，但甲状腺球蛋白（TG）不高？②口服优甲乐 75 μg/d qd po 半年，TSH 值为 27.36 μIU/mL，没有纠正至正常水平。如果患者为单纯性甲状腺肿，一般 TG 会增高，通过外源性补充优甲乐可以纠正甲状腺功能减退的症状。因此，虽然该甲状腺功能检查报告为标准的甲状腺功能减退模式，但结合患者的病史发现，TG 和 TSH 水平与临床症状不相符。患者为何在补充外源性甲状腺素的情况下，仍持续性甲减？进一步与临床交流分析，患者是否存在其他疾病持续性破坏甲状腺，并且破坏速度快于外源性甲状腺素的速度，导致 TSH 不能降至正常水平？肿大的甲状腺组织不分泌 TG？或者肿大的甲状腺不是来源于甲状腺自身组织？导致血清 TG 不会增高。这些均需要进一步完善其他相关检查，或进行甲状腺穿刺才能明确病因。

2. 临床案例分析

本案例患者为女性，外院确诊甲状腺功能减退 6 个月，口服优甲乐 75 μg/d，甲状腺肿大压迫气管出现呼吸困难症状，持续补充优甲乐仍无法纠正甲减。与实验室检验医师沟通得知血清 TG 水平一般与甲状腺体积关系密切，然而该患者重度甲状腺肿大，但 TG 水平不高。口服优甲乐近半年，TSH 仍未恢复至正常水平，提示患者还存在其他原因导致甲状腺持续性破坏。肿大的甲状腺并非来源于甲状腺自身组织，而是其他疾病的浸润。完善相关甲状腺超声，颈部 CT，甲状腺放射性显像，甲状腺超声引导穿刺检查，结果如下。

甲状腺超声检查：考虑甲状腺弥漫性病变，不排除单纯性甲状腺肿超声改变可能，建议结合甲状腺功能检查。

颈部 CT 检查：①甲状腺异常改变，甲状腺肿？请结合甲状腺功能检查及超声检查。②双颈Ⅱ—Ⅲ区淋巴结肿大，炎症与恶性鉴别。

甲状腺放射性显像：左侧甲状腺摄碘率约为 0.2%，重量约为 73.5 g。右侧甲状腺摄碘率约为 0.2%，重量约为 76.5 g。双侧甲状腺轮廓欠清，体积明显增大，摄碘率弥漫性减低，请结合临床。报告如图 2.2 所示。

B 超引导下淋巴结穿刺病理提示：考虑重度非典型病变。"右颈淋巴结活检"提示淋巴样细胞增生，必要时可通过免疫组化协助诊断。

多学科会诊（MDT）意见如下。①核医学科医师：从目前各项检查及临床表现综合分析患者甲状腺肿大不符合单纯性甲状腺肿或者未分化甲状腺癌的诊断，建议进一步完善免疫组化或穿刺活检以明确诊断。②放射科医师：甲状腺左右叶及峡部弥漫性肿大并气管明显受压变窄，肿大甲状腺左叶包埋左侧颈总动脉，甲状腺肿大原因不明，考虑甲状腺恶性肿瘤，建议加做 PET-CT 明确诊断。③麻醉科医师：患者气道受压明显，肉眼观察气道狭窄处不到 0.3 cm。麻醉诱导过程中可能导致气道完全闭塞，窒息甚至危及生命，麻醉风险极大。请微创介入科会诊是否可行气管支架置入术。④微创介入科医师：经科室讨论评

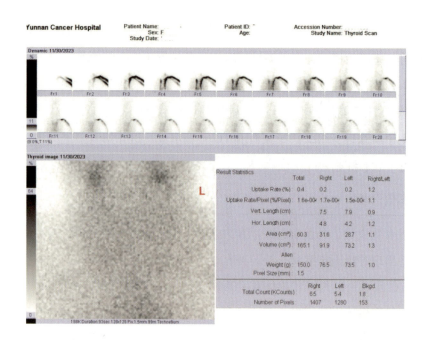

图 2.2　患者的甲状腺放射性显像

估，患者目前可行气管支架置入术，改善气管狭窄，术中存在窒息、感染、出血等风险。

综合以上检查结果和多学科会诊意见，目前患者诊断不明确，因气管压迫较为严重，有窒息风险，应尽快行气管支架置入术解除呼吸困难症状，待病情缓解后再根据 PET-CT 结果明确诊断。

患者的 PET-CT 报告提示：

（1）鼻咽双侧壁、口咽腔右侧壁不规则增厚伴代谢增高，喉咽左后壁、右侧咽旁、双侧颈部多发肿大淋巴结伴代谢增高；双侧下颈部肿大淋巴结融合成块状并向下延伸至前中纵隔内，病变包绕相邻组织及血管，双叶甲状腺与病变关系紧密、界限不清；胃体小弯及大弯侧部分胃壁局限性增厚伴代谢增高，胃网膜囊区肿大淋巴结伴代谢轻度增高；右侧腋窝多发淋巴结显示，部分淋巴结伴代谢轻度增高，考虑恶性病变（淋巴瘤可能），建议临床详查。

（2）纵隔内隆突下及双侧肺门密度稍高淋巴结伴代谢增高，多考虑炎性病变。

（3）右肺尖、右肺中叶外侧段及右肺下叶外基底段结节状高密度影，右肺中叶病变伴代谢轻度增高，右肺下叶外基底段病变较大并灶周伴絮状影，考虑炎性病变，建议治疗后复查。左肺下叶外基底段胸膜下结节影，未见代谢增高，右肺下叶后基底段条片状高密度影伴代谢轻度增高，考虑炎性病变。

（4）第 5 腰椎椎体左侧结节状密度增高灶，未见代谢增高，考虑骨岛。

（5）全身其他部位 PET-CT 显像未见明显异常征象。PET-CT 报告如图 2.3 所示。

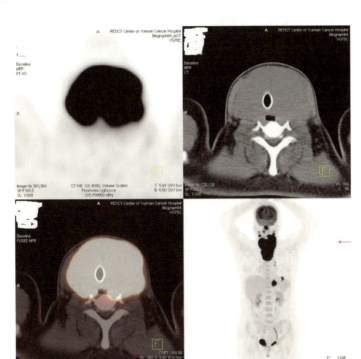

图 2.3 患者 PET-CT 颈部部分 PET-CT 融合图片

2023 年 12 月 25 日，进行 CT 引导下颈部肿物穿刺活检，病理结果回报提示：高侵袭性 B 细胞非霍奇金淋巴瘤。

知识拓展

弥漫性大 B 细胞淋巴瘤是非霍奇金淋巴瘤中最常见的类型，约占所有非霍奇金淋巴瘤的 25%~50%，这类淋巴瘤占临床上的"侵袭性"或"中高度恶性"淋巴瘤的大多数病例。弥漫性大 B 细胞淋巴瘤可以由原发淋巴结或原发结外病变起病，超过 50% 的患者诊断时有结外病变侵犯，最常见的结外病变有胃肠道、中枢神经系统、骨骼和骨髓等。上述系统受累时，可出现以下症状：胃肠道可有消化不良、食欲下降、腹痛等；中枢神经系统可有头痛、视物模糊、呕吐等；骨骼可有侵袭部位疼痛，同时因骨髓浸润，可出现贫血、易出血等症状。

弥漫性大 B 细胞淋巴瘤可能侵犯任何器官，因此，诊断性活检是必要的，最终确诊需要病理结果结合 B 细胞免疫表型得出。PET-CT 是目前较推荐的疾病分期和疗效评估的重要检查手段。弥漫性大 B 细胞淋巴瘤的治疗以系统性治疗为主，初始治疗的患者一线应用 R-CHOP（利妥昔单抗 + 环磷酰胺 + 多柔比星 + 长春新碱 + 泼尼松）方案可以较好地缓解，5 年生存率达 50%~70%。

案例总结

本案例患者出现甲状腺肿大，多家三甲医院结合各种甲状腺相关检查诊断为甲状腺功能减退，给予优甲乐治疗后疗效不佳，逐步进展到气管压迫致呼吸困难并行气管支架置入术。多学科会诊后，经两次穿刺检查，最终确诊为弥漫性大 B 细胞淋巴瘤，并侵犯甲状腺组织。此时甲状腺功能减退疑点终于可以得到解释，即淋巴瘤侵犯甲状腺引发甲状腺功能减退，外源性优甲乐补充速度不能弥补肿瘤侵犯速度，导致持续甲状腺功能减退。肿瘤侵犯甲状腺长达半年时间，导致 TG 消耗殆尽，血清中 TG 水平未相应增高。同时，肿大的甲状腺为淋巴瘤细胞，并非甲状腺自身组织，故血清 TG 不会增高。

该病例以甲状腺肿大为首发症状，多方检查仍难以鉴别病因是来源于甲状腺还是甲状腺外，反映了此病例的鉴别诊断存在一定的难度。这提示我们临床在处理疑难病例时要多学科合作，集思广益，用"福尔摩斯精神"寻找真相，检验医师也要仔细审核报告，发现检验报告与症状不符，或报告与临床其他检查不符时，应主动深入临床，积极和临床对接，多方讨论分析，为临床诊疗提供检验医学智慧。

专家点评

弥漫性大 B 细胞淋巴瘤是较为常见的淋巴瘤，但以肿瘤侵犯甲状腺，以甲状腺压迫气管为首发主要症状，并引发甲状腺功能减退，外源性补充优甲乐不能纠正是比较罕见的案例。该案例通过多学科综合治疗，两次病理穿刺明确诊断，充分体现一个看似简单的甲状腺功能减退报告，其背后也许存在极为复杂的原因，检验工作者从一开始的"自信"签发报告，到发现报告与临床不符的诸多疑点，再到多学科综合治疗明确，最后疑点消除，这一路历程再次提醒我们检验工作者，每一份报告都需要认真对待，仔细分析，主动联系临床，发挥检验医学的真正价值。

参考文献

[1]　葛均波，徐永健，王辰.内科学[M].9版.北京：人民卫生出版社，2018.

[2]　中华医学会血液学分会，中国抗癌协会淋巴瘤专业委员会.中国弥漫大B细胞淋巴瘤诊断与治疗指南（2013年版）[J].中华血液学杂志，2013，34（9）：816-819.

[3]　汪太松，乔文礼，邢岩，等.弥漫性大B细胞淋巴瘤预后因素研究进展[J].国际放射医学核医学杂志，2020，44（3）：182-188.

假性甲状旁腺功能减退症 1 例

3

作　者： 方晟玮 [1]，朱琳 [2]（华中科技大学同济医学院附属同济医院，1 检验科；2 儿科）

点评专家： 李辉军（华中科技大学同济医学院附属同济医院）

前　言

甲状旁腺功能减退症（hypoparathyroidism，HP）是指甲状旁腺激素（parathyroid hormone，PTH）产生过少、效应不足导致的一组临床综合征。外周靶细胞对 PTH 抵抗所致的临床综合征称为假性甲状旁腺功能减退症（pseudohypoparathyroidism，PHP）。继发性甲状旁腺功能亢进（secondary hyperparathyroidism，SHPT）是体内钙磷代谢紊乱引起甲状旁腺代偿性增生及全段甲状旁腺激素的分泌增加的一种疾病。HP、PHP 和 SHPT 患者有相似的临床表现：惊厥、癫痫样发作；脑基底节钙化也可发生在眼中，偶可导致白内障、角膜混浊、黄斑变性等；低钙血症和高磷血症等。需要综合临床表现和实验室检查作出判断。

案例经过

患儿，女，12 岁。因"无明显诱因出现两次晕厥倒地"入院。患儿晕厥前不伴黑曚，不伴头痛、头晕，不伴恶心、呕吐，晕厥时伴面色发绀，无四肢抽动，无大小便失禁，数分钟后清醒，醒后对发生晕厥前事物回忆不清。

入院查体：体温 36.5 ℃，心率 85 次 / 分，呼吸 23 次 / 分，血压 101/69 mmHg，身高 130.8 cm（<P3，−3.2SD），体重 34.9 kg（P10~P25），BMI 20.3 kg/m^2（P85），神志清楚，反应可，肥胖貌，营养中等。双侧颈部未触及肿大淋巴结，甲状腺未触及肿大及包块，双肺呼吸音清，未闻及明显干、湿啰音，心音低钝，律齐，心前区未闻及杂音，腹软，肝、脾肋下未触及，四肢活动可，双乳 B3 期，乳晕着色正常，阴毛、腋毛未见。

既往史：人工喂养，抬头时间不详，6 月龄添加辅食，6 月龄坐，12 月龄走，14 月龄说话，6 月龄萌牙，学习一般，现双乳 B3 期，阴毛未见，未来初潮。否认家族遗传代谢病史；否认家族性高血压、糖尿病及肿瘤病史。

实验室检查结果如下。白蛋白 49.3 g/L，电解质：氯 98.7 mmol/L↓、钙 1.35 mmol/L↓、校正钙 1.16 mmol/L↓↓↓、磷 3.05 mmol/L↑、镁 0.67 mmol/L↓；甲状腺功能：促甲状腺激素 14.600 μIU/mL，甲状旁腺素 742.70 pg/mL↑，游离 T3 3.54 pmol/L，游离 T4 8.27 pmol/L↓；降钙素 3.37 pg/mL，甲状腺球蛋白 2.58 ng/mL↓，甲状腺球蛋白抗体 657.00 IU/mL↑，甲状腺过氧化物酶抗体 >600 IU/mL↑，促甲状腺激素受体抗体 1.27 IU/L，血氨 47 μmol/L；丙酮酸 83.8 μmol/L，25 羟维生素 D（含 D2 和 D3）16.1 ng/mL↓；血气分析：酸碱度 7.362，二氧化碳分压 42.2 mmHg，实际碳酸氢根 23.4 mmol/L，全血碱剩余 −1.40 mmol/L；24 h 尿钾 14.56 mmol/24 h↓，24 h 尿钠 128.35 mmol/24 h，24 h 尿氯 80.75 mmol/24 h↓，24 h 尿磷 5.2 mmol/24 h↓，24 h 尿镁 1.11 mmol/24 h，24 h 尿素 145 mmol/24 h↓，24 h 尿肌酐 5.31 mmol/24 h↓，24 h 尿酸 1721 μmol/24 h，尿钙 <0.20 mmol/L；尿素 3.80 mmol/L，肌酐 41 μmol/L↓；促肾上腺皮质激素 30.41 pg/mL，皮质醇 5.2 μg/dL。

十二通道常规心电图（儿童）检查诊断：①窦性心律；② Q-T 间期延长。彩超 - 甲状腺及淋巴结检查诊断：①甲状腺实质回声不均（建议进行甲状腺功能及甲状腺免疫相关检查）；②甲状腺左侧叶实质性病灶（TI-RADS 3 类）。头颅 CT 提示：双侧小脑、大脑内多发对称性钙化；额顶部头皮出现许多点状致密影；考虑家族性特发性基底神经节钙化综合征（Fahr 综合征）。

案例分析

1. 检验案例分析

本案例患儿无明显诱因晕厥，外院查头颅 CT 提示基底节钙化，查血生化显示血钙低，血磷高，25 羟维生素 D（含 D2 和 D3）缺乏，PTH 升高，降钙素正常。体内钙代谢，主要由 PTH，1，25-（OH）$_2$D3 和降钙素，作用于肾脏、骨骼和小肠 3 个靶器官进行调节。常见的低钙血症可能原因：① PTH 异常，包括 PTH 生成减少，PTH 分泌受抑制，PTH 作用障碍；②维生素 D 异常，包括维生素 D 缺乏，维生素 D 作用障碍，慢性肾功能不全。加做肾功能检查，结果基本正常，尿钙 <0.20 mmol/L，24 h 尿磷 5.2 mmol/24 h↓，可排除慢性肾功能不全、尿钙排泄增多导致的继发性甲状旁腺功能亢进。综合以上因素，考虑为 PTH 作用障碍，提示 PHP 可能。送检全外基因检测，最终确诊 PHP。

2. 临床案例分析

本案例患儿血清钙 1.35 mmol/L↓，校正钙 1.16 mmol/L↓↓↓；血磷 3.05 mmol/L↑；血镁 0.67 mmol/L↓。

甲状腺功能提示：TSH 14.600 μIU/mL↑，游离 T3 3.54 pmol/L，游离 T4 8.27 pmol/L↓，提示甲状腺功能减低；甲状腺免疫全套提示：抗甲状腺过氧化物酶抗体（TPOAb）及甲状腺球蛋白抗体（TGAb）均增高；甲状腺彩超提示：甲状腺左侧叶实质性病灶（TI-RADS 3 类），考虑桥本氏甲状腺炎。

头颅 CT 提示：双侧小脑、大脑内多发对称性钙化；额顶部头皮出现许多点状致密影。

血清维生素检测提示：血清 25 羟维生素 D 不足。

心电图提示 Q-T 间期延长（QTc>440 ms），严重心动过缓及电解质紊乱可引起 Q-T 间期延长；患儿此次因晕厥入院，Q-T 间期延长可引起晕厥发作，严重可引起室性心动过速甚至心室颤动或心脏停搏。

综合以上分析：①患儿低钙血症，高磷血症，维生素 D 不足诊断明确，低钙血症和甲状腺功能减退与头颅 CT 提示基底节钙化符合，符合甲状腺功能减退症状，但是实验室 PTH 结果增高。②患儿低钙高磷血症，维生素 D 不足，PTH 增高，符合继发性甲状旁腺功能亢进症状，由于 SHPT 多为慢性肾功能不全和肾小管性酸中毒及自身免疫性肾病引起，但患儿肾功能正常，另外皮质醇增多症也可引起 SHPT，该患儿促肾上腺皮质激素和皮质醇正常，基本排除 SHPT。

　　由于患儿出现低钙高磷及神经肌肉兴奋性增高等甲状旁腺功能减退症状，但 PTH 却异常升高，在排除 HP 和 SHPT 情况下可考虑 PHP，需要完善全外基因检测确诊。

知识拓展

　　假性甲状旁腺功能减退症的典型表现为手足麻木、抽搐，也可表现为四肢骨折、癫痫发作、自身免疫性多内分泌腺病综合征、生长发育迟缓、牙周损害、皮肤结节、心肌病等。实验室检查明确提示低血钙、高血磷、甲状旁腺激素升高或正常、低尿钙、低尿磷等特点。50% 的患者易出现大脑、软组织、肌腱、韧带等处磷酸钙的沉积，颅内钙化多呈多发性、对称性、多形性，依次发生在基底节区、小脑齿状核、丘脑、半卵圆中心、皮髓质交界区等处，故部分患者脑电图也可有损害表现，是导致"癫痫"样发作和智力障碍的原因。

　　PHP 分为Ⅰ型和Ⅱ型。Ⅰ型根据有无 Albright 遗传性骨营养不良（AHO）临床表现及 G 蛋白 α 亚基（α subunit of G protein，Gsα）活性是否正常及 *GNAS* 基因缺陷类型等，再分为Ⅰa、Ⅰb、Ⅰc 型。Ⅰa 型最为常见，由编码 Gsα 的 *GNAS* 基因的失活性突变所致。Ⅰb 型不存在 *GNAS* 基因的突变，由 *GNAS* 基因的表观遗传学异常所致。Ⅰc 型与Ⅰa 型临床表现相似，但Ⅰc 型 Gsα 活性正常，发病机制可能与细胞膜受体——腺苷酸环化酶系统中某些成分异常有关。

　　生理情况下，PTH 与 PTH-1 受体（PTH1R）结合后可激活 G 蛋白促使 Gsα 解离，而释放的 Gsα 可通过刺激第二信使——环磷酸腺苷（cyclic adenosine monophosphate，cAMP）的形成引起一系列级联反应，最终使 PTH 效应得以表达。同样通过 Gsα 传导信号的激素还包括促甲状腺激素、促性腺激素、促生长激素释放激素、降钙素等。因 PTH 效应的表达需要多种分子共同参与，任何原因引起的分子缺陷都可以使信号通路传导异常，从而导致 PHP。

案例总结

　　本案例患儿因"无明显诱因出现晕厥倒地，为进一步求诊"而入院。由于 PHP 临床表现复杂，患儿甲状腺功能减退，易被误诊为癫痫，幼年型甲状腺功能减退。通过实验室检查，明确低钙高磷血症，通过逐步分析钙磷调节因素，结合其他实验室检查及临床表现、病史，逐一排除，锁定 PHP 可能，通过基因检测确诊。临床与检验结合，迅速、准确地明确了该患儿病因，及时为患儿制订治疗方案，既改善了预后，也为家庭减轻了经济负担。

专家点评

本案例是一个非常详细的病例报告，提供了患儿的病史、临床表现、实验室检查结果以及诊断推理过程。从报告中可以看出，患儿出现了晕厥等症状，但由于病因复杂，需要综合考虑多种因素，包括钙磷代谢异常、甲状腺功能减退以及其他潜在的遗传因素。最终通过临床与实验室检查相结合，明确了假性甲状旁腺功能减退症（PHP）的可能性，并通过基因检测确诊。

详细的病史记录和临床表现有助于了解患儿的病情发展和症状特点。对实验室检查结果的解读准确，特别是钙、磷、PTH 等指标的异常变化，有助于确诊。在诊断推理过程中，排除了其他可能性，逐步锁定假性甲状旁腺功能减退症，体现了医生的思维逻辑和临床经验。最终的诊断通过基因检测确诊，为患儿提供了明确的诊断依据，有助于指导后续的治疗和管理方案。

总体而言，这份病例报告展示了医生在面对复杂病例时的临床思维和诊断能力，临床与检验结合的有效沟通，为患者的治疗提供了重要参考。

参考文献

［1］ 付学锋，关彩萍，裴文娟，等. 以癫痫样发作为首发表现的甲状旁腺功能减退症 4 例及文献复习［J］. 疑难病杂志，2013，12（9）：716-717.

［2］ 龙娟，张凌峰，顾美娟. 以意识障碍为主要症状的假性甲状旁腺功能减退症伴颅内钙化一例［J］. 癫痫杂志，2022，8（3）：277-279.

［3］ 迟秀娥，张倩，李文东，等 . 误诊为癫痫的假性甲状旁腺功能减退症 I a 型 1 例并文献复习［J］.临床荟萃，2022，37（9）：827-830.

［4］ 林瑞珠，刘丽，盛慧英，等 . 假性甲状旁腺功能减退症一例［C］// 中华医学会 2012 年医学遗传学年会暨全国第十一次医学遗传学学术会议论文集 .2012：30-30.

替雷利珠单抗致低钠血症 1 例

4

作　　者：罗瑶[1]，严燕羽[2]（宜宾市第三人民医院，1 检验科；2 肿瘤科）

点评专家：陈朴（宜宾市第三人民医院）

前　言

患者，男，37 岁。主因"淋巴瘤免疫治疗过程中，腹痛加重 10 余天"就诊。生化检查结果显示：总蛋白（TP）51.8 g/L，血钾 3.98 mmol/L，血钠 135.4 mmol/L↓。蛋白质和电解质含量降低，与恶性消耗性疾病相吻合。临床医生提出，患者入院前有进食障碍和恶心呕吐的症状，为何血钠降低而血钾正常？查看患者的既往血钠检查结果，发现血钠是从一个正常水平忽然降低的（图 4.1），与慢性消耗性疾病不符。考虑是否有内分泌代谢相关疾病，需进一步完善检查进行诊断与鉴别诊断。患者曾使用利妥昔单抗、自体外周血造血干细胞采集物、替雷利珠单抗等药物，其低钠血症是否受这些药物的影响，需进一步分析探究。

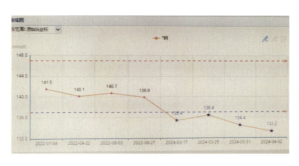

图 4.1　患者的血钠水平变化

案例经过

患者，男，37 岁。因"淋巴瘤免疫治疗过程中，腹痛加重 10 余天"于 2024 年 3 月 17 日 10：48 入院。

患者系中年男性，起病缓，病程长。患者于 2022 年 1 月无意中发现右下腹肿块，约鸡蛋大小，质硬，边界清，活动度欠佳，无腹痛、腹胀，无恶心、呕吐，无寒战、发热；皮肤、黏膜无黄染，无饥饿痛、反酸，无畏寒等表现，进一步检查考虑淋巴瘤可能性大，遂至四川大学华西医院进一步诊治。进行腹部 CT，结果提示：①回盲部及盲肠肠壁增厚呈结节状向肠腔突出，腹腔内及腹膜后多发结节状、团块状软组织密度增大，考虑肿瘤性病变，淋巴瘤？回盲部恶性肿瘤伴转移？②肝实质变性，肝右后叶上段小囊肿。③右肾小囊肿，前列腺点状钙化灶等。电子结肠镜检查结果提示：①回肠末端新生物，性质？②结直肠炎；③直肠多发息肉；④混合痔。病理报告：PCK（-），CD3（-），CD20（+），CD4（-），CD5（-），CD8（-），CD56（-），CD30（-），CD10（-），CD30（-），Bcl-2（+，约 90%），Bcl-6（+），mum（+），C-myc（+，约 70%）、TdT（-）、CyclinD1（-）、CD23（+，P），P53（约 90%），ki-67（+，约 90%），EBER1/2-ISH（-）。基因重排检测结果：见 IgH 扩增峰及 IgK 克隆性扩增峰。FISH 检测：未检出 C-myc、Bcl-2、Bcl-6 基因异位。综合以上结果，诊断为非霍奇金淋巴瘤，弥漫性大 B 细胞淋巴瘤。2022 年 1 月 17 日进行 R-CHOP（利妥昔单抗 700 mg d0、环磷酰胺 1 400 mg d1、长春地辛 4 mg d1、表柔比星 100 mg d1、强的松 30 mg d1-5）方案治疗。于 2022 年 2 月 19 日行 R-Da-EPOCH 联合西达苯胺方案（利妥昔单抗 700 mg d0、依托泊苷 120 mg、长春地辛 1 mg d1-4、地塞米松 10 mg d1-4、环磷酰胺 1 g d5、立幸 40 mg d1、西达苯胺 20 mg biw）化疗，输注过程顺利，无不良反应。2022 年 3 月 19 日予以 R-Da-EPOCH+HD-MTX+ 西达苯胺（利妥昔单抗 700 mg d0、依托泊苷 120 mg、长春地辛 1 mg d1-4、立幸 40 mg d1、地塞米松 10 mg d1-4、环磷酰胺 1 g d4、甲氨蝶呤 6 000mg d2+ 西达苯胺 20 mg biw）联合化疗 5 周期，辅以护胃、保肝、止吐等治疗。输注甲氨蝶呤（MTX）后 12 h 予以亚叶酸钙 100 mg q6h 解救，24 h、48 h、72 h 甲氨蝶呤药物浓度分别为 1.31、0.21、0.10 μmol/L，生化未见明显异常。化疗后患者出现Ⅲ—Ⅳ度骨髓抑制，给予硫培非格司亭升白细胞。2022 年 8 月 5 日给予利妥昔单抗 700 mg iv d0+ 环磷酰胺 1.0 g iv d1+ 多柔比星脂质体（立幸）40 mg iv d1+ 长春新碱 2 mg iv d1+ 泼尼松片 100 mg po d1-5+ 塞利尼索 60 mg po d1、d8 q3w 行第 8 次化疗。2022 年 9 月下旬，患者出现脐周及右下腹阵发性绞痛，2022 年 10 月 14 日复查 PET-CT，结果提示：回盲部增厚灶、右下腹系膜内及腹主动脉旁淋巴结糖代谢均增高，考虑淋巴瘤活性肿瘤组织残留（Deauville 评分：5 分）。2022 年 10 月 14 日—2023 年 3 月 2 日进行 PBR 方案（利妥昔单抗 700 mg d1、泊洛妥珠单抗 140 mg d1、苯达莫斯汀 175 mg d1-2）化疗。2023 年 2 月 11 日予以艾多动员干细胞，2023 年 2 月 13 日予以普乐沙福促进免疫、补钙，进行干细胞采集两次，首日采集到 TNC 247.02×10^8，CD34$^+$ 细胞 22.39×10^6。2023 年 3 月 30 日采集到 TNC356.40×10^8，CD34$^+$ 细胞 24.57×10^6。2023 年 4 月 19 日予以 PBR 方案（利妥昔单抗 750 mg d1、维洛妥珠单抗 140 mg d1、苯达莫斯汀 175 mg d1~d2）化疗。2023 年 5 月 18 日复查 PET-CT，结果提示：原回盲部旁软组织肿瘤活性受抑（Deauville 评分：1 分）。2023 年 6 月 22 日进行 ChiCGB 方案预处理化疗：西达苯胺 30 mg biw 共 4 剂，克拉屈滨 10 mg d-7~d-3，吉西他滨 4.9 g d-7~d-3，白舒非 240 mg d-7~d-4。予以左乙拉西坦片、前列地尔注射液预防白舒非的相关癫痫病、VOD，地塞米松抗炎，胃肠黏膜保护、保肝、补液、利尿等辅助治疗，并予以左氧氟沙星、大扶康、阿昔洛韦预防移植相关细菌、真菌和病毒感染。2023 年 6 月 28 日和 6 月 29 日分次回输自体外周血造血干细胞采集物共 377 mL，含 TNC 1210.42×10^8，CD34$^+$ 细胞 122.28×10^6 个（体重 78 kg，1.57×10^6/kg），达到移植要求。2023 年 12 月 29 日进行 FC 方案（氟达拉滨 45 mg d1~d3 ivgtt+ 环磷酰胺 500 mg d1~d3 ivgtt）清淋。2024 年 1 月 11 日回输 CAR-T 细胞。2024 年 2 月 8 日和 3 月 4 日予以替雷利珠单抗 200 mg d1+ 阿可替尼 100 mg bid po q3w 方案治疗。出院后，患者再次出现腹部阵发性疼痛症状，程度剧烈不能忍受，自行在我院门诊口服吗啡缓释片 90 mg po q12h，疼痛可缓解。其间患者逐渐出现纳差、乏力等症状，几乎未进食，口服吗啡后偶有呕吐。现为进一步诊治入院，门诊以"淋巴瘤"收入我科。自本次病情加重以来，患者精神、饮食、睡眠差，大小便正常，近期体重未测。

案例分析

1. 检验案例分析

辅助检查结果如下。血常规：白细胞 3.20×10^9/L，红细胞 2.94×10^{12}/L，血红蛋白 86 g/L，血小板 77.00×10^9/L，患者血小板偏低，拟升血小板治疗。凝血功能五项检查（含 D- 二聚体）：血浆纤维蛋白原测定 439.7 mg/dL，D- 二聚体 1.24 μg/mL，适时复查。肝功能检查：总蛋白 58.0 g/L，谷氨酰转肽酶 474.0 U/L，嘱患者加强营养。肾功能检查正常。电解质检查：钾 3.45 mmol/L，钠 135.4 mmol/L，氯 96.1 mmol/L，营养补充电解质。心肌酶检查：乳酸脱氢酶 536 U/L，磷酸肌酸激酶 29.00 U/L，α- 羟丁酸脱氢酶 389 U/L，嘱患者适时复查。心电图检查：窦性心律。

为明确患者低钠原因，继续完善检查，结果如下。

甲状腺功能：FT3 4.090 pmol/L，FT4 21.36 pmol/L，TSH6.30 μIU/mL。

肾上腺皮质功能：促肾上腺皮质激素（ACTH）8.38 pg/mL，皮质醇（COR）607.2 mmol/L。

2. 临床案例分析

结合患者病史、症状、体征及实验室检查结果，分析低钠血症原因，患者葡萄糖（Glu）6.0 mmol/L，血尿素氮（BUN）3.80 mmol/L，从血糖和尿素结果计算，为低渗性的低钠血症，患者没有水肿和脱水的相关临床表现，尿渗透压正常，怀疑低钠血症原因可能为抗利尿激素分泌失调综合征（syndrome of inappropriate antidiuretic hormone secretion，SIADH）、甲减、糖皮质激素缺乏等。

2022 年 1 月，患者被诊断为霍奇金淋巴瘤，血钠正常。2022 年 1 月—2023 年 3 月，进行了长达 8 次的化疗，短时间内血钠水平未见异常。2024 年 2 月 8 日，患者服用替雷利珠单抗药物，血钠水平降低，初步怀疑低钠血症原因与替雷利珠单抗药物相关。

知识拓展

替雷利珠单抗是我国自主研发的创新药物，属于新型人源化 IgG4 型 PD-1 抑制剂。它通过阻断免疫抑制分子，成功激活效应 T 细胞，进而特异性地攻击肿瘤细胞，从而发挥强大的抗肿瘤作用。然而，随着这种药物在临床上的广泛应用，我们也逐渐发现了一些与之相关的免疫不良事件，称为免疫相关不良事件（immune-related adverse events，irAEs）。

值得注意的是，内分泌腺体往往是免疫相关不良事件的主要受累部位，其中可能包括垂体、甲状腺、胰腺和肾上腺等关键腺体。研究报道，irAEs 可能导致一系列的内分泌功能紊乱，常见的类型包括甲状腺功能异常、1 型糖尿病、自身免疫性垂体炎和原发性肾上腺功能减退，其发病率分别为 7%、2%、0.4% 和 0.1%。

根据国内最新的研究数据，替雷利珠单抗引起的内分泌 irAEs 中，甲状腺功能异常的发生率尤为突出，高达 41.30%。这再次提醒我们，在使用这类药物时，必须密切关注患者的内分泌状况，定期进行相关的检查与监测。

特别的是，到目前为止，我们还没有发现替雷利珠单抗导致两个或以上的内分泌腺体同时受累的病例。这虽然是一个积极的信号，但也不能掉以轻心，毕竟医学是一个不断发展和探索的领域，我们需要持续关注和研究这类药物的长期效果和潜在风险。

案例总结

本案例患者被诊断为低渗状态下的等容量性低钠血症，患者无大量补充水或低钠溶液史，肾上腺皮质功能正常，考虑低钠血症由亚临床甲状腺功能减退症引起。甲状腺功能低下时，心排血量下降，抗利尿激素（AVP）分泌阈改变，AVP 分泌增多，引起水排泄减少及尿钠增高。

本案例患者的发病特点与文献资料基本一致。在治疗方面，根据患者病情，分级采取不同的治疗措施。甲状腺功能亢进的患者伴随着免疫周期的延长，会逐渐转变为甲状腺功能减退。一些甲状腺功能亢进患者通常为一过性表现，不需要给予针对性治疗，而甲状腺功能减退患者需要给予左甲状腺素片进行补充治疗，同时需要综合患者病情判断是否调整 PD-1 药物。该患者低钠血症未出现明显的临床症状，故未进行调整。

总的来说，替雷利珠单抗作为一种有效的抗肿瘤药物，其临床应用前景广阔。但同时，我们也需要警惕其可能带来的免疫相关不良事件，特别是与内分泌系统相关的不良反应。通过科学的研究和严密的监测，我们希望能够更好地利用这类药物，为患者带来更好的治疗效果和生活质量。

专家点评

替雷利珠单抗是我国自主研发的一种新型人源化 IgG4 型 PD-1 抑制剂，在 2019 年 12 月底获批上市，临床使用时间短，报道的不良反应文献少。我院患者使用本药物人数较少，医生用药经验相对不足，给临床识别和处理替雷利珠单抗导致的 irAEs 带来安全隐患。

临床上出现低钠血症时，需排除假性低钠，同时明确病因，不能盲目补钠。

参考文献

［1］ 刘一，刘青，黄琳，等 . 程序性死亡受体 1 抑制剂：替雷利珠单抗［J］. 临床药物治疗杂志，2022，20（1）：37-42.

［2］ LEE A，KEAM S J. Tislelizumab：First approval［J］. Drugs，2020，80（6）：617-624.

［3］ 中华医学会内分泌学分会免疫内分泌学组 . 免疫检查点抑制剂引起的内分泌系统免疫相关不良反应专家共识（2020）［J］. 中华内分泌代谢杂志，2021，37（1）：1-16.

［4］ de FILETTE J，ANDREESCU C E，COOLS F，et al. A systematic review and meta-analysis of endocrine-related adverse events associated with immune checkpoint inhibitors［J］. Hormone and Metabolic Research，2019，51（3）：145-156.

［5］ BARROSO-SOUSA R，BARRY W T，GARRIDO-CASTRO A C，et al.Incidence of endocrine dysfunction following the use of different immune checkpoint inhibitor regimens：A systematic review and meta-analysis［J］. JAMA Oncology，2018，4（2）：173-182.

［6］ 张健，张伶俐，李歆 . 424 例替雷利珠单抗致免疫相关不良事件分析［J］. 中国药物警戒，2024，21（4）：435-439，446.

［7］ 王秀丽，刘婷，冯钊慧，等 . 替雷利珠单抗相关药物不良反应文献分析［J］. 中国医院药学杂志，2022，42（19）：2064-2068.

［8］ 王少杰，杨嘉颐 . 亚临床甲状腺功能减退症致低钠血症 1 例分析［J］. 中国误诊学杂志，2008，3（9）：2246-2247.

儿童甲状腺功能减退合并垂体增生伴肿瘤标志物异常1例

5

作　　者：张利改[1]，雷小添[2]，陈刘[2]，何远[1]，裴妤[1]（陆军军医大学第一附属医院，1 检验科；2 内分泌科）

点评专家：唱凯，隆敏（陆军军医大学第一附属医院）

前　言

患儿，男，8岁，因"矮小2年"入院。家长发现患儿自6岁开始体重及身高发育落后于同龄儿童，伴挑食、纳差。入院后查体，身高及体重低于三百分位，智力正常。完善检查发现，患儿存在甲状腺功能减退、贫血、高脂血症、高泌乳素血症，垂体增强。磁共振成像（MRI）检查见鞍区 T1 等 T2 稍低信号结节影，同时存在肝酶升高，谷丙转氨酶（ALT）81.70 IU/L、天门冬氨酸转氨酶（AST）74.00 IU/L，肿瘤标志物甲胎蛋白（AFP）32.74 μg/L、糖类抗原（CA125）41.57 kU/L。患儿同时出现甲状腺功能减退、矮小、贫血、高脂血症、垂体异常信号、高泌乳素血症、肝功损害、肿瘤标志物异常。"一元论还是多元论？"颅内生殖细胞瘤和原发性甲状腺功能减退如何鉴别？

案例经过

患儿，男，8岁。其父母发现患儿自6岁开始体重、身高无明显增加，逐渐落后于同龄儿童，挑食、纳差，无明显多动、消瘦、多饮、多尿、智力异常等，未重视。因持续观察2年身高无明显变化，遂于2023年7月至医院检查。查体：身高110 cm，体重21 kg，身材矮小，体形匀称；腰围60 cm，臀围62 cm，指间距104.5 cm，上部量60 cm，下部量50 cm。头发色黄、稀疏，背部可见均匀分布的黑色体毛，阴茎检查可见包茎，无尿道下裂，睾丸右侧体积约3 mL，左侧体积约4 mL。心、肺、腹未查及异常体征。

入院后完善检查。血常规：血红蛋白（Hb）90 g/L↓，提示轻度贫血；肝功能检查：ALT 81.70 IU/L↑，AST 74.00 IU/L↑，提示肝酶轻度升高；TC 8.99 mmol/L↑，LDL-C 5.72 mmol/L，提示高血脂。骨龄4岁1个月，明显落后于生理年龄。垂体增强MRI提示：蝶鞍扩大，鞍区见T1等T2稍低信号结节影，大小约1.7 cm×1.6 cm×0.9 cm，增强扫描可见明显均匀强化。视力、视野检查无异常。垂体功能评估提示：原发性甲状腺功能减退，泌乳素升高（表5.1）。根据患儿的临床表现、体征及检查结果，初步考虑原发性甲状腺功能减退致垂体增生、矮小、贫血、高血脂及肝功能异常，且垂体柄效应致泌乳素升高可能。但我们同时注意到，异常的肿瘤标志物，甲胎蛋白（AFP）32.74 μg/L↑，糖类抗原125（CA-125）41.57 kU/L↑，因患儿处于生殖细胞瘤高发年龄，需要鉴别。

表5.1　治疗前后患儿异常指标水平变化

项目	治疗前（2023-07-22）	治疗3周后（2023-08-18）
三碘甲状腺原氨酸（T3）	<0.30 nmol/L↓	2.75 nmol/L
甲状腺素（T4）	5.74 nmol/L↓	134.7 nmol/L
游离三碘甲状腺原氨酸（FT3）	<0.40 pmol/L↓	7.38 pmol/L
游离甲状腺素（FT4）	1.40 pmol/L↓	20.32 pmol/L
促甲状腺激素（TSH）	>100.000 μIU/mL↑	33.23 μIU/mL↑
血泌乳素（PRL）	85.24 ng/mL↑	12.25 ng/mL↑
ALT	81.70 IU/L↑	16.4 IU/L
AST	74.00 IU/L↑	31.4 IU/L
TC	8.99 mmol/L↑	4.46 mmol/L
LDL-C	5.72 mmol/L	2.71 mmol/L

为了鉴别诊断，完善甲、乙、丙、丁、戊型肝炎抗体检测，自身免疫性肝炎相关抗体检查，结果均为阴性，排除了常见肝损害原因。超声检查提示甲状腺弥漫性回声不均匀、减低，促甲状腺激素受体抗体（TRAb）1.82 IU/L↑；抗甲状腺球蛋白抗体

（TGAb）>4000.00 IU/mL↑，甲状腺微粒抗体（TMAb）60.64%↑，抗甲状腺过氧化物酶抗体（TPOAb）>600.00 IU/mL↑，符合桥本氏甲状腺炎致原发性甲状腺功能减退。

脊柱 MRI 未见异常，脑脊液肿瘤标志物未提示 AFP 及 CA125 升高，且睾丸超声、胸部 CT 及腹部超声均未提示可疑占位，垂体 MRI 符合垂体均匀增生，增强扫描可见明显均匀强化。

综合患儿的临床症状、体征、检验和检查，考虑颅内生殖细胞瘤可能性小，最终诊断为"原发性甲状腺功能减退症，桥本氏甲状腺炎，垂体增生"，给予患儿足量左甲状腺素钠替代治疗。3 周后复查肝酶、血脂及肿瘤标志物，均恢复正常（表 5.2）。2 个月后复查泌乳素，恢复正常。3 个月后复查垂体 MRI，增生已完全恢复正常（图 5.1）。患儿 3 个月内身高增加 2 cm，食欲明显好转，背部异常体毛脱落，头发色黑、浓密。2024 年 4 月，患儿身高 120 cm（9 个月增长 10 cm）。

表 5.2　治疗前后患儿肿瘤标志物变化

日期	AFP	CA125
2023-07-22（静脉血）	32.74 ng/mL↑	41.57 kU/L↑
2023-07-29（脑脊液）	1.35 ng/mL	3.11 kU/L
2023-08-01（静脉血）	16.190 ng/mL↑	34.84 kU/L
2023-08-21（静脉血）	3.07 ng/mL	19.49 kU/L

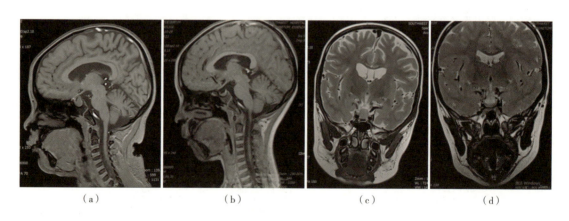

（a）　　　　　　（b）　　　　　　（c）　　　　　　（d）

注：（a）、（b）为治疗前后脑垂体（蝶鞍）MRI 鞍区结节冠状位对比图；（c）、（d）为治疗前后脑垂体（蝶鞍）MRI 鞍区结节矢状位对比图

图 5.1　治疗前后鞍区占位变化

案例分析

1. 检验案例分析

本案例患儿身高、体重明显落后于同龄人，甲状腺功能指标 T3、T4、FT3、FT4 明显低下，TSH 异常增高，提示甲状腺功能减退。为明确病因，进一步检查发现，TRAb、TGAb、TMAb、TPOAb 均增高，考虑该患儿为自身免疫性疾病导致甲状腺功能减退。然而 MRI 检查结果还提示鞍区占位，泌乳素增高，是垂体瘤还是甲状腺功能减退导致的垂体增生？同时该患儿的血清肿瘤标志物 AFP 和 CA125 增高，且存在肝功能指标异常，不排除生殖细胞瘤的可能。为了鉴别诊断，进一步进行甲氧氯普胺片试验和溴隐亭抑制试验，观察 PRL 的变化趋势，并进行脑脊液中肿瘤标志物 AFP、CA125 及绒毛膜促性腺激素（β-HCG）含量检测，以及肝炎和自身免疫性肝病等相关指标，结合 MRI 和超声检查，排除垂体瘤和生殖细胞瘤的可能，高度支持自身免疫性甲状腺炎导致甲状腺功能减退，长期严重甲状腺功能减退引起垂体增生占位的诊断。

2. 临床案例分析

本案例患儿以身材矮小为主要表现，根据患儿的病史、临床症状、体征、影像学检查及实验室检查结果，发现垂体相关激素未提示腺垂体功能减退症，特别是生长激素及胰岛素样生长因子 -1（IGF-1）未见明显异常，排除生长激素缺乏；FT4 严重低下，TSH 反应性升高明显，提示原发性甲状腺功能减退，该病可解释患者矮小及垂体结节样增生的表现，但因 AFP 及 CA125 升高，肝酶异常，诊断时必须谨慎排除肿瘤性疾病。AFP 在胎儿期明显升高，出生后逐渐下降至正常，儿童期 AFP 升高可见于肝癌、肝母细胞瘤、生殖细胞瘤、肝炎等疾病，而 CA125 升高常见于消化道肿瘤及妇科肿瘤疾病。中枢神经系统生殖细胞肿瘤多见于 15 岁以下的儿童，发生在鞍区的生殖细胞瘤可导致生长发育迟缓，外周血及脑脊液 AFP 及 β-HCG 升高是其重要的诊断依据之一。患儿虽有外周血 AFP 升高，但脑脊液肿瘤标志物未见异常，也筛查了腹部、脊柱、胸部儿童高发肿瘤的部位，结果未见异常，垂体磁共振也支持垂体增生表现。同时患儿甲状腺自身抗体明显升高，超声提示甲状腺弥漫性回声不均匀、减低，高度支持桥本氏甲状腺炎导致原发性甲状腺功能减退诊断。肝酶升高在甲状腺功能减退患者中并不少见，甲状腺激素缺乏导致的肝线粒体功能异常、肝细胞肿胀、自身免疫性肝细胞坏死都是肝酶升高的可能原因。患儿经左甲状腺素替代治疗后，复查甲状腺功能、肝酶、血脂、肿瘤标志物，均恢复正常。因此，最终排除鞍区生殖细胞瘤，诊断明确。

除此以外，患儿入院时存在高泌乳素血症，虽然垂体可见结节状增生，但临床诊断过程中并不考虑泌乳素瘤。首先，患儿并无典型的泌乳素瘤临床表现；其次，泌乳素瘤导致的泌乳素升高水平与瘤体大小成正比，而该患儿垂体结节大，但泌乳素水平仅轻度升高；并且，甲氧氯普胺试验结果不支持泌乳素瘤。泌乳素主要受下丘脑弓状核结节漏斗多巴胺系统调控，且以抑制性调节占优势，任何干扰下丘脑多巴胺合成、垂体输送以及多巴胺与受体作用的因素均可能减弱抑制性调节。因此，我们考虑高泌乳素系垂体柄效应所致，即垂体增生导致垂体柄受压引起下丘脑 - 垂体多巴胺输送异常，抑制效应减弱，继而泌乳素升高。

知识拓展

原发性甲状腺功能减退是一种常见的内分泌疾病，发病率随年龄的增长而增加，女性发病多于男性，最常见于 60 岁以上的女性。临床甲状腺功能减退患者中可观察到多种血液指标的继发改变，如血脂、血红蛋白、红细胞等。既往已有研究发现，甲状腺功能减退患者血清肿瘤标志物可出现短暂性升高，以癌胚抗原 CEA 和 CA125 居多，同时发现这些肿瘤标志物的水平随 TSH 的下降而下降。

CEA 是一种具有人类胚胎抗原特性的分泌性酸性糖蛋白，是一种广谱肿瘤标志物，与结直肠癌、肺癌、乳腺癌、胰腺炎等有关。通常 CEA 通过肝脏代谢并排出体外，甲状腺功能减退症患者 CEA 水平高可能是由于循环中 CEA 降解或排泄减少所致。而 CA125 是一种来自体腔上皮细胞并可表达于正常组织的糖蛋白，通常被认为是卵巢上皮癌的肿瘤标志物。既往报告部分伴有 CA125 短暂升高的甲状腺功能减退病例常伴有腹水，因此，考虑甲状腺功能减退患者 CA125 升高可能是由于腹膜受到腹水刺激所致。这样的现象也可见于其他良性疾病的腹水患者，如肝硬化、结核性腹膜炎、肾衰竭等。另外，FSH 和 TSH 受体的结构或构象相似，TSH 升高可能会影响卵巢功能，导致血清 CA125 浓度升高。AFP 主要作为原发性肝癌的血清标志物，研究证实，血清 AFP 水平与先天性甲状腺功能减退有关，其原因可能是甲状腺激素缺乏影响了 AFP 代谢。

甲状腺功能减退导致肿瘤标志物升高并不少见，虽然甲状腺功能减退导致肿瘤标志物短暂升高的确切机制仍不清楚，但充分认识到这一现象，对诊断和鉴别诊断具有重要作用。

案例总结

本案例患儿因矮小入院，检验结果提示肝酶、甲状腺激素以及肿瘤标志物等结果异常，诊治具有一定难度。疾病诊治过程中，临床与检验相互沟通，分析、鉴别患儿肝酶和肿瘤标志物水平异常的原因。血液和脑脊液的肿瘤标志物对比分析，甲状腺功能和其他异常激素的分析为患者的诊断提供重要依据。临床与检验互相验证支持，为最终明确诊断发挥了重要作用。患儿得到合理有效的左甲状腺素钠替代治疗，身高及体重有明显增长，食欲好转，复查肝酶、血脂及肿瘤标志物等异常指标均恢复正常，垂体增生恢复正常，取得了良好疗效。

检验医师可以通过生化、激素、血液和脑脊液肿瘤标志物的对比等多项目综合分析，最终为疾病的诊断提供确凿而完整的实验室证据。从临床角度来看，从患儿矮小表现入手进行检查和分析，发现患儿存在甲状腺功能减退、高血脂、肝酶升高和肿瘤标志物异常，检查发现垂体结节样增生，通过进一步寻找支持原发性甲状腺功能减退和排除肿瘤性疾病的实验室证据，进行综合分析，最终明确诊断，最后在治疗过程中进一步动态复查验证，展现了该病例诊治过程的完整性及合理性。

专家点评

原发性甲状腺功能减低引起反应性的垂体增生最初由 Niepce 于 1851 年首次报道。虽然发现该病已长达一个多世纪，但在临床工作中仍认识不足，文献报道中很多垂体增生都被误诊为垂体瘤，进行了不必要的外科治疗。原发性甲状腺功能减退症患者，由于长期甲状腺激素水平低下对下丘脑的负反馈作用减弱，导致下丘脑促甲状腺激素释放激素大量释放，刺激垂体促甲状腺激素细胞增生，进而出现明显的垂体肿大。促甲状腺激素释放激素同时对泌乳素细胞具有微弱的刺激效应，会导致泌乳素的升高。当垂体增大压迫垂体柄时，会导致泌乳素释放抑制因子分泌障碍，进而导致垂体内泌乳素细胞增生，血清泌乳素也会升高。

该案例原发性甲状腺功能减低合并垂体增生、泌乳素升高的同时还伴有肿瘤标志物的异常，给鉴别诊断增加了障碍。但检验和临床从两个角度出发，设计生化检测、激素、血液和脑脊液肿瘤标志物检测等多项目综合分析，最终为该疾病的诊断提供确凿而完整的实验室证据，使该患儿及时得到了明确的诊断，避免了不必要的外科治疗。

该案例充分体现了实验室检测在临床诊断和鉴别诊断中的重要性，与此同时，临床科室与检验科室应建立沟通和学习的桥梁，准确的检验结果离不开临床医生的配合。

参考文献

[1] TAKAHASHI N, SHIMADA T, ISHIBASHI Y, et al. Transient elevation of serum tumor markers in a patient with hypothyroidism [J]. The American Journal of the Medical Sciences, 2007, 333 (6): 387-389.

[2] AMINO N, KURO R, YABU Y, et al. Elevated levels of circulating carcinoembryonic antigen in hypothyroidism [J]. The Journal of Clinical Endocrinology and Metabolism, 1981, 52 (3): 457-462.

[3] van MIL A H, BEIJER C, JONKERS G J. High levels of carcinoembryonic antigen in a woman with hypothyroidism [J]. Nederlands Tijdschrift Voor Geneeskunde, 2001, 145 (22): 1071-1074.

[4] SEVINC A, SARI R, CAMCI C, et al. A secondary interpretation is needed on serum CA 125 levels in case of serosal involvement [J]. The Journal of the Royal Society for the Promotion of Health, 2000, 120 (4): 268-270.

[5] MIZEJEWSKI G J, PASS K A. Alpha-fetoprotein and hypothyroidism in infants [J]. Pediatrics, 1992, 90 (6): 1008-1009.

[6] SHAWKY R M, ABD EL-FATTAH S, EL-DIN AZZAM M E, et al. Alphafetoprotein in screening for congenital hypothyroidism [J]. Eastern Mediterranean Health Journal, 2001, 7 (1/2): 171-180.

糖尿病酮症酸中毒导致非甲状腺性病态综合征1例

6

作　　者：谢昌鸿[1]，吴秋霞[1]，王小妹[2]（海口市妇幼保健院，1 检验科；2 儿内科）

点评专家：郑青（海口市妇幼保健院）

前　言

甲状腺疾病是我国的常见病，随着人们对甲状腺疾病的认识逐渐增多，近年来临床上甲状腺疾病确诊率也逐年上升。在甲状腺疾病的诊疗过程中，甲状腺功能血清检测已经成为医生评估甲状腺疾病患者最常用的检测指标，通常有甲功三项（TSH、FT3、FT4）和甲功五项（TSH、TT3、TT4、FT3、FT4）。

但是，甲状腺功能检测结果异常，是否就意味着甲状腺功能出现问题？当出现与常规结果组合不同的结果时，我们应该怎么处理？面对临床情况复杂的患者，复杂多变的结果，检验人除了复查，还能做些什么？下面的案例，希望能给大家一个答案。

案例经过

患儿，女，12 岁。主诉发现多饮、多食、多尿、消瘦半月。患儿半月前无诱因开始出现多饮、多食、多尿、消瘦，伴有乏力，无发热，无咳嗽，偶有恶心、呕吐、伴纳差，呕吐物未见胃内容物，非喷射性，未见胆汁及咖啡渣，无发绀，无呼吸困难，予以口服双歧杆菌四联活菌片等药物治疗 3 天，症状未见明显好转，家属遂带其至我院门诊就诊，门诊查血糖 21.01 mmol/L，血钾 2.71 mmol/L。

既往体健，否认传染病史，否认食物及药物过敏史。

查体：体温 36.3 ℃，心率 100 次 / 分，呼吸 35 次 / 分，血压 100/64 mmHg，体重 34 kg；消瘦，神志清楚，精神疲倦，反应可，全身未见出血点，咽部无充血，双侧扁桃体无肿大，无脓性分泌物，呼吸急促，三凹征阴性，双肺呼吸音粗，未闻及湿啰音，心音有力，律齐，听诊区未闻及杂音，腹部平软，肝、脾肋下未触及，肠鸣音正常，四肢肌张力正常，毛细血管充盈 2 s。

入院诊断：①低钾血症；②糖尿病。

实验室结果回报，其生化、血气分析、糖化血红蛋白等结果均符合临床诊断。但甲功五项结果全部偏低，其结果与常规甲功结果不相符。经相关的实验室复查后，确定该结果为一例临床上少见的甲功结果。随即与临床进行沟通，并探讨其少见甲功结果的原因。最终判定该患儿是因糖尿病酮症酸中毒引起的低 T3/T4 综合征而导致的甲状腺功能检测结果异常。

案例分析

1. 检验案例分析

主要实验室检查结果如下。

生化检查（图 6.1）：葡萄糖（Glu）21.01 mmol/L，K^+ 2.71 mmol/L，总胆固醇（TC）7.23 mmol/L，甘油三酯（TG）8.70 mmol/L，低密度脂蛋白（LDL）4.34 mmol/L，高密度脂蛋白（HDL）0.89 mmol/L。结果显示，患儿的血糖升高，血钾降低，高脂血症。患儿处于高血糖状态，加上出现"三多一少"的临床症状，符合糖尿病的临床诊断。

尿常规检查（图 6.2）：尿常规显示尿葡萄糖 4+；尿酮体 2+。患儿尿糖增高，尿酮体增高。

血气分析检查（图 6.3）：pH 7.215；PCO_2 15.7 mmHg；HCO_3^- 6.20 mmol/L。血气分析显示：患儿体内存在混合性酸碱失衡的情况，而 pH 值降低，表明患儿出现失代偿性酸中毒。结合之前的生化及尿常规结果，患儿处于糖尿病的并发症——糖尿病酮症酸中毒阶段。

糖化血红蛋白检查（图 6.4）：16.80%。显示患儿 6~8 周血糖波动水平大，血糖控制差，这也是导致患儿出现酮症酸中毒的主要原因。

	检验项目		结果	参考区间	单位		检验项目		结果	参考区间	单位
1	ALT	丙氨酸转氨酶	13	7~30	U/L	17	CREA	肌酐	45	27~66	μmol/L
2	AST	天门冬氨酸转氨酶	16	14~44	U/L	18	UA	尿酸	186	120~330	μmol/L
3	AST/A	谷草 / 谷丙	1.23			19	Glu	葡萄糖	21.01↑	3.89~6.11	mmol/L
4	GR	谷胱甘肽还原酶	51	33~73	U/L	20	TC	总胆固醇	7.23↑	10.00~5.18	mmol/L
5	ALP	碱性磷酸酶	365	81~454	U/L	21	TG	甘油三酯	8.70↑	0.00~1.70	mmol/L
6	TBA	总胆汁酸	2.8	0.0~10.0	μmol/L	22	HCRP	超敏 C- 反应蛋白	0.93	0.00~4.00	mg/L
7	GGT	谷氨酰转移酶	20↑	5~19	U/L	23	LD	L- 低密度脂蛋白胆固醇	4.34↑	0.00~3.37	mmol/L
8	TP	总蛋白	73.1	65.0~84.0	g/L	24	PHOS	磷	0.95↓	1.30~2.26	mmol/L
9	ALB	白蛋白	47.4	39.0~54.0	g/L	25	Mg	镁	1.00	0.75~1.02	mmol/L
10	GLB	球蛋白	25.7	18.0~38.0	g/L	26	HD	L- 高密度脂蛋白胆固醇	0.89↓	≥ 1.04	mmol/L
11	A/G	白球比例	1.84	1.20~2.50		27	β2Mg	β2 微球蛋白	1.52	1.00~3.00	mg/L
12	CG	甘胆酸	0.50	≤ 1.50	μg/mL	28	CysC	胱抑素 C	0.56	0.54~1.15	mg/L
13	TBIL	总胆红素	5.30	≤ 21.00	μmol/L	29	K⁺	钾离子	2.71↓	3.70~5.20	mmol/L
14	DBIL	直接胆红素	1.50	≤ 8.00	μmol/L	30	Na⁺	钠离子	134.7↓	135.0~145.0	mmol/L
15	IBIL	间接胆红素	3.80	0.00~17.00	μmol/L	31	Cl⁻	氯离子	106.4	98.0~110.0	mmol/L
16	BUN	尿素氮	3.1	2.5~6.5	mmol/L	32	CA	总钙	2.44	2.10~2.80	mmol/L

图 6.1　患儿的生化检查结果

	检验项目		结果	参考区间	单位		检验项目		结果	参考区间	单位
1	COLOR	颜色	淡黄色	淡黄色		15	NWBC	白细胞	0	0~14.0	个 / μL
2	UF_ZD	浊度	清亮	清亮		16	X-TAL	结晶	0	0~10	个 / μL
3	NGLU	尿葡萄糖	4+↑	—	mmol/L	17	UF_CAST	管型	0	0~1	个 / μL
4	NBLG	尿隐血	—	—	cell/ μL	18	UF_EC	上皮细胞	0	0~12	个 / μL
5	NLEU	白细胞酯酶	—	—	cell/ μL	19	UF_DC	滴虫	0	0	个 / μL
6	NPRO	尿蛋白	—	—	g/L	20	NJJ_NYS	粘液丝	1↑	0	个 / μL
7	NIT	亚硝酸盐	—	—		21	NXB	脓球	0	0~1	个 / μL
8	NURO	尿胆原	—	—	μmol/L	22	NJJ_ZJ	酵母样菌	0	0~6	个 / μL
9	NBIL	尿胆红素	—	—	μmol/L	23	UF_NSY	尿酸盐结晶	0		个 / μL
10	NKET	尿酮体	2+↑	—	mmol/L	24	UF_CSYJJ	草酸盐结晶	0		个 / μL
11	NCG_NPH	尿 pH 值	5.0	5.0~8.0		25	UF_RBCGX	红细胞管型	0	0	个 / μL
12	NCG_SG	尿比重	1.020	1.005~1.030		26	N-WBC	白细胞管型	0	0	个 / μL
13	NCG_vc	维生素 C	—	0.0~0.4	mmol/L	27	KLGX	颗粒管型	0	0~1	个 / μL
14	NRBC	红细胞	0	0~7.0	个 / μL						

图 6.2　患儿的尿常规检查结果

	检验项目		结果	参考区间	单位
1	mpH	pH 值	7.215 ↓	7.350~7.450	
2	mPCO₂	mPCO₂（二氧化碳分压）	15.7 ↓	35.0~45.0	mmHg
3	mPO₂	mPO₂（氧分压）	124.8 ↑	80.0~100.0	mmHg
4	cHCO₃⁻act	cHCO₃⁻act（碳酸氢根）	6.20 ↓	21.00~28.00	mmol/L
5	cBE	cBE（碱剩余）	−19 ↑	−3~3	mmol/L
6	LACT	LACT（乳酸）	0.8	0.5~2.0	mmol/L
7	mO2Hb	mO2Hb（氧合血红蛋白）	97.60	92.00~98.00	%

图 6.3　患儿的血气分析检查结果

	检验项目	结果	参考区间	单位
1	HbAl　糖化血红蛋白 Alc	16.80 ↑	4.20~6.50	%

图 6.4　患儿的糖化血红蛋白检查结果

甲状腺功能检测（图 6.5）：甲功五项全部低于正常值。

	检验项目		结果	参考区间	单位
1	TSH	促甲状腺激素	0.13 ↓	0.27~4.20	μIU/mL
2	T3	三碘甲状腺原氨酸	0.85 ↓	1.30~3.10	nmol/L
3	T4	甲状腺素	65.10 ↓	66.00~181.00	nmol/L
4	FT3	游离三碘甲状腺原氨酸	2.86 ↓	3.10~6.80	pmol/L
5	FT4	游离甲状腺素	10.14 ↓	12.19~21.18	pmol/L

图 6.5　患儿的甲功五项检查结果

2. 临床案例分析

患儿主诉多饮、多尿、消瘦半月，实验室检查结果都支持患儿正处于糖尿病酮症酸中毒的状态。但是在检查甲功五项时，却意外发现所有指标均降低的结果。由于促甲状腺激素（TSH）是由垂体腺分泌的激素，主要作用是刺激甲状腺分泌甲状腺激素。当甲状腺激素水平过低时，垂体腺会增加 TSH 的分泌，以促使甲状腺增加激素的分泌；反之，当甲状腺激素水平过高时，TSH 的分泌则会减少，以抑制甲状腺的激素分泌。因此，TSH 与甲状腺激素之间存在一种负反馈调节作用。

对于这份少见的结果，我们第一时间检查仪器状态并上机复查，以排除仪器跳值引起的偶然误差和人为因素引起的操作误差。对结果进行实验室复查后再次联系临床，重抽标本，回顾"人、机、料、法、环"等相应的实验室步骤以及通过实验室其他仪器复查，证实该实验结果准确无误，可以正常发放结果。实验室结果准确，是什么原因导致患儿出现如此异常的甲功结果？患儿除了患有糖尿病，还合并甲状腺疾病？为了弄清楚患儿的详细情况，解开疑虑，我们主动联系临床，与临床进行沟通。

沟通后，临床医生怀疑这份甲功结果报告出现了实验室误差。但是我们已经进行了实验室复查，确认了该结果是准确的。因此，我们和临床医生共同对这份结果进行分析，以便更好地解释这份结果。查询资料后，对这份少见的甲功结果进行了鉴别诊断。

（1）药物影响：药物会影响甲状腺激素的分泌。例如，糖皮质激素会影响下丘脑促甲状腺激素释放激素（TRH）和垂体 TSH 的分泌，导致血清 TSH 水平降低，并且抑制甲状腺结合球蛋白（TG）的合成，引起甲状腺激素水平的降低。但与临床沟通后了解到，患者为糖尿病酮症酸中毒，只用了胰岛素，没有使用糖皮质激素或其他激素类药物。因此，药物影响不予考虑。

（2）继发性甲状腺功能减退症：垂体 TSH 或者下丘脑 TRH 合成和分泌不足会导致甲状腺激素合成减少。该病多因肿瘤、手术、放疗和产后垂体坏死等导致。患儿为 12 岁女性，既往体健，并无肿瘤、手术、放疗史，垂体 MRI 提示结果正常。因此，在和临床沟通后，继发性甲状腺功能减退症不予考虑。

（3）非甲状腺性病态综合征——低 T3/T4 综合征：机体因存在饥饿，慢性中、重症的消耗性疾病或急性中、重度应激状态下，血中甲状腺激素水平发生异常。当病情严重时，FT3 会首先下降，通常在 24 h 内，随着病情严重程度的增加，血清 TT4 常随之下降，这种情况称为低 T3/T4 综合征。患者为糖尿病酮症酸中毒，起病急，病情严重。在排除原发性或继发性甲状腺疾病和药物影响后，经过和临床的充分沟通，认为该患儿符合低 T3/T4 综合征的临床条件，且实验室结果也符合低 T3/T4 综合征诊断。因此，判定该患儿是因糖尿病酮症酸中毒引起的低 T3/T4 综合征而导致的甲状腺功能检测结果异常。

该患儿经我院治疗后，糖尿病酮症酸中毒得到了有效缓解，随即转入外院内分泌科继续治疗。患儿入院后，第一时间做了甲功的检查。甲功五项检测显示结果均正常，也证实了该患儿为因糖尿病酮症酸中毒引起的低 T3/T4 综合征而导致的甲状腺功能检测结果异常。

知识拓展

非甲状腺性病态综合征——低 T3/T4 综合征：已有研究证实各种全身疾病，尤其是急慢性重症疾病都会导致一些神经内分泌系统的改变，这种变化在垂体 - 肾上腺素轴的表现最为普遍。而这种变化在下丘脑 - 垂体 - 甲状腺轴也同样可见。最典型的就是甲状腺三碘甲状腺原氨酸（T3）的下降，这种现象称为低 T3 综合征（low T3 syndrome）。在临床上这些低 T3 患者的甲状腺功能是正常的，因此，也被称为正常甲状腺病态综合征（euthyroid sick syndrome，ESS），新近则称为非甲状腺性病态综合征（nonthyroidal illness syndrome，NTIS），其特征为甲状腺激素异常并非由于甲状腺功能异常引起，而是因为急性或慢性疾病所致。常见于发热、感染、糖尿病、尿毒症等。有研究指出，糖尿病患者血清 T3 浓度显著低于正常人，且随着病情的加重而明显降低。造成 T3 降低的原因可能是，长期高血糖状态促使患者红细胞血红蛋白糖基化增多，使血红蛋白与氧的亲和力上升而不易解离，同时 2，3- 二磷酸甘油合成减少，使血氧解离更加困难，易造成糖尿病患者毛细血管微循环中气体交换能力减弱，此时从红细胞释放的氧气减少，造成各种脏器组织缺氧。甲状腺在缺氧状态下，会造成其功能减弱，导致了 T3 浓度下降。另外，糖尿病患者的 $CD4^+/CD8^+$ 比值降低，$CD4^+$ 细胞产生的细胞因子减少，并协助胰岛 B 细胞产生抗体，同时 $CD4^+$ 细胞膜上的 IL2-2R 脱落入血液循环，抑制已活化的 T 细胞克隆性扩增，从而抑制机体免疫功能，二者相互影响，加剧了甲状腺激素减退。

案例总结

影响甲状腺功能指标的因素较多，且结果解读复杂。因此，在临床工作中，我们经常会遇到一些特别甚至相互矛盾的甲状腺功能检测结果，有时候会被临床医生怀疑是实验室误差，严重时甚至会导致误诊、误治。因此，遇到异常结果时，我们不应该单纯地复查后发放结果，而应该与临床医生积极沟通，进行病因分析，为临床医生提供思路。检验工作应该重视每一份标本，每一份结果，确保每份结果都能为临床医生提供患者准确的身体信息。检验人，在与不在，患者的结局不同。

专家点评

检验报告是临床医生用以判断患者病情的重要依据，可以说是临床医生的"眼睛"。

因此，在临床实验室检测过程中出现少见或者疑难的结果时，该如何当好临床医生的"眼睛"？本案例的分析给出了一个很好的答案。本案例从日常实验室检测中发现的少见甲功结果入手，根据实验室的人机料法环等环节，确认其结果的可靠性。积极与临床进行沟通，对于有可能出现其少见结果的原因进行鉴别诊断，抽丝剥茧式地进行分析，最终明确病因。

检验与临床密不可分，在新时代的形势下，检验的角色已经发生改变，由过去的检验为临床服务转变为检验和临床一起为患者服务。因此，我们也必须在日常工作模式上发生转变，由单一的检测技术工作转变为疾病诊疗决策的参与者，并与临床一同发现更多患者的隐藏信息。

参考文献

[1] 王秀梅，宋丽洁，张金红.正常甲状腺病态综合征［J］.中国急救复苏与灾害医学杂志，2013，8（6）：564-566.

[2] 董爱玲，张玲，王晓雯.探讨糖尿病患者血糖与甲状腺激素及T细胞亚群的相关性［J］.中国实用医药，2011，6（9）：120-121.

[3] 李洋，滕卫平，滕晓春.看懂甲状腺功能化验单：甲状腺功能指标异常的临床解析［J］.中华内分泌代谢杂志，2020，36（5）：448-452.

Gitelman 综合征 1 例 **7**

作　　者：王浩[1]，郭宁宁[2]（沧州市中心医院，1 检验科；2 内分泌二科）

点评专家：朱一堂（沧州市中心医院）

前　言

血清钾离子检测是临床生化常见的检测项目之一。钾离子的主要作用是维持细胞的正常代谢、心肌正常功能、神经肌肉应激性、渗透压及酸碱平衡等。当血钾降低时，可引起严重心脏、肾脏和神经功能紊乱甚至导致死亡。

案例经过

患者，女，22 岁。5 年前患者因进行乳腺纤维瘤手术发现低钾，给予补钾治疗后进行手术治疗，术后未继续补钾治疗，未监测血钾变化。4 月余前因胎位不正就诊于当地医院做胎位倒转术，妊娠期发现甲状腺功能减退，服用左甲状腺素钠治疗，后成功分娩一女婴。无乏力、四肢酸痛等不适，分娩期间再次发现低钾，予以静脉补钾。为查明病因，入住我院。既往乳腺纤维瘤术后 5 年，妊娠期发现甲状腺功能减退，其间应用左甲状腺素钠治疗，分娩后停药；否认有高血压病、冠心病及糖尿病病史，否认有传染病史；无外伤史，无输血史，无药物及其他过敏史；否认类似疾病家族史。

肾功能：血钾 2.59 mmol/L（参考范围：3.5~5.3 mmol/L），已达到本科室设置的 2.8 mmol/L 危急值（图 7.1）；血气血钾 2.57 mmol/L，与生化血清钾结果相符（图 7.2）；24 h 尿钾 92.24 mmol/L，在正常参考范围内（图 7.3）；高血压 6 项结果未见明显异常。后经基因检测诊断为 Gitelman 综合征（图 7.4）。

NO.	检验项目	英文代码	结果	参考区间	单位	检测方法
1	★尿素	UREA	6.88	2.6~9.5	mmol/L	脲酶紫外速率法
2	★肌酐（酶法）	CRE	59.90	41~111	μmol/L	肌氨酸氧化酶法
3	★尿酸	UA	382.00	155~428	μmol/L	尿酸酶比色法
4	★钙	Ca	2.33	2.15~2.52	mmol/L	MXB 法
5	★磷	P	1.63 ↑	0.85~1.51	mmol/L	磷钼酸紫外终点法
6	镁	Mg	0.65 ↓	0.75~1.06	mmol/L	XB-1 法
7	★钾	K	2.59 ↓↓	3.5~5.3	mmol/L	离子选择电极（间接法）
8	★钠	Na	136.70 ↓	137~147	mmol/L	离子选择电极（间接法）
9	★氯	Cl	94.00 ↓	96~110	mmol/L	离子选择电极（间接法）
10	二氧化碳结合力	CO_2CP	24.90	20~32	mmol/L	酶法
11	胱抑素 C	CysC	2.13 ↑	0.51~1.09	mg/L	免疫比浊法
12	肾小球滤过率	eGFR	124.71		mL/（min·1.73 m²）	

图 7.1　患者的生化肾功能结果

案例分析

1. 检验案例分析

患者因 5 年低钾病史入院查找病因，其间给予口服枸橼酸钾颗粒、氯化钾注射液等补钾对症治疗，症状未完全缓解，结合患者相关辅助检查结果，具体分析如下。

（1）皮质醇和促肾上腺皮质激素：患者皮质醇和促肾上腺皮质激素分泌具有节律性（图 7.5），结合患者病史，孕前无体重短期内增加、紫纹、痤疮、骨痛等不适，肾上腺增强 CT 未见明显异常，可基本排除库欣综合征。

（2）原发性醛固酮增多：患者存在反复低钾血症，无高血压病史、家族史，否认早发高血压，高血压 6 项检查提示醛固酮正常（图 7.6），可基本排除原发性醛固酮增多症。

（3）肾素瘤或肾血管性高血压：肾素活性偏低及醛固酮正常，结合患者无高血压病史，入院后肌酐水平检查结果正常，肾血管及肾脏彩超均未见异常，暂可排除。

	检验项目	英文代码	结果	参考区间	单位
1	pH	pH	7.40	7.35~7.45	
2	pH（T）	pH（T）	7.40		
3	pO$_2$	pO$_2$	101.20 ↑	80~100	mmHg
4	PO$_2$（T）	pO$_2$（T）	101.20		
5	pCO$_2$	pCO$_2$	43.80	35~45	mmHg
6	PCO$_2$（T）	pCO$_2$（T）	43.80		
7	HCT	Hct	58.80 ↑	37~49	%
8	K$^+$	K$^+$	2.57 ↓	3.5~5.5	mmol/L
9	Na$^+$	Na$^+$	140.50	136~145	mmol/L
10	Cl$^-$	Cl$^-$	96.30	96~108	mmol/L
11	Ca^{2+}	Ca^{2+}	1.21	1.1~1.3	mmol/L
12	GLU	GLU	7.40 ↑	3.3~6.1	mmol/L
13	乳酸	LAC	2.70 ↑	0.4~2.2	mmol/L
14	血红蛋白	Hb	215.00 ↑	115~174	g/dL
15	SO$_2$	SO$_2$	97.20	75~99	%
16	SO$_2$c	SO$_2$c	97.80		
17	CTO$_2$	CTO$_2$	28.90		
18	BB	BB	51.70		
19	TCO$_2$（B）C	TCO$_2$（B）C	20.80		
20	TCO$_2$（P）C	TCO$_2$（P）C	62.00		
21	CA（7.4）C	CA（7.4）C	1.21		
22	AG	AG	20.40		
23	HCO$_3$-C	HCO$_3$-C	26.30		
24	HCO$_3$（PST）	HCO$_3$（PST）	24.90		
25	BE	BE	1.00		
26	BE（ACT）	BE（ACT）	1.20		
27	BE（ECF）	BE（ECF）	1.50		
28	O$_2$HB	O$_2$HB	95.60	95~99	%
29	COHB	COHB	1.00	0.5~2.5	%
30	HHB	HHB	2.80	1~5	%
31	METHB	METHB	0.60	0.4~1.5	%
32	大气压	BP	780.10		
33	H$^+$	H$^+$	40.10		
34	肺泡 - 动脉氧分压差	A-ADO3	2.40		

图 7.2　患者的血气结果

NO	检验项目	英文代码	结果	参考区间	单位	检测方法
1	尿量	nl	3.70		L	
2	钙	Ca	0.75		mmol/L	MXB 法
3	磷	P	9.06		mmol/L	磷钼酸紫外终点法
4	镁	Mg	1.520		mmol/L	二甲苯胺蓝法
5	24 小时尿钙	U-24-Ca	2.78	2.7~7.5	mmol/24 h	MXB 法
6	24 小时尿磷	U-24-P	33.52	12.9~42	mmol/24 h	磷钼酸紫外终点法
7	24 小时尿镁	U-24-Mg	5.62 ↑	3~5	mmol/24 h	XB-1 法
8	尿总蛋白		0.05			邻苯三酚红钼法
9	钾	K	24.93		mmol/L	离子选择电极(间接法)
10	24 小时尿钾	U-24-K	92.24	25~100	mmol/24 h	离子选择电极(间接法)
11	钠	Na	179.90		mmol/L	离子选择电极(间接法)
12	24 小时尿钠	U-24-Na	665.63 ↑	130~260	mmol/24 h	离子选择电极(间接法)
13	氯	Cl	166.20		mmol/L	离子选择电极(间接法)
14	24 小时尿氯	U-24-Cl	614.94 ↑	170~250	mmol/24 h	离子选择电极(间接法)
15	24 小时尿蛋白总量	24PRO	0.19 ↑	0~0.15	g	邻苯三酚红钼法

图 7.3 患者的生化 24 h 钾、钠、氯、钙、磷、镁结果

（4）Barter 综合征：Barter 综合征大部分为儿童期发病，尿钙排泄正常或增加，血清镁水平正常或稍低。本案例患者为成年女性，尿钙正常，血清镁水平降低，不符合 Barter 综合征的临床表现，可基本排除此病。

（5）Gitelman 综合征：Gitelman 综合征的临床主要特点是低钾血症、低镁血症、低钙尿症、代谢性碱中毒，与本案例患者的临床表现基本相符。基于此结合临床，建议做基因检测。基因检测结果显示：SLC12A3 基因存在突变。综合以上考虑，最终诊断为 Gitelman 综合征。

2. 临床案例分析

患者有长达 5 年的低血钾病史，结合相关检测分析低钾血症原因。常见的低血钾原因包括以下几个方面。

（1）钾摄入不足：常见于长期禁食、少食，每日钾摄入量 <3 g，并持续 2 周以上。该患者食欲可，入院前进食好，可排除。

（2）排钾过多：①消化道失钾，因消化液丢失而失钾，见于大量呕吐、腹泻、胃肠引流等，患者无上述情况，故排除。②肾脏失钾，分为合并有高血压和不伴高血压，该患者不伴高血压，包括：a. 肾小管酸中毒，患者自身抗体 SS-A、SS-B 阴性，不支持；

SNV 及 InDel 图

SLC12A3:NM_000339.3:exon12:c.1456G>A:p.D486N

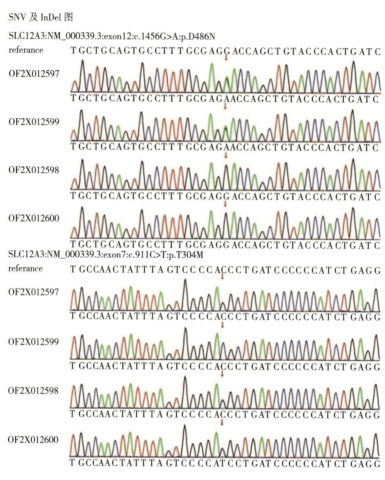

注，OF2X012597：受检者；OF2X012599：父亲；OF2X012598：母亲；OF2X012600：女儿

核心结果

SNV 及 InDel 检测结果

基因	突变位置	基因亚区	HGVS	突变类型	杂合性	变异评级	疾病及遗传方式
SLC12A3	chr16:568 80142– 56880142	exon12	NM_000339.3: c.1456G>A: p.D486N	missense_va riant	受检者：杂合 父亲：杂合 母亲：野生型 女儿：野生型	Pathogenic	Gitelman 综合征，AR
SLC12A3	chr16:568 72409– 56872409	exon7	NM_000339.3: c.911C>T: p.T304M	missense_va riant	受检者：杂合 父亲：野生型 母亲：杂合 女儿：杂合	Pathogenic	Gitelman 综合征，AR

·表示数据库无收录。参考数据库版本为：Human Genome 38（hg38/GRCh38）。

注：该核心报告内容是根据美国医学遗传学与基因组学学会（ACMG）指南及指南应用建议，经遗传模式、发病年龄、人群频率、危害预测过滤等，选择与表型相关且致病可能性较高的位点报出，结果仅供临床参考。

图 7.4　患者及其家属基因检测结果案例分析

年龄：22 岁		床号：10			临床诊断：低钾血症		备注：8：00	
NO.	检验项目		英文代码	结果	参考区间	单位	检测方法	
1	促肾上腺皮质激素		ACTH	33.48	上午 8—10 点：6~48 下午 16 点：3~30 晚上 24：<20	pg/mL		
2	皮质醇		COR	18.64↑	6.02~18.4	μg/dL		

年龄：22 岁		床号：10			临床诊断：低钾血症		备注：16：00	
NO.	检验项目		英文代码	结果	参考区间	单位	检测方法	
1	促肾上腺皮质激素		ACTH	1.09	上午 8—10 点：6~48 下午 16 点：3~30 晚上 24:<20	pg/mL		
2	皮质醇		COR	2.05↓	6.02~18.4	pg/dL		

年龄：22 岁		床号：10			临床诊断：低钾血症		备注：24：00	
NO.	检验项目		英文代码	结果	参考区间	单位	检测方法	
1	促肾上腺皮质激素		ACTH	1.00	上午 8—10 点：6~48 下午 16 点：3~30 晚上 24：<20	pg/mL		
2	皮质醇		COR	0.82↓	6.02~18.4	μg/dL		

图 7.5　患者促肾上腺皮质激素和皮质醇检测结果

NO.	检验项目	英文代码	结果	参考区间	单位
1	促肾上腺皮质激素	ACTH	79.60	上午 8—10 点：6~48 下午 16 点：3~30 晚上 24：<20	pg/mL
2	皮质醇	COR	20.80	6.02~18.4	μg/dL
3	血管紧张素 I	A I	1.37	0.1~6.56	ng/mL
4	血管紧张素 II	A II	57.30	立位：50~120；卧位：25~60；	pg/mL
5	醛固酮	ALD	80.90	立位：70~300；卧位：30~160	pg/mL
6	血浆肾素活性	PRA	1.09	立位：4.7~47.6；卧位：3~40.9	ng/（mL·h）

图 7.6　患者高血压 6 项检测结果

b. 遗传性疾病失钾，如 Gitelman 综合征，常表现为低钾、低镁、低氯性碱中毒、低钙血症，该患者多为遗传性疾病，自幼起病较多，可伴有尿钙、血镁异常，血钾不易纠正，结合患者病史与检测与此病基本相符；c. 低镁血症，血镁可影响血钾吸收；d. 药物，应用糖皮质激素、利尿剂或青霉素、庆大霉素等抗生素可致低钾血症，该患者未服用相关药物，故可排除。

（3）转移性低钾血症：①甲状腺功能亢进，结合患者病史，完善甲状腺功能检查（图 7.7），不支持此诊断；②碱中毒或酸中毒恢复期，pH 每升高 0.1，血钾下降 0.7 mmol/L；

③应激状态，可发生转移，不支持此原因；④低钾型周期性麻痹，以周期性发作肌无力或麻痹合并低钾血症为特点，常在进食大量碳水化合物、运动或应激时诱发。常见于家族中男性，除外其他原因所致低钾血症可诊断。

NO.	检验项目	英文代码	结果	参考区间	单位
1	★游离三碘甲状腺原氨酸	FT3	3.31	2.0~4.40	pg/mL
2	★游离甲状腺素	FT4	1.26	0.93~1.7	ng/dL
3	★促甲状腺激素	TSH	8.10↑	0.270~4.200	μIU/mL
4	生长激素	HGH	0.06↓	0.12~9.88	ng/mL

图 7.7　患者的甲状腺功能检测结果

（4）稀释性低钾血症：细胞外液潴留时，出现相对低钾，常见于水中毒或大量补液时未及时补钾，与此患者不符，可排除。

综合以上分析，结合检验科意见，最终经基因检测患者确诊为 Gitelman 综合征。由于 Gitelman 综合征是一种常染色体隐性遗传病，在临床医生的建议下，该患者的父母以及女儿均进行了基因检测。结果显示其父母以及女儿均为突变基因携带者。

钾离子是维持人体器官功能的重要电解质，低钾血症是指血清中钾浓度低于 3.5 mmol/L。分析低钾原因时，除了需要分析血钾降低的常见原因，还要结合其临床表现综合分析少见疾病出现的可能，以防罕见病的漏诊。因此，可将低血钾的诊疗过程总结为如图 7.8 所示。

Gitelman 综合征（Gitelman syndrome，GS）是由 SLC12A3 基因的致病变异导致的一种罕见单基因常染色体隐性遗传病。SLC12A3 基因编码肾脏远曲小管（distal convoluted tubule，DCT）管腔膜上一种对噻嗪类利尿剂敏感的钠钾氯共转运蛋白（Na-Cl cotransportor，NCCT），这种共转运蛋白介导远曲小管对钠和氯的重吸收，对人体电解质平衡至关重要。

GS 的临床特点主要为低钾血症、低镁血症（故又称为家族性低钾低镁血症）、代谢性碱中毒、低钙尿症。GS 常累及胃肠道、骨骼肌、肾脏、神经和心血管系统。常见肌无力、抽搐、肢体麻木、心悸、晕厥、室性心律失常、多尿等，少数患者有巩膜脉络膜钙化。有研究表明，少数 GS 患者可发生心律失常，出现心悸、晕厥甚至猝死。由于 GS 是一种罕见病，国内目前还没有 GS 全国范围的流行病学数据。有研究表明，欧洲人 GS 的患病率约为 1/40000，日本人 GS 的患病率约为 10.3/10000。

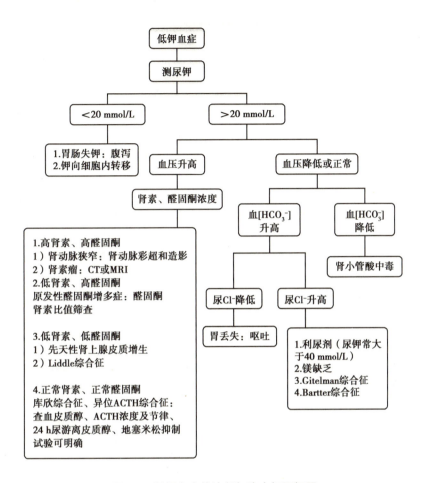

图 7.8　低钾血症的诊断与治疗知识拓展

专家点评

　　Gitelman 综合征的症状隐匿、病情轻微、发病年龄较晚，多在青春期或成年后发病。多数 Gitelman 综合征患者是在常规检测血液时发现低钾血症而被发现。这为 Gitelman 综合征的诊治带来了巨大的挑战。检验人员不但要掌握临床知识，还要加强与临床人员的沟通，为 Gitelman 综合征等罕见病的防治贡献力量。

参考文献

［1］ 中国研究型医院学会罕见病分会，中国罕见病联盟，北京罕见病诊疗与保障学会，等 . Gitelman 综合征诊疗中国专家共识（2021 版）［J］. 协和医学杂志，2021，12（6）：902-912.

［2］ VARGAS-POUSSOU R，DAHAN K，KAHILA D，et al. Spectrum of mutations in Gitelman syndrome［J］. Journal of the American Society of Nephrology，2011，22（4）：693-703.

［3］ LO Y F，NOZU K，IIJIMA K，et al. Recurrent deep intronic mutations in the *SLC12A3* gene responsible for Gitelman's syndrome［J］. Clinical Journal of the American Society of Nephrology，2011，6（3）：630-639.

［4］ 陈楠 .Gitelman 综合征：早期诊断，早期治疗［J］. 中华内科杂志，2017，56（9）：639-640.

［5］ FULCHIERO R，SEO-MAYER P. Bartter syndrome and gitelman syndrome［J］. Pediatric Clinics of North America，2019，66（1）：121-134.

［6］ MASTROIANNI N，BETTINELLI A，BIANCHETTI M，et al. Novel molecular variants of the Na-Cl cotransporter gene are responsible for Gitelman syndrome［J］. American Journal of Human Genetics，1996，59（5）：1019-1026.

嗜异性抗体干扰降钙素假性增高 1 例

8

作　者：张晓方[1]，黄雨蒙[2]（天津医科大学总医院，1 医学检验科；2 内分泌代谢科）
点评专家：董作亮（天津医科大学总医院）

前　言

随着人们防癌意识的不断提升，作为癌症的一项重要筛查指标，肿瘤标志物越来越受到大家的重视，也成为体检项目之一。甲状腺髓样癌（medullary thyroid carcinoma，MTC）是甲状腺滤泡旁细胞（C 细胞）来源的恶性肿瘤。发病率为 2%~3%，好发于 50~60 岁年龄段。治愈它的唯一和首选的可能方法是早期手术切除。降钙素（calcitonin，CT）是一类多肽类激素肿瘤标志物，主要由甲状腺滤泡旁细胞表达并分泌释放，在甲状腺髓样癌患者中特征性地表达。多个大样本前瞻性非随机对照研究证实，对甲状腺结节患者常规筛查血清降钙素能提高甲状腺髓样癌的检出率及总体存活率。

降钙素作为肿瘤标志物，结果异常往往令人担惊受怕，预判降钙素升高水平是否与临床诊断结果相符是非常重要的，一旦发生误诊，患者将承受巨大的心理压力，甚至可能会进行不必要的手术而留下终生遗憾。如结果不符需明确原因，排除假阳性，从而避免误诊，对保证临床工作的质量和患者对医务工作者的信心尤为重要。下面笔者针对近日碰到的一例降钙素升高案例进行分析。

案例经过

患者，女，32 岁，因"体检超声检查提示甲状腺稍大、有小结节"就诊。

实验室检查结果：FT3 4.06 pmol/L，FT4 15.18 pmol/L，hTSH 1.776 μIU/mL，甲状腺过氧化物酶抗体 <10.0 IU/mL，甲状腺球蛋白抗体 <20.0 IU/mL，甲状腺球蛋白 3.44 ng/mL，肝肾功能、钙、磷、镁、类风湿因子、癌胚抗原等结果均正常。降钙素 47.9 pg/mL↑（参考值 0.00~5.00 pg/mL）。

之后患者不同时间在我院 3 次复查降钙素，结果分别为：40.10 pg/mL、39.70 pg/mL 和 48.70 pg/mL。随后患者到另外两家医院检查降钙素，结果分别为 2.64 pg/mL 和 2.50 pg/mL（参考值 0~6.4 pg/mL），结果正常。

影像学检查：①甲状腺超声提示甲状腺左右叶多发实性、囊实性结节，边界清，形状规则，内部回声不均匀，左侧叶最大 0.6 cm×0.4 cm，右侧叶最大 0.5 cm×0.4 cm，考虑结节性甲状腺肿（2—3 级）；②甲状腺弥漫性病变，考虑桥本氏甲状腺炎（需结合甲状腺功能检查）；③双下颈气管旁多发淋巴结，左侧最大 0.9 cm×0.5 cm，右侧最大 0.9 cm×0.6 cm，考虑炎性。

由于肿瘤标志物的特殊性，及自行做了很多了解，该患者担心自己患有甲状腺髓样癌，心理压力倍增，多次咨询临床，做大量检查，花费巨大。

案例分析

1. 检验案例分析

该患者在检验科多次降钙素检查结果均增高 10 倍左右，与其他医院结果对比差异较大。

结合患者的其他检查结果，我们与临床医生进行沟通，推测该患者降钙素升高可能是干扰所致，拟通过以下手段进行验证。

由于不同类型的真空采血管对某些项目的检测结果有一定影响，首先我们采用不同类型真空采血管在同一检测系统进行检测，发现其结果与患者初始检测结果水平相当（表 8.1）

表 8.1　同一样本、不同类型真空采血管、相同检测平台结果比较

检测平台	检测结果（pg/mL）		参考范围（pg/mL）	提示
	促凝管	肝素管		
A1	39.68	39.54	0~5	↑
A2	37.25	39.98	0~5	↑

接下来我们用 3 种不同检测系统对同一样本进行检测，结果显示，除检测平台 A 的结果高于正常参考区间外，其他平台检测结果正常（表 8.2）。

表 8.2　3 种不同检测方法对同一样本的检测结果

检测平台	检测结果（pg/mL）	参考范围（pg/mL）	提示
A	39.68	0~5	↑
B	3.02	0~6.4	−
C	9.48	0~18	−

样品稀释是分析可疑结果的常用手段，多用于高浓度样品的检测。由于干扰抗体的多克隆性、亲和力不等、抗体功能结合位点的位置和数量不同，内源性抗体对免疫测定的干扰可通过连续稀释样本后的非线性结果来证实。该患者样本倍比稀释后，结果不呈线性（表 8.3），证明存在其他干扰因素。

表 8.3　患者及对照样本随稀释倍数的结果变化

稀释倍数	检测平台	患者样本（pg/mL）	对照样本（pg/mL）
原倍	A	43.4	17.53
2 倍		17.56	8.6
4 倍		7.83	4.31
8 倍		3.09	2.34

随后我们采用 20% 的 PEG 处理样本，结果为 30.66 pg/mL，降低不明显，但也提示有干扰的存在。

经过询问，我们得知该患者家里饲养宠物狗，考虑该患者可能存在嗜异性抗体干扰，采用 HBT（嗜异性抗体阻断剂）阻断来验证。3 种 HBT 处理后结果均明显降低（表 8.4），证明患者降钙素升高是嗜异性抗体所致的干扰。得到该结果后，我们主动联系并告知临床医生，该患者的降钙素升高为嗜异性抗体干扰造成，帮助临床排除了甲状腺髓样

癌的诊断。

表 8.4　同一样本相同检测平台经 HBT 处理后的检测结果

处理方法	检测平台	原始结果（pg/mL）	处理后检测结果（pg/mL）	参考范围（pg/mL）
HBT3IX001		43.4	10.10	0~5↓↓
HBT3IX762	A		10.50	0~5↓↓
HBT3IX006			5.37	0~5↓↓↓

2. 临床案例分析

本案例患者的病史及各项检查结果显示，甲状腺有小结节，但甲状腺功能、甲状腺相关抗体和钙、磷、癌胚抗原均正常，唯有降钙素升高 10 倍左右；B 超结果提示，结节性甲状腺肿（2—3 级）和甲状腺弥漫性病变，考虑桥本氏甲状腺炎。由于患者在其他医院的降钙素检测结果均正常，通过与检验科医生沟通，我们均怀疑该患者降钙素检测结果为假阳性，可能存在某些因素导致检测结果升高。经过检验科的进一步排查发现，该患者体内有嗜异性抗体干扰，导致降钙素水平升高，排除了该患者甲状腺髓样癌的可能性，解答了我们的疑问。

知识拓展

嗜异性抗体干扰是"任何亚类的人类抗体对动物抗体任何部分的干扰，其中人类抗体具有足够的效价和亲和性，具有显著的分析效果，而免疫原尚未确定"。嗜异性抗体中最常见的是人类抗动物抗体，具有特异性、低亲和力和高滴度的特点，见于高达 40% 的健康人体内。嗜异性抗体可结合免疫分析试剂的异源抗体的 Fc 区，干扰多种免疫检测，尤其是双位点免疫分析，其可桥连捕获抗体和示踪抗体，在抗原不存在时造成假阳性，或与捕获抗体的抗原结合位点结合，阻断目标分析物的捕获产生假阴性结果。假阳性结果会导致肿瘤误诊与不必要的检查和治疗，而假阴性结果则导致漏诊，延误治疗（图 8.1）。嗜异性抗体可干扰多种肿瘤标志物的检测，如甲状腺球蛋白、人绒毛膜促性腺激素（HCG）、前列腺特异性抗原（PSA）、CA125、癌胚抗原（CEA）和降钙素等。

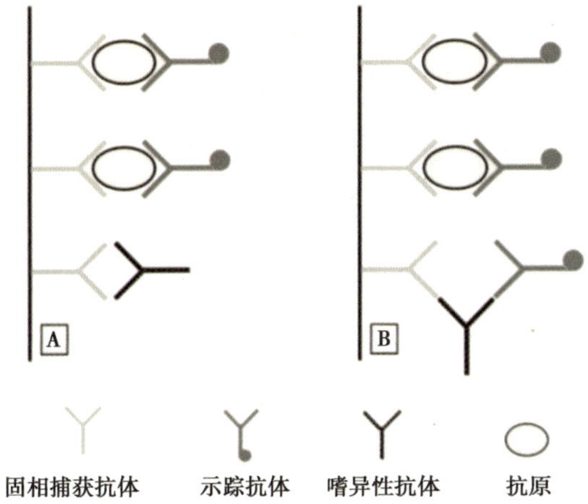

固相捕获抗体　　示踪抗体　　嗜异性抗体　　抗原

注：A. 假阴性干扰；B. 假阳性干扰

图 8.1　降钙素测量中嗜异性抗体干扰检测原理示意图

案例总结

　　本案例中，患者的降钙素水平升高，通过对患者的病史、临床特征、实验室检查、影像学检查等结合临床分析，初步判定患者的结果可能是假性增高。我们采用了以下方法验证是否存在干扰。首先，通过平台复检排除系统误差，结果显示，嗜异性抗体的干扰存在可重复性。然后，不同分析平台检测是证实干扰的简单方法，原因在于不同方法的原理不同、所用抗原抗体的差异，往往同一样本不会对多种方法都产生干扰，我们的试验也证实了这一点。接着，我们对样本进行倍比稀释，结果不呈线性，但某些受干扰的样本会呈现完美的线性，该法不可单独使用。用 20% 的 PEG 处理样本，结果有所降低，但该法耗时长，难以实现自动化，由于它还伴随着分析物的共沉淀，故精度不高。最后，使用 HBT 预处理样本后重新检测，HBT 是含一种特定结合物组成的阻断试剂，可结合并灭活嗜异性抗体，快速简单消除 75%~100% 的嗜异性抗体干扰，在怀疑存在嗜异性抗体干扰的情况下，可有针对性地选择相匹配的 HBT。

　　最终我们证实本案例患者降钙素升高是嗜异性抗体干扰造成的假阳性，排除了甲状腺髓样癌，避免了对患者的误诊、误治及心理伤害。在后期的随访过程中，我们得知该患者已将宠物狗送人，工作也由繁重的岗位调到了相对轻松的岗位，连续监测降钙素一年，其降钙素水平也逐渐恢复至正常水平，患者也不再对是否患有肿瘤而过度担心了。

专家点评

　　该案例向我们展示了免疫反应过程中出现嗜异性抗体干扰检测结果后，检验人员经过抽丝剥茧，一步步发现并确定干扰因素的过程，并介绍了常用排除干扰的方法：①样本复测；②倍比稀释；③ PEG 沉淀；④ HBT 阻断。实验室检查是临床疾病诊疗的重要辅助手段，当两者不符时要格外重视，排除实验操作问题的同时与临床医生密切沟通，共同合作，找出原因，排除干扰，避免误诊，以提升诊断的效力，更好地为患者服务。

参考文献

［1］ 中华人民共和国国家卫生健康委员会医政医管局.甲状腺癌诊疗指南（2022 年版）［J］.中国实用外科杂志，2022，42（12）：1343-1357，1363.

［2］ SOH S B，AW T C. Laboratory testing in thyroid conditions pitfalls and clinical utility［J］. Annals of laboratory medicine，2019. 39（1）：3-14.

［3］ GEORGE G K.Interferences in hormone immunoassays［J］.Clinics in laboratory medicine，2004，24（1）：1-18.

［4］ BOLSTAD N，WARREN D J，NUSTAD K. Heterophilic antibody interference in immunometric assays［J］.Best Pract Res Clin Endocrinol Metab，2013，27（5）：647-661.

［5］ CENSI S，CAVEDON E，FERNANDO S W，et al.Calcitonin measurement and immunoassay interference：A case report and literature review［J］.Clin Chem Lab Med，2016，54（12）：1861-1870.

［6］ SEIFERT P，KLOOS E，RITTER K，et al. Freesmeyer，calcitonin screening-consideration of heterophilic antibody interference in a case of obscure hypercalcitoninemia［J］.Nuklearmedizin，2020，59（1）：35-37.

非甲状腺疾病患者甲状腺血清学检测异常升高1例

9

作　　者：马程瑜[1]，何思萍[2]（广西医科大学第二附属医院，1 检验科医师；2 内分泌科医师）
点评专家：谢丽（广西医科大学第二附属医院）

前　言

　　甲状腺血清学实验室检测是临床评价甲状腺功能的重要指标，包括三碘甲状腺原氨酸（T3）、四碘甲状腺原氨酸（T4）、游离三碘甲状腺原氨酸（FT3）、游离四碘甲状腺原氨酸（FT4）和促甲状腺激素（TSH）。各指标的检测均受分析前、分析中及分析后多种因素的影响。因此，当甲状腺功能结果异常，尤其是与临床表现不符时，应注意排除是否存在影响甲状腺激素测定的干扰因素，避免漏诊、误诊。下面是1例因检测干扰导致甲状腺血清学实验室检测结果异常升高的病例。

案例经过

　　患者，男，57岁。因"胸痛3年余，加重1周"入院。自诉3年前出现活动后胸痛，为胸骨后刺痛，持续约1~2 min，1~2次/天，伴头晕、乏力，休息后可缓解，未予重视。1周前再次出现胸痛，性质同前，持续约4~5 min，可放射至后颈部，伴发热，热峰38.1 ℃，伴头晕、恶心、口干，伴夜间端坐呼吸、盗汗，至当地医院就诊。心电图检查结果：窦性心动过速，不完全性右束支传导阻滞，ST 段抬高。肌酸激酶 50 U/L，肌酸激酶同工酶 12 U/L，肌钙蛋白 0.054 ng/mL，B 型利钠肽原（Pro-BNP）169.7 pg/mL。胸部 CT 检查结果：①右肺上叶小结节，双侧胸膜肥厚；②考虑胸椎强直性脊柱炎改变。诊断为：①急性心肌梗死？②冠状动脉粥样硬化性心脏病？③衣原体肺炎？④强直性脊柱炎。入院予以扩冠脉、抗感染、抗血小板、抗凝及营养心肌等治疗，症状好转后出院。出院后仍有胸痛、夜间端坐呼吸等症状，遂至我院门诊就诊，门诊拟"冠心病？"收住我院心血管内科。患者自发病以来，精神、食欲尚可，睡眠欠佳，大小便正常，近 1 年体重下降 5 kg。既往有强直性脊柱炎 15 年。否认甲状腺疾病家族史。

入院后查体：体温 36.4 ℃，心率 110 次 / 分，呼吸 20 次 / 分，血压 116/76 mmHg；甲状腺质软，无压痛，未触及肿大、结节；心、肺、腹查体未见异常。

实验室检查结果如下。

血常规：白细胞计数 $10.59 \times 10^9/L \uparrow$，红细胞计数 $4.10 \times 10^{12}/L \downarrow$，血红蛋白 126 g/L↓，血小板计数 $275 \times 10^9/L$。

生化检查：肌酸激酶同工酶 MB（CKMB）28 U/L↑，乳酸脱氢酶（LD）307 U/L↑，α - 羟丁酸脱氢酶（α-HBDH）255 U/L↑。

免疫检查：甲状腺功能、甲状腺抗体检测结果见表 9.1。

表 9.1　甲状腺功能、甲状腺抗体检测结果

检测项目	11 月 4 日	11 月 7 日	参考区间	单位
	测定值	测定值		
促甲状腺激素（TSH）	1.22	1.48	0.27~4.2	mIU/L
三碘甲状腺原氨酸（T3）	>10↑	>10↑	1.3~3.1	nmol/L
四碘甲状腺原氨酸（T4）	>320↑	>320↑	66~181	nmol/L
游离三碘甲状腺原氨酸（FT3）	7.1↑	8.45↑	3.1~6.8	pmol/L
游离四碘甲状腺原氨酸（FT4）	33.0↑	39.3↑	12.0~22	pmol/L
甲状腺球蛋白抗体（TGAb）	—	>4000.00↑	0~115	IU/mL
促甲状腺激素受体抗体（TRAb）	—	16.60↑	0~1.75	IU/L
甲状腺过氧化物酶抗体（TPOAb）	—	>600.00↑	0~34	IU/mL

自身免疫抗体组合检测结果（表 9.2）：阳性。

表9.2 自身免疫抗体组合检测结果

检测项目	结果	参考区间
抗核抗体（IgG 型）	阳性（+）	阴性（-）
免疫荧光染色诊断	ANA 核型：颗粒型（1∶320），胞浆型（1∶320）	
抗 Ro-52 抗体	弱阳性（±）	阴性（-）

影像学检查结果如下。

甲状腺超声检查：甲状腺二叶结节（TI-RADS 3 类，结节性甲状腺肿可能），甲状腺二叶结节（TI-RADS 2 类，考虑胶质潴留性囊肿）。

胸部 CT：①两肺有少许慢性炎症；②胸椎改变，强直性脊柱炎？

入院后予以抗血小板、抗凝、调脂稳斑、护胃等对症治疗，排除禁忌后进行冠状动脉造影术，提示无异常。住院期间两次甲状腺功能检测结果显示异常，请内分泌科医师会诊，考虑患者甲状腺功能检测结果与临床症状不相符，故联系检验科医师进行沟通、探讨。

案例分析

1. 临床案例分析

本案例患者为中年男性，伴乏力、体重下降等症状，无易激、烦躁、心悸、怕热、多汗、食欲亢进等甲状腺功能亢进表现，甲状腺查体未见异常，既往有强直性脊柱炎病史。住院期间两次甲状腺功能检测结果均为高甲状腺激素，甲状腺抗体阳性，自身免疫抗体部分阳性，甲状腺超声提示甲状腺结节。该患者实验室检查以甲状腺激素增多为主要表现，与甲状腺功能亢进的鉴别诊断思路如下。

（1）桥本甲状腺炎：该疾病甲状腺弥漫性肿大，可长期无甲状腺功能亢进症状，仅表现为颈部增粗，早期可有甲状腺功能亢进表现，但多发展为甲状腺功能减退；TPOAb、TGAb 阳性有助于鉴别。该患者无甲状腺弥漫性肿大，无甲状腺功能亢进症状，TSH 无反馈性减低，不能明确诊断。

（2）弥漫性毒性甲状腺肿：该疾病存在高代谢的症状和体征、甲状腺弥漫性肿大、血清甲状腺激素水平升高但 TSH 减低，部分患者可有眼球突出、胫前黏液性水肿，

TRAb、TPOAb 阳性。该患者无高代谢症状及体征，血清甲状腺激素水平与 TSH 变化不相符。

（3）药物性甲状腺功能亢进症：该患者无服用甲状腺激素、碘剂、胺碘酮、免疫抑制剂等药物史，予以排除。

（4）单纯性甲状腺肿：该疾病除甲状腺肿大外，无甲状腺功能亢进的其他症状、体征。T3、T4 正常或 T3 偏高，TSH 正常。若进行甲状腺摄碘率检查，可增高，但高峰不前移，TRH 兴奋试验正常。该患者甲状腺二叶仅存在 TI-RADS 2-3 类结节，甲状腺激素显著异常增高，与临床症状不相符。

（5）亚急性甲状腺炎：该疾病可有发热、颈痛，呈转移性，有典型的甲状腺功能亢进症状，为一过性，T3、T4 升高，TSH 降低，激素治疗有效。该患者无发热、颈痛等临床表现，无典型的甲状腺功能亢进症状，甲状腺功能五项检测结果不相符，不支持该诊断。

（6）继发性甲状腺功能亢进：继发于下丘脑或垂体疾病而发生的甲状腺功能亢进，除 FT4、FT3 高外，TSH 亦高。进行颅脑 MRI 或垂体 MRI 检查可发现蝶鞍增大或垂体瘤。该患者 TSH 不高，不考虑该诊断。

（7）甲状腺激素抵抗综合征（甲状腺激素不敏感综合征）：甲状腺激素受体突变或甲状腺激素和受体结合障碍或甲状腺激素受体结合后作用异常等原因，导致组织器官对甲状腺激素反应减低，引起代谢和甲状腺功能异常等表现。大都在儿童和青少年发病，临床可表现为甲状腺功能亢进、甲状腺功能正常或甲状腺功能低减。FT4 和 FT3 持续升高，同时 TSH 正常。本综合征有 3 种类型，其临床表现各不相同，但以下 4 点是共同的：①甲状腺弥漫性肿大；②血清 TSH 明显升高；③临床表现与实验室检查结果不相符；④甲状腺激素受体数目和 / 或亲和力不正常。该患者中老年起病，无相关家族病史，甲状腺无弥漫性肿大，TSH 不高，不支持该诊断。

2. 检验案例分析

收到内分泌科医师的反馈后，我们立即查看检测当天的仪器质控（显示在控），试剂情况良好，标本无溶血、乳糜等情况，排除实验室相关因素导致的误差。同时详细查阅患者病历，患者否认甲状腺疾病史及甲状腺相关药物服用史，饮食无特殊，排除患者相关因素导致的误差。本实验室甲状腺功能检测采用的检测方法为电化学发光法的全自动化学发光免疫分析法（以下简称"系统 1"）。该法具有敏感性高、特异性好、标本不需预处理等诸多优点，但在特定情况下其特异性和准确性会受到一定干扰。除检测对象的生理、病理及服用药物等因素外，标本内源性因素对甲状腺激素的测定也会造成干扰，降低分析的准确性，在临床检验实践中逐渐被引起重视。标本的内源性因素有以下几个方面。①嗜异性抗体（HA）：是一种能与动物抗体发生交叉反应的多反应性、低亲和力抗体。其中人抗鼠抗体（HAMAs）影响 TSH、FT4 的测定，HAMAs 桥联介导引起假阳性结果，而 HAMAs 封闭抗体则导致假阴性结果。②自身抗体：甲状腺激素自身抗体（THAAb）包括抗 T4 抗体（T4Ab）和抗 T3 抗体（T3Ab），用竞争法检测 FT3、FT4 时，T4Ab、T3Ab 可引起假阳性结果；T4Ab 可增加 TSH 假阳性的发生率。③血清蛋白：由于总 T3、T4 是以与甲状腺球蛋白（TG）结合的形式出现，因此，TG 浓度升高可引起 T3、T4 以及 rT3 浓度升高，而 FT3、FT4 则不受其影响。

本案例患者除 TSH 外，T3、T4、FT3、FT4 均异常升高，既往文献报道，嗜异性抗体干扰 TSH 概率较大，而 T3、T4 受干扰的概率较小，且考虑到实验室的可及性，我们优先采用聚乙二醇（polyethylene glycol，PEG）处理本例患者的血清样本，用系统 1 复测。同时送检外院的检测方法为化学发光法的全自动化学发光免疫分析法（以下简称"系统 2"）进行平行检测。检测结果分别见表 9.3。

表 9.3　不同检测系统甲状腺功能检测结果（11 月 4 日）

检测系统	T3（nmol/L）		T4（nmol/L）		FT3（pmol/L）		FT4（pmol/L）		TSH（mIU/L）	
	测定值	参考区间	测定值	参考区间	测定值	参考区间	测定值	参考区间	测定值	参考区间
系统 1	>10 ↑	1.3~3.1	>320 ↑	66~181	7.1 ↑	3.1~6.8	33 ↑	12.2~22.0	1.22	0.27~4.2
PEG 沉淀	2.24	1.3~3.1	85.8	66~181	5.1	3.1~6.8	16.6	12.2~22.0	1.184	0.27~4.2
系统 2	1.66	0.98~2.33	76.35	62.68~150.8	2.75	2.43~6.02	13.28	9.01~19.05	2.047	0.35~4.94

上述检测结果显示：TSH 结果一致性较好，处于正常参考范围；经 PEG 沉淀及系统 2 复测的检测结果显示，T3、T4、FT3、FT4 明显降低。从而进一步证实了我们的猜想，该患者体内存在一定物质干扰检测，导致出现除 TSH 外，T3、T4、FT3、FT4 均假性升高的结果，且该干扰物质可通过 PEG 沉淀法鉴别。与此同时，我们也将患者剩余血清送检厂家确认，实验室进一步确认，回报结果显示：本例患者血清样本确实存在干扰物质，结果如图 9.1 所示。

在标本内源性干扰因素中，针对 THAAb 对甲状腺功能测定的干扰，推荐采用 PEG 沉淀法排除，这种方法是临床检验普遍推广的简便、经济、可靠的去除 THAAb 干扰的方法。结合患者既往有强直性脊柱炎病史，同时实验室检测甲状腺自身抗体（TGAb、TPOAb）高滴度阳性。据此综合判断，该病例受甲状腺激素自身抗体（THAAb）干扰，从而导致 T3、T4、FT3、FT4 假性升高。去除干扰因素后，本例患者最终的甲状腺功能检测结果处于正常范围，与临床症状表现相符合。

Investigation Report

Affected Product	Assay Elecsys® FT3, T4, T3, Anti-Tg, Anti-TPO	Analyzer **cobas**® e 801 module	
Short Issue Description	Interference Analysis		
Author(s)	Name	Function	Department
	Paul Labaere	CIR / CH&AS	
Date	04 December 2023		
Version	1		
Reference Case Number	CN-1009164		
Country	China		
Laboratory	The Second Affiliated Hospital of Guangxi Medical University		

Summary

Upon Customer request, a sample was investigated at Roche Diagnostics, Suzhou, China.

The objective was to check the values of multiple Thyroid Parameter.

As a first step, the values - generated at Customer site - were confirmed at Roche Diagnostics.

Upon further investigation of the sample with a research toolbox, an interfering factor was detected in the sample.

The latter most likely caused the falsely elevated values of the FT4III & FT3III & T4 & T3 & Anti-Tg and Anti-TPO assays.

In this context, reference is made to the following disclaimers in the method sheets of the assays:

In rare cases, interference due to extremely high titers of antibodies to analyte-specific antibodies, streptavidin or ruthenium can occur. These effects are minimized by suitable test design.

For diagnostic purposes, the results should always be assessed in conjunction with the patient's medical history, clinical examination and other findings.

图 9.1　厂家确认实验室检测结果

知识拓展

甲状腺激素自身抗体（thyroid hormone autoantibodies，THAAb）是可以与甲状腺激素结合的自身抗体，分为 4 种类型，即抗 T3 IgG、抗 T3 IgM、抗 T4IgG、抗 T4 IgM，其中 IgG 型抗体最为常见。THAAb 在普通人群中并不常见，但在甲状腺疾病和非甲状腺相关的自身免疫病患者体内，其浓度明显增加，尤其是在桥本甲状腺炎患者体内可高达 40%。正常情况下，甲状腺功能测定应用的标记示踪剂与待测物会竞争捕获抗体的结合位点，当有 THAAb 存在时，标记示踪剂和待测物会与 THAAb 异常结合，导致结果出现偏差。采用一步法试剂的检测系统检测时，THAAb 可以与标记的甲状腺激素类似物结合，导致甲状腺激素假性偏高；而采用二步法试剂的检测系统检测时，加入示踪剂前所有的血清成分已被清除，因此，不会受到血清中物质的干扰。各种干扰因素会导致免疫检测的假阳性或假阴性结果，进而引起临床对疾病的误诊、误判。因此，当出现检验结果与临床症状不相符时，检验医师应及时与临床沟通，同时想办法找出其中的原因，判断是否存在干扰因素。如果不能排除干扰因素的存在，应该向临床说明情况和检测结果的不确定性。

案例总结

随着免疫检测技术的不断发展，检测方法的准确性越来越高，但仍存在检测干扰。当甲状腺功能与临床表现不相符或 TSH 与甲状腺激素变化不符合规律时，需考虑干扰因素的存在。检验医师应当与临床医师保持有效的信息沟通，并关注检验结果与临床表现的一致性，警惕并及时发现检测干扰，减少和避免误诊、误治的发生。作为检验医师，我们应主动与临床沟通，当发现甲状腺功能检测结果与临床表现不相符时，可通过以下思路进行分析，如图 9.2 所示。

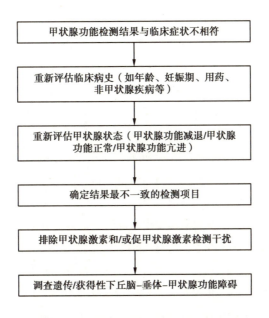

图 9.2　甲状腺功能检测异常分析思路

专家点评

该案例中，当临床医师对甲状腺功能检测的异常结果提出疑问时，检验医师能及时进行相应的复查处理并通过不同的方法学检测，最终给出一个真实、客观的甲状腺功能检测结果。当日常工作中出现检验结果与临床表现不相符时，作为检验医师，应及时与临床医师沟通联系，利用多元化的知识结构和多种技术方法，并结合临床进行综合分析，帮助临床医师正确解读报告单，以及与临床表现不符的检验结果进行进一步的探究，真正地为临床医生解决问题。

参考文献

［1］ 王贵生，张巧云，戴盛明.甲状腺功能检测的分析前干扰因素［J］.国际检验医学杂志，2011，32（2）：244-246.

［2］ 中华医学会，中华医学会杂志社，中华医学会全科医学分会中华医学会.甲状腺功能亢进症基层诊疗指南（实践版·2019年）［J］.中华全科医师杂志，2019，18（12）：1118-1128.

［3］ 唐古生，吴豫，沈茜.免疫检测干扰因素的分析、识别和对策［J］.中华检验医学杂志，2009，32（7）：725-729.

［4］ GLENDENNING P，SIRIWARDHANA D，HOAD K，et al. Thyroxine autoantibody interference is an uncommon cause of inappropriate TSH secretion using the Immulite 2000 assay［J］. Clinica Chimica Acta；International Journal of Clinical Chemistry，2009，403（1/2）：136-138.

［5］ TOLDY E，LOCSEI Z，SZABOLCS I，et al. Protein interference in thyroid assays：An in vitro study with in vivo consequences［J］. Clinica Chimica Acta；International Journal of Clinical Chemistry，2005，352（1/2）：93-104.

［6］ 黄婷，李卫星，张丽.促甲状腺激素及甲状腺自身抗体与分化型甲状腺癌的关系研究［J］.中国全科医学，2013，16（42）：4258-4261.

［7］ 王丽华，赵咏桔，李凤英，等.正确评价甲状腺激素自身抗体阳性患者的甲状腺功能［J］.上海医学，2004，27（9）：649-651.

［8］ BENVENGA S，PINTAUDI B，VITA R，et al. Serum thyroid hormone autoantibodies in type 1 diabetes mellitus［J］. The Journal of Clinical Endocrinology and Metabolism，2015，100（5）：1870-1878.

[9] JOHN R, HENLEY R, SHANKLAND D. Concentrations of free thyroxin and free triiodothyronine in serum of patients with thyroxin- and triiodothyronine-binding autoantibodies [J]. Clinical Chemistry, 1990, 36（3）: 470-473.

免疫检查点抑制剂导致垂体免疫相关不良反应 1 例

10

作　　者：吕蕾[1]，陈文[2]［新疆医科大学附属中医医院，1 检验科；2 干部二科（内分泌专业）］
点评专家：刘玉梅（新疆医科大学附属中医医院）

前　言

　　甲状腺功能减退症（hypothyroidism），简称"甲减"，是各种原因导致的甲状腺激素合成和分泌减少或组织利用不足引起的全身性低代谢综合征。临床表现为畏寒肢冷、疲乏、出汗减少、动作缓慢、精神萎靡、嗜睡、智力下降、记忆力减退、食纳欠佳、体重增加、性功能减退、便秘、黏液性水肿等症状。免疫检查点抑制剂（immune checkpoint inhibitors，ICIs）是近年来肿瘤治疗的新型药物，随着 ICIs 的使用，患者免疫相关不良反应（immune-related adverse events，irAEs）越来越受到重视。垂体功能减退是常见的内分泌 irAEs 之一，由于临床表现多样，且缺乏特异性，易被漏诊、误诊，延误治疗，进而危及生命。本文介绍一例因胆管乳头状癌、浸润性腺癌术后、免疫检查点抑制剂治疗后，导致垂体免疫相关不良反应（垂体 irAEs）病例。

案例经过

　　患者，男，70 岁，汉族。因"乏力、畏寒、纳差伴恶心呕吐 5 月余"于我院干部二科内分泌门诊就诊。

既往史：胆管乳头状癌、浸润性腺癌术后 11 个月，术后予以抗肿瘤靶向药物哌柏西利 4 个月，信迪利单抗注射液静点 6 个月，停药 2 周后出现恶心、乏力等症状，后日渐加重，就诊时已停药 6 个月，目前恶心、呕吐伴乏力、纳差、畏寒，偶有头晕、头痛。

体格检查：血压 116/80 mmHg，甲状腺不大，皮肤干燥，乳晕颜色不淡，腋毛、阴毛脱落。

脑垂体影像学检查：垂体 MRI 显示垂体柄增粗（图 10.1）。

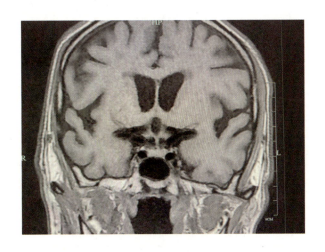

图 10.1　脑垂体影像学检查结果

实验室检查：下丘脑 - 垂体 - 甲状腺轴检测结果见表 10.1，下丘脑 - 垂体 - 性腺轴检测结果见表 10.2，下丘脑 - 垂体 - 肾上腺轴激素检测结果见表 10.3，电解质检测结果见表 10.4。

表 10.1　下丘脑－垂体－甲状腺轴检测结果

项目及单位	检测结果	参考范围	检测方法
游离三碘甲状腺原氨酸（pmol/L）	1.49	3.1~6.8	电化学发光法
游离甲状腺素（pmol/L）	1.53	12~22	电化学发光法
促甲状腺激素（μIU/mL）	>100	0.27~4.20	电化学发光法
抗甲状腺过氧化物酶抗体（IU/mL）	28.97	0~34	电化学发光法
抗甲状腺球蛋白抗体（IU/mL）	16.28	0~115	电化学发光法
促甲状腺激素受体抗体（IU/L）	<0.80	0~1.75	电化学发光法

表 10.2　下丘脑 - 垂体 - 性腺轴检测结果

项目及单位	检测结果	参考范围	检测方法
促黄体生成素（mIU/mL）	3.43	1.24~8.62	化学发光法
促卵泡生成素（mIU/mL）	8.12	1.27~19.26	化学发光法
睾酮（ng/mL）	3.62	1.75~7.81	化学发光法

表 10.3　下丘脑 - 垂体 - 肾上腺轴检测结果

项目及单位	检测结果	参考范围（8：00—10：00）	检测方法
促肾上腺皮质激素（ACTH）（pg/mL）	<1.00	7.2~63.4	化学发光法
皮质醇（μg/dL）	0.99	4.26~24.85	化学发光法

表 10.4　电解质检测结果

项目及单位	检测结果	参考范围	检测方法
钾（mmol/L）	3.73	3.5~5.3	离子选择电极法
钠（mmol/L）	127	137~147	离子选择电极法
氯（mmol/L）	103	99~110	离子选择电极法

案例分析

1. 检验案例分析

原发性甲状腺功能减退是甲状腺本身病变导致的甲状腺功能减退症，以 T3、T4、FT3、FT4 降低，TSH 显著升高为特点；继发性甲状腺功能减退是垂体病变导致的甲状腺功能减退症，以 T3、T4、FT3、FT4 降低，TSH 轻度升高或降低为特点。本案例患者血清中甲状腺激素与促甲状腺激素成负反馈关系，提示可能是原发性甲状腺功能减退。但 ACTH 和皮质醇结果偏低，同时伴有血清钠降低，提示存在垂体功能减退。

2. 临床案例分析

虽然本案例患者血清甲状腺检测提示原发性甲状腺功能减退，但结合患者的临床症状、体征及实验室、影像学检查，最终考虑为免疫检查点抑制剂治疗后垂体免疫相关不良反应（垂体炎或垂体前叶功能减退症）。

知识拓展

垂体 irAEs 包括垂体炎和垂体功能减退。垂体炎是以垂体炎症和细胞浸润为特征的疾病。免疫检查点抑制剂治疗后疑诊垂体炎的患者难以获得垂体组织进行病理诊断，只能依据内分泌检测、垂体磁共振成像检查和症状进行临床诊断，而目前的诊断标准尚不统一。

垂体内分泌功能异常的症状缺乏特异性，与肿瘤治疗的常见不良反应有重叠，还可能被肿瘤本身的症状所掩盖。各种垂体激素分泌异常可引发相应的临床表现：① ACTH 分泌不足导致继发性肾上腺皮质功能减退：可出现疲劳、乏力、厌食、恶心、体重减轻、腹痛、大便不成形、体位性低血压、皮肤苍白色素减退等，严重时可发生肾上腺危象，表现为低血压、休克、呕吐、腹泻、发热、意识障碍等，需要急诊处理。② TSH 分泌不足导致继发性甲状腺功能减退：可出现健忘、反应迟钝、体重增加、疲劳、畏寒、乏力、脱发、浮肿、便秘、心动过缓、腱反射迟缓。

案例总结

本案例单从甲状腺功能检测的结果来看，倾向于原发性甲状腺功能减退，但结合患者的临床表现、既往史和影像学检查，仍考虑为免疫检查点抑制剂治疗后垂体免疫相关不良反应（垂体炎或垂体前叶功能减退症）。

专家点评

免疫检查点抑制剂是新兴的抗肿瘤药物，内分泌不良反应是其较为常见的药物不良反应，主要累及多个内分泌腺，如甲状腺、垂体、肾上腺和胰腺等，导致内分泌功能紊乱。检验工作者应多与临床沟通、交流，让检验结果助力临床诊断与治疗。

参考文献

［1］ 葛均波，徐永健.内科学［M］.8 版.北京：人民卫生出版社，2013.

［2］ DOUGAN M，PIETROPAOLO M. Time to dissect the autoimmune etiology of cancer antibody immunotherapy［J］. Journal of Clinical Investigation，2020，130（1）：51-61.

［3］ CHANG L S，BARROSO-SOUSA R，TOLANEY S M，et al. Endocrine toxicity of cancer immunotherapy targeting immune checkpoints［J］. Endocrine Reviews，2019，40（1）：17-65.

［4］ BYUN D J，WOLCHOK J D，ROSENBERG L M，et al. Cancer immunotherapy - immune checkpoint blockade and associated endocrinopathies［J］. Nature Reviews Endocrinology，2017，13（4）：195-207.

生物素干扰甲状腺功能检测1例

11

作　　者：严芳芳[1]，苏秋妮[2]（厦门大学附属第一医院，1 内分泌科；2 核酸基地）
点评专家：李珣（厦门大学附属第一医院）

前　言

　　甲状腺疾病是最常见的内分泌疾病之一。其中甲状腺功能亢进症（hyperthyroidism）是由于甲状腺合成及释放过多的甲状腺激素，造成神经、循环、消化等系统兴奋性增高和机体代谢亢进，引起以心悸、出汗、进食、排便次数增多和体重减少为主要表现的一组临床综合征。随着实验室检验技术的快速发展，垂体 - 甲状腺轴激素和甲状腺自身抗体检测的灵敏性和精确度均有了很大的提高，为诊断甲状腺疾病提供了重要依据。与此同时，检测结果的准确与否直接影响临床的诊断和治疗。

案例经过

　　患者，女，31 岁，主诉"孕前体检发现甲状腺功能异常 7 天"。患者因计划妊娠，于 7 天前在我院社区服务中心进行孕前体检，其中甲状腺功能三项（Roche 电化学发光法检测）结果提示：促甲状腺激素（TSH）0.06 mIU/L（参考范围：0.27~4.20 mIU/L），游离甲状腺素（FT4）33.07 pmol/L（参考范围：12.0~22.0 pmol/L），游离三碘甲状腺原氨酸（FT3）15.62 pmol/L（参考范围：3.1~6.8 pmol/L）。为明确诊断，就诊于我院内分泌科门诊，复查甲状腺相关检查（Roche 电化学发光法检测），结果提示：TSH 0.09 mIU/L，FT4 31.26 pmol/L，FT3 12.15 pmol/L，甲状腺过氧化物酶抗体（TPOAb）71 IU/mL（参考范围：0~34 IU/mL），甲状腺球蛋白抗体（TgAb）148 IU/mL（参考范围：0~115 IU/mL），TSH 受体抗体（TRAb）19.0 IU/L（参考范围：0~1.75 IU/L）。患者无怕热、多汗、心悸，无手颤、烦躁易怒等症状，无消瘦、纳差、乏力，无多食、易饥。精神、睡眠尚可，食欲正常，大小便正常，体重无明显改变。

案例分析

1. 临床案例分析

本案例患者为中青年女性，既往史：无特殊。月经史：初潮 12 岁，6~7 天 /30 天，末次月经 2021 年 2 月 12 日。婚育史：已婚，未育。个人史、家族史：无特殊。

查体：身高 158 cm，体重 49 kg，体温 36.4 ℃，心率 78 次 /min，BP 111/75 mmHg，BMI 19.63 kg/m²。神志清楚，体形中等，营养良好，无突眼，无手颤，毛发分布正常，浅表淋巴结不大，双侧甲状腺无肿大，颈部未触及包块。无向心性肥胖，无满月脸、皮肤紫纹，无水牛背，心、肺及腹部体格检查未见明显异常。双下肢无浮肿，四肢肌力、肌张力均正常，病理征未引出。

辅助检查结果如下。

甲状腺相关检查：TSH 0.09 mIU/L，FT4 31.26 pmol/L，FT3 12.15 pmol/L，TPOAb 71 IU/mL，TgAb 148 IU/mL，TRAb 19.0 IU/L。肝肾功能、血常规、性激素均在参考值范围内。

心电图正常，心脏彩超提示收缩功能正常。甲状腺彩超及肝胆胰脾、双肾、膀胱、子宫、卵巢未见明显异常声像。甲状腺核素显像提示甲状腺摄碘功能正常。

该患者为中青年女性，属于临床甲状腺功能亢进症的高发人群，依据两次甲状腺相关检查结果提示，对于 TSH 低，FT3、FT4 高的患者，我们首先想到的是甲状腺毒症，而临床上 80% 以上甲状腺毒症是 Graves 病引起的，结合患者 TRAb 高，初步诊断：①原发性甲状腺功能亢进症？② Graves 病？因患者有妊娠计划，嘱患者暂时避孕，拟进行抗甲状腺药物治疗。但患者无高代谢症状以及甲状腺肿大体征，甲状腺指标结果与其临床表现和影像学检查结果不符，故与检验科核实检查结果。

2. 检验案例分析

接到临床医师的反馈后，核实患者标本信息无误，并分析了患者近一个月 TSH、FT3、FT4 的质控均在控。为验证结果的准确性，同时采用 SIEMENS 直接化学发光法检测同一份血清，结果提示：TSH 1.067 mIU/L（参考范围：0.55~4.78 mIU/L），FT4 16.84 pmol/L（参考范围：11.5~22.7 pmol/L），FT3 5.12 pmol/L（参考范围：3.5~6.5 pmol/L）均在正常值范围内。两种方法的检测结果差距大，其中 Roche 电化学发光法检测体系采用了"生物素 - 链霉亲和素"放大系统，结合国内外有关生物素干扰甲状腺激素检测试剂的报道，遂向该患者反复核对病史，特别追问其保健品摄入史。患者补充病史：因有备孕需求，于半年前开始服用海购的生物素补充剂 5 mg/d。依据 2016 年版美国甲状腺协会《甲状腺功能亢进症和其他原因所致的甲状腺毒症诊治指南》，考虑生物素干扰实验室检测结果的可能性大，嘱其停用生物素 1 周后再次用 Roche 电化学发光法检测，结果显示：TSH 1.21 mIU/L，FT4 17.81 pmol/L，FT3 5.04 pmol/L，TPOAb 27 IU/mL，TgAb 32 IU/mL，TRAb 1.23 IU/L，均在参考值范围内。由此判定该患者未患甲状腺功能亢进症（Graves 病），其甲状腺功能和抗体正常。

知识拓展

依据《甲状腺功能亢进症基层诊疗指南（2019 年）》，血清 TSH、TT4、FT4、TT3、FT3 等甲状腺激素测定是诊断甲状腺功能亢进的一线指标。而链霉亲和素与生物素结合作用是目前已知非共价结合中强度最高的，生物素 - 链霉亲和素系统几乎可以与目前研究成功的各种分子标志物结合，起到放大检测信号的作用，广泛应用在生物检测技术行业中。生物素被称为维生素 B7 或维生素 H，是一种水溶性 B 族维生素，常见于多种维生素、产前维生素以及对头发、皮肤和指甲有益的膳食补充剂。许多自动化免疫分析使用生物素化的抗体与链霉亲和素包被的磁珠作为固定抗原 - 抗体复合物的手段，其方法主要有"三明治"免疫测定法和"竞争式"免疫测定法。"三明治"免疫测定法又称为"夹心"法，可测定大分子物质，如 TSH、胰岛素等。待测物质与两种不同抗体结合，一个是"捕获抗体"，将目标分子结合到固相；另一个为带有可测得信号的标记抗体，待测物质浓度越高，测得的信号越强。采取生物素 - 链霉亲和素途径的检测平台，用链霉亲和素包被固相，生物素标记捕获抗体，外源生物素与捕获抗体竞争结合链霉亲和素，干扰抗原 - 抗体复合物的形成，使检测结果偏低。"竞争式"免疫测定法：测量小分子物质如 FT3、FT4、总甲状腺素（TT4）、总三碘甲状腺原氨酸（TT3）及部分抗体，如 TRAb、TPOAb、TgAb 等。与"夹心"法不同，待测物质与生物素标志物竞争结合标记抗体，生物素 - 链霉亲和素固定标记抗体。待测物浓度越高，标志物与固相连接的信号越弱，样本中待测物与信号强度呈负相关。当血浆生物素过量时，抑制标记抗体固定，此种检测方法使检测结果偏高。

案例总结

在免疫检测领域，对生物素的应用已非常普遍。随着越来越多人群补充生物素而造成外周循环中浓度的上升，一旦使用生物素 - 链霉亲和素系统的免疫检测试剂对这些人群的外周血样本进行检测，样本中高浓度的游离生物素就会干扰链霉亲和素捕获目标分析物的能力，从而造成检测结果的假性升高或者降低，影响临床判断。生物素对甲状腺激素检测的影响通常表现为 FT4、FT3、TT3 假性增高，TSH 假性降低，TRAb 假阳性，完全模拟 Graves 病的实验室检查结果。在使用生物素技术检测时，很难区分哪些样品可能含有生物素。故应与医务人员保持联系，避免得出不准确的检测结果；在实验室收集样品时，记得询问患者是否摄入了生物素；告知医务人员哪些实验室检测结果可能受到生物素干扰。

2017 年 11 月 28 日，美国食品药物管理局（FDA）发布警示信息，提醒公众、医务人员、实验室工作人员和实验室检测试剂开发人员，生物素会严重干扰某些实验室检测，得出不准确的检测结果，且不易被发现。详细地询问病史、可靠的实验室结果以及对疾病进行综合评估，才能有力地保障医生做出正确的诊断。应向患者了解其可能正在使用的含生物素的产品，包括对头发、皮肤和指甲有益的膳食补充剂；应注意如果患者样品中含有生物素，许多使用生物素技术的实验室检测（包括但不限于心血管诊断检测和激素检测）都可能受到影响，产生不准确的检测结果；如果患者正在使用含生物素产品，应与实验室工作人员沟通；如果实验室检测结果与患者临床表现不匹配，应考虑生物素干扰的可能性；应了解多种维生素（包括产前维生素、生物素补充剂和对头发、皮肤和指甲有益的膳食补充剂）中所含的生物素剂量都可能干扰检测结果；倡导坚持以患者为中心，重视化验单之外的信息，合理看待辅助检查在疾病诊断中的权重。

专家点评

甲状腺疾病是内分泌科的常见疾病，甲状腺功能测定已经成为评估甲状腺疾病患者最常用的检测指标。实验室检测技术的发展为临床诊疗提供了很大的帮助，新的生物标志物检测技术能够提供更加丰富的临床信息，提升了临床医生对疾病诊断和评估的准确性。然而，任何检测技术和症状表现都有特殊或者例外的情况。作为检验科医生，不仅要严格把控检验中的质量控制，而且应知晓检验前误差的可能影响，以利于对实验结果进行严谨分析。作为临床医生，要与患者保持充分沟通，结合其症状体征、病史等进行综合判断，不能完全依赖单一的检测指标来进行疾病的诊断和评估。当遇到检测结果与其他指征不符时，应多与实验室专业人员探讨，减少可避免的误差。

本案例思路清晰、逻辑严谨、分析到位、语言流畅，从临床及检验角度分别分析了检验结果与临床诊疗不符时的处理过程，为实验室检测更合理地应用于临床诊疗提供了依据。

参考文献

［1］张国峰，郭锐，关海霞. 重视化验单之外的信息：由生物素干扰检验而被误诊为 Graves 病甲状腺功能亢进症的实例谈诊断甲状腺疾病的要素［J］. 中华内分泌代谢杂志，2017，33（9）：723-725.

［2］KUMMER S, HERMSEN D, DISTELMAIER F. Biotin treatment mimicking Graves' disease［J］. New England Journal of Medicine，2016，375（7）：704-706.

［3］TRAMBAS C, LU Z, YEN T, et al. Characterization of the scope and magnitude of biotin interference in susceptible Roche Elecsys competitive and sandwich immunoassays［J］. Annals of Clinical Biochemistry，2018，55（2）：205-215.

［4］PIKETTY M L, POLAK M, FLECHTNER I, et al. False biochemical diagnosis of hyperthyroidism in streptavidin-biotin-based immunoassays：The problem of biotin intake and related interferences［J］. Clinical Chemistry and Laboratory Medicine，2017，55（6）：780-788.

消化道肿瘤患者免疫治疗后的内分泌紊乱 1 例

12

作　　者：王春玲[1]，刘莉莉[2]（东南大学附属中大医院，1 检验科；2 内分泌科）
点评专家：芦慧霞（东南大学附属中大医院检验科）

前　言

　　免疫检查点抑制剂（immune checkpoint inhibitors，ICIs）是目前抗肿瘤免疫治疗常用药物之一，通过活化 T 淋巴细胞抗肿瘤的同时，过度活化的免疫细胞也可能导致机体产生自身免疫性损伤，即发生免疫相关不良反应（immune related adverse events，irAEs），其中内分泌系统不良反应最为常见，主要涉及垂体、甲状腺、胰腺、肾上腺等内分泌腺体，引起相应的内分泌功能紊乱，包括垂体功能低下、肾上腺功能不全、甲状腺功能减退、甲状旁腺功能减退和 1 型糖尿病。其中 ICIs 诱导的垂体炎（immunotherapy induced hypophysitis，IH）就是一种典型的 irAEs。在临床治疗过程中患者出现疲劳、食欲减退和体重减轻等症状，容易被认定为肿瘤疾病本身造成的临床表现而被忽视，导致诊断和治疗的延误，严重时可能会因垂体危象导致患者生命危险。

　　本案例是一例使用免疫检查点抑制剂抗程序性死亡蛋白 -1（programmed death receptor 1，PD-1）单抗治疗所引发的 IH。

案例经过

患者，男，59 岁。因"发现胃恶性肿瘤 10 个月，化疗 8 个月余"要求手术治疗入院。

入院后全麻进行"全胃切除术、食管空肠 Roux-en-Y 吻合"术。术中出血 100 mL，手术顺利。

术后 6 小时后，患者突发心率增快 125~145 次 / 分，指脉氧 88%~96%，床边心电图显示：①窦性心动过速；② ST-T 异常；③ QT 间期延长。患者呼吸急促（鼻导管 3 L/min），左肺闻及少许哮鸣音，以急性呼吸衰竭转入 ICU。予以插管呼吸机支持呼吸，去甲肾上腺素静脉泵入改善循环，美罗培南抗感染（肺泡灌洗液培养肺炎克雷伯菌，非多重耐药菌），纠正电解质紊乱（低钠血钠 Na^+ 129.6 mmol/L 降低）和口服左甲状腺素钠 25 μg/d（术后第 2 天发现甲状腺功能异常，TSH 18.4 μIU/mL 异常升高，FT3 2.32 pmol/L 降低）治疗。

患者经上述积极治疗 7 天后，虽然肺部感染得到了控制，炎症指标好转，低血钠得到纠正，但总体病情改善不理想，体温仍高，精神萎靡，无力，去甲肾上腺素仍无法减停。内分泌科、检验科参与多学科会诊。进一步追问病史，患者在外院化疗时曾联合使用卡瑞利珠单抗进行免疫治疗，化疗后 7 个月出现甲状腺功能减低（表 12.1），口服左甲状腺素钠 75 μg/d 治疗，患者本次入院前自觉精神佳，自行停药。检验科会诊意见：进一步进行甲状腺、垂体、肾上腺及胰腺相关激素的检测和甲状腺超声检查。

表 12.1　患者化疗前后甲状腺功能检测结果对比

项目	检验结果 （化疗 + 免疫治疗前）	检验结果 （化疗 + 免疫治疗 7 个月后）	正常值范围
TSH	0.596 μIU/mL	36.5 μIU/mL ↑↑	0.27~4.2 μIU/mL
FT3	5.29 pmol/L	2.31 pmol/L ↓	3.1~6.8 pmol/L
FT4	17.3 pmol/L	7.27 pmol/L ↓	12~22 pmol/L

患者甲状腺激素、促肾上腺皮质激素（ACTH）和皮质醇结果明显异常（表 12.2）；超声结果提示：甲状腺体积缩小伴弥漫性病变。结合患者卡瑞利珠单抗用药史，考虑 IH，予以氢化可的松静脉输注，并口服左甲状腺素钠治疗。患者病情逐渐改善，一般情况好转，呼吸脱机拔管，循环稳定，逐渐减停肾上腺素、去甲肾上腺素。转出 ICU 回普外

科继续治疗。

表 12.2　甲状腺、垂体、肾上腺及胰腺相关激素检测

内分泌相关激素	检验结果	正常值范围
TSH	42.0 μIU/mL ↑↑	0.27~4.2 μIU/mL
FT3	2.52 pmol/L ↓	3.1~6.8 pmol/L
FT4	6.12 pmol/L ↓	12~22 pmol/L
TT3	1.04 nmol/L ↓	1.3~3.1 nmol/L
TT4	46.2 nmol/L ↓	66~181 nmol/L
皮质醇（8 点）	6.79 ng/mL ↓↓	45.5~208.2 ng/mL
促肾上腺皮质激素（8 点）	1.43 pg/mL ↓↓	6.0~40 pg/mL
皮质醇（16 点）	2.65 ng/mL ↓↓	25.2~124.5 ng/mL
促肾上腺皮质激素（16 点）	1.96 pg/mL ↓↓	3.0~30 pg/mL
皮质醇（0 点）（静脉输注氢化可的松后）	481 ng/mL	—
促肾上腺皮质激素（0 点）静脉输注氢化可的松后	0.5 pg/mL ↓↓	<20 pg/mL
醛固酮	15.2 ng/dL	3~16 ng/dL
肾素浓度	2.25 μIU/mL	3.11~41.2 μIU/mL
血管紧张素 Ⅱ	61.2 pg/mL	25~60 pg/mL
FSH	13.97 mIU/mL	1.27~19.26 mIU/mL
LH	9.61 IU/L ↑	1.24~8.62 IU/L
泌乳素	17.46 ng/mL ↑	2.64~13.13 ng/mL
生长激素	2.122 ng/mL ↑	0.003~0.971 ng/mL
睾酮	0.20 ng/mL ↓	1.75~7.81 ng/mL
胰岛素	92.5 pmol/L	17.8~173 pmol/L

案例分析

1. 检验案例分析

患者因"胃恶性肿瘤"在外院化疗联合卡瑞利珠单抗免疫治疗 8 个月，在化疗前，

甲状腺功能正常（TSH 0.596 μIU/mL，FT3 5.29 pmol/L，FT4 17.3 pmol/L），化疗 3 个月后，出现明显的甲状腺功能减低（TSH 36.5 μIU/mL 异常升高，FT3 2.31 pmol/L 降低，FT4 7.27 pmol/L 降低）。

患者本次入院行"全胃切除术、食管空肠 Roux-en-Y 吻合"术，术后 6 小时因急性呼吸衰竭转入 ICU 诊治，术后第二天发现甲状腺功能减低（TSH 18.4 μIU/mL↑↑，FT3 2.32 pmol/L↓），术后一周，患者的感染相关炎症指标已得到良好的控制，但是患者的体温升高、乏力、精神萎靡等症状未明显改善。

检验科参加 ICU 会诊 MDT，经了解病史，获悉患者接受 ICIs 治疗，目前已明确诊断甲状腺功能减退，建议继续完善甲状腺轴、肾上腺轴和性腺轴的相关检查。结果显示：甲状腺激素、ACTH 和皮质醇结果明显异常：TSH 42.0 μIU/mL↑↑，FT3 2.52 pmol/L↓，FT4 6.12 pmol/L↓，TT3 1.04 nmol/L↓，TT4 46.2 nmol/L，皮质醇（8 点）6.79 ng/mL↓↓，ACTH（8 点）1.43 pg/mL↓↓，皮质醇（16 点）2.65 ng/mL↓↓，ACTH（16 点）1.96 pg/mL↓↓，LH 9.61 IU/L↑，泌乳素 17.46 ng/mL↑，GH2.122 ng/mL↑，睾酮 0.20 ng/mL↓。

实验室检查结果显示，患者存在多种垂体激素异常，提示患者存在垂体疾病或垂体功能损伤的可能。

2. 临床案例分析

（1）卡瑞利珠单抗。卡瑞利珠单抗为人源化抗 PD-1 单克隆抗体，为免疫检查点抑制剂（ICIs），其作用是阻断免疫细胞表面的抑制性信号分子，激活免疫细胞，发挥抗肿瘤作用，同时过度活化的免疫细胞可能导致 irAEs。在治疗过程中应密切关注。

（2）化疗后的肿瘤患者免疫功能评估。回顾病史，患者在外院治疗期间（第 2 个疗程化疗后）即出现了皮肤损害，应联想到由 ICIs 导致的 irAEs 在皮肤的表现，同时，应在接下来的治疗中密切关注 irAEs 在其他身体器官的表现，如肺、消化道、内分泌系统、神经系统等的表现。因此，在术前准备过程中，除了要评估心、肺功能有无手术禁忌，还应对化疗联合免疫治疗后的肿瘤患者免疫功能的状态进行评估。

（3）ICIs 相关甲状腺损伤。甲状腺损伤是 ICIs 治疗后最常见的内分泌 irAEs，多见于 PD-1 抑制剂的治疗。通常在用药后的几周至几个月内发生，最常见的表现是乏力、疲劳等。主要的临床问题是多数患者早期无明显症状，易漏诊，多数患者甲状腺功能损伤不可逆，需终身激素替代治疗。本案例患者在化疗及免疫治疗后 7 个月左右因疲劳、乏力检查甲状腺功能，结果为甲状腺功能减退，开始左甲状腺素钠替代治疗，但患者未引起重视，自觉疲劳、乏力改善后自行停药。术后第二天，复查甲状腺功能，TSH 异常升高，FT3 下降，临床医生以甲状腺功能减退症开始补左甲状腺素钠 25 μg/d。7 天后复查甲状腺功能，FT3 和 FT4 仍较低，内分泌科医生会诊，建议调整左甲状腺素钠的剂量为 75 μg/d。隔周后复查甲状腺功能。

（4）ICIs 相关垂体炎的临床表现。ICIs 相关垂体炎的临床症状多不典型，最常见的症状是头痛和疲乏，其他的症状包括由垂体相应激素减少所引起的神经精神症状、视觉障碍、失眠、胃肠道症状、性欲减退、体重减轻等。值得注意的是，有些垂体炎患者可能发生肾上腺危象，严重者可危及生命。典型的表现有低血压或休克、发热、厌食、恶心、呕吐、意识障碍、电解质紊乱如低钠血症和高钾血症等。本案例患者早晨 8：00 的 ACTH 水平低下，16：00 的 ACTH 水平也低下，加之早晨 8：00 皮质醇水平很低，考虑垂体炎可能性大，待患者情况进一步稳定后进行垂体和肾上腺影像学检查，必要时行 ACTH 兴奋试验以明确诊断。

（5）该患者自述术前的一般情况良好，掩盖了其由 ICIs 导致的甲状腺功能减低和垂体、肾上腺皮质功能减退的表现，在手术创伤的诱导作用下，可能加剧了 irAEs 在甲状腺和肾上腺皮质的表现。但此时，临床可能会把注意力集中到手术创伤所带来的应激损害上，IH 引起的发热、电解质紊乱（低钠血症）、循环不稳等非典型症状未能及时引起注意，给在短时间内有效和精确诊断带来了困难。因此，临床上使用 ICIs 的患者，应定期进行 irAEs 相关指标的检测，密切关注 irAEs 的发生。

知识拓展

（1）ICIs 的种类、抗肿瘤作用机制。

目前我国批准应用于临床的 ICIs 主要包括以下 3 类。

① PD-1 抑制剂：PD-1 是一种负性刺激表面受体，在活化的 T 细胞上表达，PD-1 抑制剂能够阻断 T 细胞表面的 PD-1 分子，从而使活化的 T 细胞失去 PD-1 的负性调控，T 细胞进一步活化，发挥抗肿瘤作用。如纳武利尤单抗、替雷利珠单抗、帕博利珠单抗等。

② PD-L1 抑制剂：程序性死亡蛋白配体 -1（programmed death-ligand 1，PD-L1）可以在肿瘤细胞或免疫细胞上表达，包括那些被浸润的肿瘤。PD-1/PD-L1 途径的激活导致细胞毒性 T 细胞应答的抑制。抑制 PD-1 与其配体的相互作用可显著增强 T 细胞的功能，进

而增强抗肿瘤活性。如阿替利珠单抗、阿维单抗等。

③ CTLA-4 抑制剂：细胞毒性 T 淋巴细胞相关抗原，表达于活化的 T 细胞表面，对 T 细胞起负性调控作用，能够降低 T 细胞的活化。如伊匹单抗、替西利姆单抗等。

根据免疫检查点抑制剂的种类不同，IH 的发病率为 0.2%~16.4%。CTLA-4 单抗和 PD-1 单抗联合治疗导致的 IH 发病率最高，而单药治疗导致的 IH 发病率依次为：CTLA-4 抑制剂 >PD-1 抑制剂 >PD-L1 抑制剂。CTLA-4 单抗和 PD-1 单抗诱导的 IH 的机制有所不同。CTLA-4 单抗诱导的 IH 与 Ⅱ 型和 Ⅳ 型免疫反应相关，而 PD-1 抗体诱导的 IH 与 IgG4 相关垂体炎的发病机制相似。

（2）IH 的治疗和早期防范。

IH 的治疗需要考虑两个方面：一是是否停用免疫检查点抑制剂；二是针对受累的下丘脑 - 垂体轴的激素进行替代治疗。临床上需要根据 IH 导致的垂体前叶激素减低的不同类型针对性地补充除生长激素外的相应激素，对于 ACTH 缺乏者应给予氢化可的松，如果患者同时缺乏 ACTH 和 TSH，给予甲状腺激素治疗之前必须先使用氢化可的松。在出现肾上腺危象时，应按照肾上腺危象处理方案进行医疗处理。当合并垂体危象时，应考虑停止免疫检查点抑制剂的治疗，改善患者的生存结局和预后。

在免疫治疗的初期阶段，应关注可能发生的 irAEs 症状，在治疗前和治疗期间及时评估垂体前叶等腺体相关激素水平，尽早地精确诊断和采取有效的治疗方案，以降低 irAEs 发生和 irAEs 进展。同时临床科室、检验科应加强沟通和配合，使 irAEs 发生风险最小化。

案例总结

ICIs 诱导的 IH，可导致甲状腺轴、肾上腺轴及性腺轴功能障碍，其中 ACTH 和 TSH 缺乏是 CTLA-4 抑制剂相关垂体炎的主要表现。IH 主要发生在伊匹木单抗单药或联合治疗的患者中，接受 ICIs 治疗的患者出现垂体功能减退的临床或实验室特征，应进行甲状腺轴、肾上腺轴和性腺轴的相关检查。对出现游离甲状腺素降低伴 TSH 减低的中枢性甲减患者，应考虑 ICIs 相关性垂体炎的诊断。对出现至少一项垂体激素缺乏并垂体磁共振成像（magnetic resonance imaging，MRI）异常（弥漫性垂体增大、垂体漏斗部增大、垂体均一或非均一性增强）或两种及两种以上垂体激素缺乏者，可建议临床考虑 ICIs 相关性垂体炎的诊断。

美国国立综合癌症网络（NCCN）指南建议，ICIs 治疗期间需完善血常规、尿素氮、促甲状腺激素（TSH）、游离甲状腺素基线及变化情况。此外，对既往内分泌疾病患者，建议监测血清促肾上腺激素（ACTH）和皮质醇基线及变化情况。与其他 irAEs 不同，内分泌毒性几乎是永久性的，需要终身激素替代治疗。因此，建议肿瘤科医师与内分泌专科医师共同管理，同时应对患者进行甲状腺轴、肾上腺轴和性腺轴的相关指标持续监测。

临床方面，自从 2011 年首个免疫检查点抑制剂 ipilimumab 获批进入肿瘤临床治疗以来，近十年间肿瘤免疫治疗迅猛发展，新的适应证连续获批，新的药物也不断涌现。詹姆斯·P. 艾利森（James P. Allison）教授和本庶佑（Tasuku Honjo）教授更是因为发现免疫检查点抑制癌症疗法而荣获 2018 年诺贝尔生理学或医学奖。但随着 ICP 的不断应用，药物治疗不良反应的问题也逐渐进入临床视野。和既往的化疗或靶向药物不同，ICIs 引起的不良反应根本原因在于，免疫检查点抑制剂并不直接针对肿瘤本身，而是通过作用于人体自身的免疫系统。

本案例的肿瘤患者，使用免疫检查点抑制剂抗 PD-1 单抗进行免疫治疗并联合其他药物进行化疗后，出现了一定程度的 irAEs。如皮肤改变、甲状腺功能减退等，但在术前其免疫损伤的程度未得到密切关注，而在手术创伤的刺激下，患者陆续出现了呼吸衰竭、肺部感染、电解质紊乱、循环不稳的表现，掩盖了其合并 IH 所诱发的肾上腺皮质功能减退甚至肾上腺危象风险。经积极治疗后，患者的肺部感染得到控制，但体温升高、乏力、精神萎靡仍未明显改善。鉴于上述情况，ICU 邀请内分泌科、检验科等学科进行多学科会诊，对患者的诊疗经过进行复盘，抽丝剥茧，拨云见日，及时发现了患者因 ICIs 导致的 IH。在联合使用氢化可的松和左甲状腺素钠治疗后，患者的病情得到了有效改善，避免了垂体危象的发生。在后续的监测治疗中，必要时可进一步行 ACTH 兴奋试验、垂体和肾上腺影像学检查等以明确病因。同时，仍需定期检查甲状腺、垂体、肾上腺、胰腺等相关激素和自身抗体，积极治疗 irAEs 并尽量降低其严重程度。

专家点评

近十年间肿瘤免疫治疗迅猛发展，不断有新的药物获批上市。免疫检查点抑制剂治疗的不良反应也时有发生，临床医师在评价药物疗效的同时应关注是否有不良反应的发生。

本案例肿瘤患者使用免疫检查点抑制剂抗 PD-1 单抗免疫治疗并联合药物化疗，出现了一定程度的免疫相关不良反应（irAEs）。术前患者一般情况良好，在手术创伤的刺激下，患者陆续出现了呼吸衰竭、电解质紊乱、循环不稳、低血压休克的表现，掩盖了其合并垂体炎（IH）所诱发的肾上腺皮质功能减退。该病例经多学科会诊，回溯患者胃癌诊断后的治疗过程、临床表现和实验室、影像学检查，检验科建议完善甲状腺轴、肾上腺轴和性腺轴的相关检查，检验结果提示为 ICIs 导致的 IH，临床及时调整治疗方案，使患者的病情得到有效控制，避免了垂体危象的发生。

本案例提示，在 ICIs 治疗期间，应遵从 NCCN 指南建议，ICIs 治疗期间需完善血常规、尿素氮、促甲状腺激素（TSH）、游离甲状腺素基线及变化情况。及时发现是否有 irAEs 的发生，避免 irAEs 加重患者的损伤。

参考文献

［1］ 中华医学会内分泌学分会免疫内分泌学组. 免疫检查点抑制剂引起的内分泌系统免疫相关不良反应专家共识（2020）［J］. 中华内分泌代谢杂志，2021，37（1）：1-16.

［2］ 崔雯锦，陈国芳，刘超. 免疫检查点抑制剂相关内分泌疾病诊治研究进展［J］. 国际内分泌代谢杂志，2021，41（2）：116-123.

［3］ 倪军，张力. 肿瘤免疫治疗相关不良反应研究进展［J］. 中华内科杂志，2021，60（1）：84-89.

［4］ THOMPSON J A，SCHNEIDER B J，BRAHMER J，et al. Management of immunotherapy-related toxicities，version 1. 2019［J］. Journal of the National Comprehensive Cancer Network，2019，17（3）：255-289.

多发泌尿系结石的甲状旁腺功能亢进1例

13

作　　者：毛星星[1]，孙红琼[2]（昆明医科大学第六附属医院，1 医学检验科；2 内分泌科）
点评专家：徐文波（昆明医科大学第六附属医院医学检验科主任）

前　言

　　原发性甲状旁腺功能亢进症（primary hyperparathyroidism，PHPT）是由甲状旁腺的原发病变如甲状旁腺增生、腺瘤、腺癌等导致甲状旁腺激素（parathyroid hormone，PTH）分泌过多，引起的体内钙磷代谢及骨代谢紊乱的一组临床综合征。PHPT 的发病机制为甲状旁腺功能亢进，PTH 分泌增多加速骨的吸收和破坏，长期进展可伴随破骨细胞的活动增加，成骨细胞活性也增加，故血碱性磷酸酶水平增高。骨钙释放入血则血钙升高；PTH 作用于肾脏形成 $25（OH）_2D_3$，促进肠道对钙的吸收，血钙水平升高。肾脏受累的作用机制为钙盐沉积形成肾结石、肾钙化；钙离子浓度增加导致肾血管收缩、肾小球滤过率降低、肾小管阻塞等，导致尿路感染、肾功能损伤。

案例经过

　　患者，女，47 岁。患者诉 3 月前无明显诱因出现右侧腰部疼痛不适，疼痛放射至右大腿根部，呈间断性，改变体位无明显缓解，伴有肉眼血尿、恶心、欲吐，无尿频、尿急、尿痛，无寒战、发热，无呕吐、腹痛，曾至当地医院就诊，予以相关对症治疗（具体不详），但病情反复，今为求系统诊治，至泌尿外科就诊，门诊以“右侧肾结石”收入我科。病程中患者精神、饮食、睡眠尚可，大便正常，小便如上所述，体重无明显变化。

既往史：既往体质一般，2020 年患者左肾重度积水、已无功能于我院行右输尿管结石经输尿管镜钬激光碎石、左肾切除术，既往高血压病史 4 年，最高血压 180/100 mmHg，规律服用硝苯地平缓释片 20 mg qm，自诉血压控制不佳。否认其他疾病史，否认外伤史，无传染病史，其他系统回顾无特殊。

2024 年 3 月 28 日生化报告出现高钙低磷，如图 13.1 所示。2024 年 3 月 29 日 PTH 结果如图 13.2 所示。患者多发泌尿结石，左肾已切除，右肾激光碎石后再次出现结石，生化结果出现高钙低磷，患者无外用钙剂，肾功能正常，ALP 轻度升高，考虑结石可能与甲状旁腺功能亢进有关，与主管医生联系加做甲状旁腺相关检查。

年　龄：47岁　　床　号：走6　　就诊类型：住院　　检测仪器：生化罗氏流水线

初步诊断：(右)肾盂结石；(左)肾术后(肾切除)；(右)肾盂结石；(右)肾积水；(左)肾术后；高血压

申请项目：肝胆细胞功能+血脂+肝胆蛋白代谢+胆红素代谢+电解质+肾功能+葡萄糖

序号	项目名称	英文名称	结果		单位	检测方法	参考区间
1	◆总胆红素	TBIL	6.9		umol/L	钒酸盐氧化法	≤21
2	直接(结合)胆红素	DBIL	2.0		umol/L	钒酸盐氧化法	≤8.0
3	间接胆红素	IBIL	4.9		umol/L	计算法	1.7-10.2
4	◆总蛋白	TP	87.8	↑	g/L	双缩脲终点法	65-85
5	◆白蛋白	ALB	50.1		g/L	溴甲酚绿法	40-55
6	球蛋白	GLO	37.7		g/L	计算法	20-40
7	白/球蛋白比	A/G	1.3			计算法	1.2-2.4
8	前白蛋白	PA	325		mg/L	透射比浊法	180-350
9	◆丙氨酸氨基转移酶	ALT	24		U/L	速率法	7-40
10	◆天冬氨酸氨基转移酶	AST	20		U/L	速率法	13-35
11	碱性磷酸酶	ALP	125	↑	U/L	速率法	35-100
12	◆γ-谷氨酰转肽酶	GGT	32		U/L	速率法	7-45
13	α-L-岩藻糖苷酶	AFU	36		U/L	CNPF底物法	14.3-39.9
14	总胆汁酸	TBA	7.4		umol/L	第五代循环酶法	<15
15	胆碱脂酶	CHE	8276		U/L	比色法	5320-12920
16	谷氨酸脱氢酶	GDH	3.1		U/L	比色法	<5
17	◆尿素	UREA	4.1		mmol/L	脲酶紫外速率法	2.6-7.5
18	肌酐	CREA	68		umol/L	肌氨酸氧化酶法	45-84
19	◆尿酸	UA	248		umol/L	尿酸酶比色法	142.8-339.2
20	◆总胆固醇	TC	5.85	↑	mmol/L	胆固醇氧化酶法	<5.18
21	◆甘油三脂	TG	5.56	↑	mmol/L	GPO-POD酶法	<1.71
22	高密度脂蛋白胆固醇	HDL-C	1.00	↓	mmol/L	选择性抑制法	>1.04
23	低密度脂蛋白胆固醇	LDL-C	3.04		mmol/L	可溶性反应法	<3.37
24	载脂蛋白A1	APOA1	1.47		g/L	免疫透射比浊法	1.2-1.8
25	载脂蛋白B	APOB	1.38	↑	g/L	免疫透射比浊法	0.6-1.14
26	脂蛋白α	LPα	78.3	↑	nmol/L	免疫透射比浊法	<75
27	同型半胱氨酸	HCY	14.7		umol/L	循环酶法	≤15
28	钾	K	4.06		mmol/L	离子选择性电极(间接法)	3.5-5.3
29	钠	NA	140		mmol/L	离子选择性电极(间接法)	137-147
30	氯	CL	102		mmol/L	离子选择性电极(间接法)	99-110
31	钙	CA	2.58	↑	mmol/L	NM-BAPTA比色法	2.11-2.52
32	无机磷酸盐	P	0.86		mmol/L	磷钼酸紫外终点法	0.85-1.51
33	血清铁	FE	10.7		umol/L	亚铁嗪比色法	7.8-32.2
34	镁	MG	0.92		mmol/L	二甲苯胺蓝法	0.75-1.02
35	碳酸氢盐	HCO3	23		mmol/L	酶法	22-29
36	乳酸	LA	3.8	↑	mmol/L	乳酸氧化酶法	0.5-2.2
37	血清转铁蛋白	TRF	248		mg/dL	免疫比浊法	200-360
38	◆葡萄糖	GLU	6.57	↑	mmol/L	己糖激酶法	4.11-5.89

以下为空

结果提示：/

采样时间：2024-03-28 07:44　　接收时间：2024-03-28 09:10　　报告时间：2024-03-28 10:44

图 13.1　患者血生化检查结果

双肾、输尿管、膀胱、肾血流超声检查提示：右肾盂结石并右肾轻度积水，右肾细小结石。

CT 中腹部平扫提示：①左肾切除术后。②右侧肾盂结石（约 0.7 cm）并右肾轻度积水，结石大小较前（2024 年 2 月 21 日）片相仿，位置稍上移。③右肾细小结石。

十二通道心电图检查提示：窦性心动过速（心率 108 次 / 分），部分导联 ST 段改变。

DR 胸部正位、心脏超声检查提示：心、肺、膈未见异常。

甲状腺超声检查提示：考虑甲状旁腺稍大（图 13.2）。

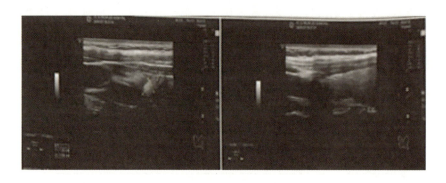

图 13.2　患者甲状腺超声检查结果

案例分析

1. 检验案例分析

本案例是一例多发泌尿结石，患者左肾已切除，右肾激光碎石后再次出现结石，生化结果出现高钙低磷，患者无外用钙剂，PTH 136.5 ng/L↑，25（OH）$_2$D$_3$ 80 nmol/L，24 h 尿钙升高，ALP 升高，考虑患者骨代谢增强；B 超结果显示，甲状旁腺增生，结合临床症状及检查结果考虑甲状旁腺功能亢进。

2. 临床案例分析

该病例系多发性泌尿结石，PTH 升高，考虑 PHPT 需除外其他类型的甲状旁腺功能亢进，继发性是由于各种原因引起的低钙血症、高磷血症，反馈性地刺激甲状旁腺分泌过多的 PTH；散发性是在继发性的基础上腺体受到持久强烈的刺激后增生的腺体转变为腺瘤，自主分泌过多的 PTH；假性常见于肺、肾和卵巢的恶性肿瘤分泌 PTH 或甲状旁腺激素相关蛋白（parathyroid hormone-related protein，PTHrP），致血钙水平增高。结合患者的病史及生化检查结果，肾功能正常，不符合慢性肾功能不全，可排除继发性/散发性甲状旁腺亢进，肿瘤指标阴性、无体重减轻可排除假性甲状旁腺亢进。目前患者已转入甲状腺外科待进行甲状腺融合显像，确认病灶后手术治疗。

知识拓展

根据甲状旁腺激素（PTH）水平的高低，将高钙血症分为 PTH 依赖型高钙血症和非 PTH 依赖型高钙血症。

（1）PTH 依赖型高钙血症。①原发性甲状旁腺功能亢进：PTH 分泌过多，导致骨组织吸收，从而释放大量的钙，使血钙增高。②其他：如三发性甲状旁腺功能亢进症、新生儿重症甲状旁腺功能亢进症、锂相关高钙血症等。

（2）非 PTH 依赖型高钙血症。①恶性肿瘤：约 20% 的恶性肿瘤（如乳腺癌、肺癌、肾癌、甲状腺癌、前列腺癌）患者，特别是晚期，可发生高钙血症。这些恶性肿瘤可转移至骨骼，并直接破坏骨组织，将骨钙释放出来，引起高钙血症。此外，有些肿瘤（如上皮细胞样肺癌、肾癌）可以产生甲状旁腺激素样物质、前列腺素 E、维生素 D 样固醇及破骨细胞活化因子，使骨组织发生吸收而释放钙。②甲状腺功能亢进：甲状腺素增多，机体代谢活性增高，骨转换速度增快，骨组织吸收也相应增加，导致高钙血症。③肾功能衰竭：在急性肾功能衰竭的少尿期，钙无法随尿液排出而沉积在软组织中，这时，低钙血症所引起的甲状旁腺激素增加可促进骨吸收，从而导致高钙血症。在多尿期，沉积在软组织中的钙瞬间被动员出来，可发生高钙血症。④肢端肥大症：为垂体功能亢进的一种，由肠道钙吸收增加，也可发生高钙血症。⑤维生素 D 或其他代谢产物服用过多：显著增加钙在肠道内的吸收，从而产生高钙血症。维生素 A 服用过多以及长期石膏制动也可以通过增加骨吸收而产生高钙血症。⑥噻嗪类利尿药：可使体液排出过多引起低血容量，使肾小管内钙的重吸收增加，尿钙排出减少，导致高钙血症。

在所有的高钙血症病因中，最常见的为原发性甲状旁腺功能亢进和恶性肿瘤，占总致病因素的 90% 以上。

此外，PHPT 的临床表现分为 3 个方面：①典型症状型（靶器官受累型）。高钙血症主要表现为口干、多饮等脱水症状；泌尿系统症状有肾结石、多尿、肾功能受损等；其他系统症状包括消化性溃疡、胰腺炎、心律失常、记忆力减退、抑郁、病理性骨折等。②无症状高钙血症型。仅生化指标异常，临床无症状，或仅表现为乏力、易疲劳、体重减轻和食欲减退等不典型症状。③正常血钙型。血钙正常，部分患者有靶器官损害或代谢异常。

案例总结

本案例是一例因多发泌尿系统结石就诊及确诊 PHPT 的病例。是检验人员在审核报告时发现该患者高钙低磷且多发泌尿结石，通过查看病史及相关检查后与临床沟通最终确诊为 PHPT。PHPT 已逐渐成为一类常见的内分泌疾病，影响人类健康。本病发病缓慢，病情程度不同，临床表现轻重不一，可引起机体多个系统受累，在临床诊疗过程中不易察觉，很容易误诊、漏诊。

综合学习文献报道及结合本例治疗体会，笔者认为患者如有高钙血症的临床症状、泌尿系统结石、不明原因的骨痛 / 骨折、顽固性消化溃疡、精神神经症状、甲状旁腺占位等症状或体征应将 PTH、血钙作为常规检测项目，以尽早诊断或排除 PHPT。临床医生应充分认识 PHPT 的疾病特点，对以 PHPT 为表现的临床疾病做出准确诊断，避免漏诊、误诊，并制订合理的治疗方案，同时不断加深对这类疾病的认识与相关研究，以期进一步改善 PHPT 患者的预后。

专家点评

检验科以为临床及患者提供及时、准确的检验结果为宗旨，检验科作为临床的抓手，检验结果对患者的诊疗起到至关重要的作用。临床医生需要掌握大量的医疗技能与知识，而实验室检查并非他们的专长，检验报告单不像影像报告单可以给出诊断性的意见，需要临床医生结合患者情况以及各个指标进行综合分析。这加重了临床医生的负担，可能造成停留在检验结果的表象上，没有将检验结果结合患者临床表现进行分析，最后可能会采取不正确的处理措施，甚至造成不可挽回的后果。

本案例的挑战主要在于是什么原因导致的高钙低磷血症，如果没有结合患者的实验室指标 Ca、P、ALP，再结合患者病史，与临床沟通，建议临床医生完善 PTH 检查以及甲状腺超声检查，该患者很可能被当作一般的结石患者进行诊疗。患者可能会进行手术治疗暂时解决问题，但会因 PTH 分泌增多而加速骨的吸收和破坏，骨钙释放入血则血钙升高，PTH 促进肠道对钙的吸收，血钙水平升高，患者可能会出现反复的高钙血症而被忽视，最后肾结石、肾钙化会反复发生。同时钙离子浓度增加会导致肾血管收缩、肾小球滤过率降低、肾小管阻塞等，导致尿路感染以及肾功能损伤的情况，最后患者可能会面临多次手术甚至把唯一有功能的右肾切除的后果。

这个患者是幸运的，检验医生在审核报告时结合患者的初步诊断进一步追踪了患者病史及临床表现，积极与临床医生沟通，同时临床医生也欣然接受了意见，为寻找"真相"进一步进行了 PTH 及甲状腺超声检查，为患者提供了正确诊疗的依据。从这个案例中体现了临床沟通的重要性，同时也提醒我们检验工作者，除了确保发出准确的检验结果，还应进一步提高自身的临床思维及综合分析能力，积极与临床进行沟通，做好临床的"眼睛"，使患者获益。

参考文献

［1］　中华医学会骨质疏松和骨矿盐疾病分会.原发性甲状旁腺功能亢进症诊疗指南（讨论稿）［C］// 中华医学会第四次全国骨质疏松和骨矿盐疾病学术会议论文汇编.2006：12-16.

［2］　何永茂，邵命海，兰天鹰，等.肾结石为首要症状的原发性甲状旁腺功能亢进症 1 例报告及文献复习［J］.中国医药导报，2022，19（33）：184-187.

类风湿因子干扰引起促甲状腺激素假性增高 1 例

14

作　　者：尚文雯[1]，王心盼[2]（南京医科大学第一附属医院，1 检验学部；2 内分泌科）

点评专家：杨瑞霞（南京医科大学第一附属医院）

前　言

甲状腺功能的检测是临床诊断、筛查和治疗甲状腺疾病的首选指标，在甲状腺疾病的诊断、治疗、疾病进展监测、预后判断等方面具有巨大的应用价值。因此，保证甲状腺功能检测结果的准确性非常重要。但在临床工作中，会出现甲状腺功能检测与临床表现不相符而导致误诊的情况。在此我们报道了一例因血清存在类风湿因子干扰造成 TSH 假性增高的病例。

案例经过

患者，女，58 岁。因"全身关节疼痛 2 年，发现促甲状腺激素升高"于 2021 年 11 月 15 日入住我院。

2020 年，患者因全身关节疼痛在当地医院诊断为类风湿性关节炎，予以雷公藤多甙片治疗，先后 6 次查类风湿因子（RF）均明显升高，其值在 1500~3000 IU/mL 范围内波动。

2021 年 9 月 27 日，患者因关节疼痛未缓解再次于当地医院治疗，类风湿因子检测值为 1520 IU/mL，明显升高。同时检查甲状腺功能，发现血清促甲状腺激素（TSH）升高，为 10.36 mIU/L（参考值：0.27~4.20 mIU/L），游离三碘甲状腺原氨酸（FT3）和游离甲状腺素（FT4）均正常，拟诊断为亚临床甲状腺功能减退症。

为求进一步治疗，患者于 2021 年 11 月 15 日入住我院。体格检查未见明显异常。无畏寒、乏力、脱发、便秘、体重增加等甲状腺功能减退的相关症状和体征。实验室及影像学辅助检查：TSH 8.09 mIU/L，FT3、FT4、甲状腺过氧化物酶抗体（TPOAb）、抗甲状腺球蛋白抗体（TGAb）均正常；RF 1780 IU/ml；C 反应蛋白（CRP）38.87 mg/L；抗核抗体谱均为阴性；性激素六项提示绝经期改变；肝肾功能电解质、心电图、心脏彩超、甲状腺彩超、垂体磁共振均无异常。

案例分析

1. 临床案例分析

患者就诊于我院风湿科及内分泌科，根据 2009 年美国风湿病学会（ACR）和欧洲抗风湿病联盟（EULAR）评分系统评分为 5 分，暂不诊断为类风湿性关节炎。因患者临床症状与 TSH 检测结果不相符，结合患者高水平 RF，考虑其 TSH 有可能为假性增高，亚临床甲状腺功能减退症存疑。需与检验科沟通，进一步确认患者的 TSH 水平。

2. 检验案例分析

因患者临床症状与 TSH 检测结果明显不相符，遂分析该异常检验结果可能的原因。当日化学发光免疫分析仪运行状况正常，仪器没有提示报警信息，TSH 项目室内质控在控，标本送检、处理及时、检测时间符合要求，标本无溶血、脂血、黄疸等现象，复查后结果与原始结果重复性高，初步排除机器故障和人员检测原因造成的结果异常。

（1）梯度稀释标本。随机选取与本例患者血清 TSH 浓度接近的 1 例患者血清样本作为对照，采用罗氏 cobas E602 电化学发光检测系统（以下简称" cobas E602 系统"）配套的稀释液同时进行 1：2、1：4、1：8、1：16、1：32 梯度稀释，处理后的样本用 cobas E602 系统进行检测。如表 14.1 所示，患者血清 TSH 随着稀释倍数的增加，检测结果不与稀释倍数成比例降低，稀释结果没有线性变化规律；对照血清 TSH 随着稀释倍数增加，稀释结果与稀释倍数成比例下降，稀释结果和稀释倍数成线性（图 14.1）。可初步证实患者标本内含有干扰物质的存在。

表 14.1　患者血清梯度稀释后 TSH 检测结果（单位：mIU/L）

样本	原倍	2倍	4倍	8倍	16倍	32倍
检测结果	8.09	2.05	0.85	0.43	0.21	0.11
换算结果	8.09	4.10	3.40	3.44	3.36	3.52
检测结果	8.22	4.09	2.01	1.03	0.51	0.26
换算结果	8.22	8.18	8.04	8.24	8.16	8.32

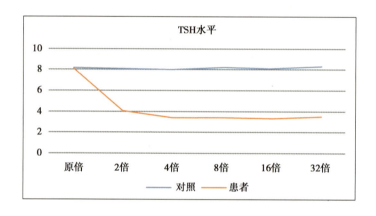

图 14.1　患者血清梯度与对照组

（2）更换检测平台。我院采用罗氏 cobas E602 系统，外院采用雅培免疫化学发光检测系统。我们将患者的血清同时在本院和外院的不同检测系统进行检测。更换雅培免疫化学发光检测系统后，患者血清 TSH 结果为 3.20 mIU/L（参考值：0.27~4.20 mIU/L）。由于此患者标本在不同检测平台上表现出不同的检测结果，因此，考虑是标本本身存在干扰 TSH 检测的因素。

（3）聚乙二醇处理标本。为了验证是否存在内源性干扰，我们采用 25% 聚乙二醇（PEG）处理患者的血清样本。用罗氏 cobas e602 系统和雅培系统检测经 PEG 沉淀后的血清样本，结果显示 FT3 和 FT4 基本不变，TSH 为 3.45 mIU/L 和 3.22 mIU/L，较原倍 TSH 水平明显降低。以上结果表明，患者的 TSH 真实值在正常参考值内，血清中存在的内源性物质干扰了罗氏 cobas e602 系统的检测，造成 TSH 假性增高。

（4）类风湿因子阻断剂处理标本。内源性干扰相对常见的因素是嗜异性抗体（HA）、人抗动物抗体（HAAA）和 RF，由于患者 RF 浓度较高，为明确患者的干扰来源，我们尝试用 RF 阻断剂对血清标本进行处理后再行检测。用罗氏 cobas e602 系统和雅培系统检测经 RF 阻断剂处理后的血清样本，结果显示 FT3 和 FT4 基本不变，TSH 为 3.39 mIU/L 和 3.25 mIU/L，在正常参考值范围。

以上结果显示，用雅培系统检测的经处理和未处理的标本，TSH 水平均在正常范围，与罗氏 cobas e602 系统检测的经 PEG 沉淀或 RF 阻断剂处理后的结果一致。表明患者的 TSH 实际水平在正常参考值范围内，血清中的 RF 干扰了罗氏 cobas e602 系统的检测，造成 TSH 假性增高。

知识拓展

化学发光免疫分析技术是临床检测甲状腺功能的首选方法，具有高特异性、高灵敏度、方法稳定快速、检测范围宽、操作简单、自动化程度高、无放射性污染等优点，成为重要的实验室检测手段，被各实验室广泛应用。然而，近年来越来越多的研究发现，在临床检测中免疫学干扰无处不在，导致假阳性或假阴性结果。因此，快速、准确地识别免疫检测干扰非常重要。

RF 是一种抗人或动物 IgG 分子 Fc 片段抗原决定簇的抗体，是以变性 IgG 为靶抗原的自身抗体。类风湿关节炎、红斑狼疮、糖尿病等自身免疫性疾病等患者体内均可发现类风湿因子、嗜异性抗体等自身抗体等，这些特殊成分在抗原 - 抗体反应过程中有一定的吸附作用，从而导致假阳性结果。

案例总结

本案例患者 FT3、FT4 正常，TSH 明显升高，与患者的临床症状和体征不相符，推测该患者体内存在干扰物质。我们经过一系列试验，结果显示该患者 TSH 水平受到体内高浓度 RF 的干扰。

检验人员在工作过程中，要充分认识到免疫学检测方法的干扰因素及干扰机制，一旦出现检测结果与患者的临床表现不符的情况，要积极与临床医生沟通、交流，分析原因，寻找对策，并进一步进行处理和验证，尽可能地排除干扰，给临床和患者一个准确的结果。

专家点评

　　本案例是一例因类风湿因子 RF 干扰导致 TSH 假性升高，通过进一步分析避免误诊、误治的典型案例，对临床医生和检验医师都具有极大的启发。当患者体征与检验结果不一致时，检验与临床的沟通相当重要，检验工作者应对分析中的全过程进行全面分析，查找原因，积极发现潜在的影响因素，确保发出正确的报告单，为临床提供重要的诊疗方向。本案例中，检验工作者对 TSH 进行抽丝剥茧地分析，找到了导致 TSH 假性升高的干扰因素，充分体现了实验室检查在临床诊断中的重要性以及检验与临床沟通的必要性，对检验日常工作有较强的指导意义。

参考文献

［1］ BOLSTAD N，WARREN D J，NUSTAD K. Heterophilic antibody interference in immunometric assays［J］. Best Practice & Research Clinical Endocrinology & Metabolism，2013，27（5）：647-661.

［2］ VOS M J，RONDEEL J M M，SOPHIE M G，et al. Immunoassay interference caused by heterophilic antibodies interacting with biotin［J］. Clinical Chemistry and Laboratory Medicine，2017，55（6）：e122-e126.

［3］ BENVENGA S，PINTAUDI B，VITA R，et al. Serum thyroid hormone autoantibodies in type 1 diabetes mellitus［J］. The Journal of Clinical Endocrinology and Metabolism，2015，100（5）：1870-1878.

［4］ HATTORI N，ISHIHARA T，MATSUOKA N，et al. Anti-thyrotropin autoantibodies in patients with macro-thyrotropin and long-term changes in macro-thyrotropin and serum thyrotropin levels ［J］. Thyroid，2017，27（2）：138-146.

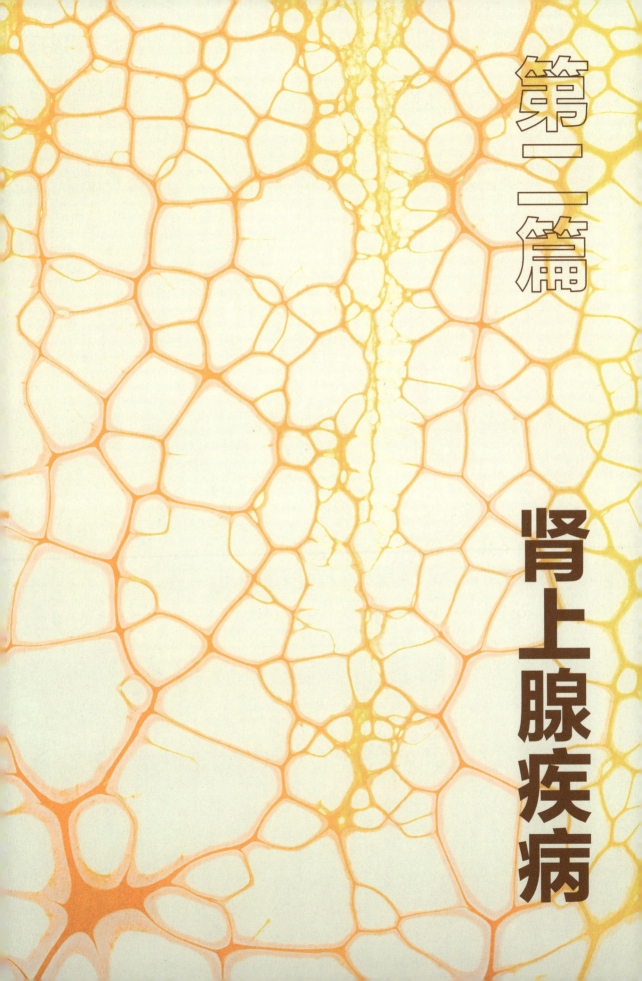

第二篇

肾上腺疾病

原发性醛固酮增多症1例

15

作　　者：吴亮亮[1]，梁英香[2]（广东阳春市中医院，1 检验科；2 内科）

点评专家：林协（广东阳春市中医院）

前　言

原发性醛固酮增多症（primary aldosteronism，PA）简称原醛症，是由肾上腺皮质病变引起醛固酮分泌增多，导致潴钠排钾、体液容量扩增、肾素 - 血管紧张素系统受抑制，表现为高血压和低血钾的临床综合征。以往认为其患病率占高血压病人的 0.4%~2.0%，近年来发现，在高血压病人中原发性醛固酮增多症的患病率为 10% 左右。

与血压水平相当的原发性高血压（essential hypertension，EH）患者相比，PA 患者的心、脑、肾等靶器官损害更为严重。更高的发病占比、更严重的病情使临床工作者对原醛症更加关注。本文将分享一例被高血压困扰 10 余年，合并有肾脏、心脏、脑等损伤的原发性醛固酮增多症从确诊到手术治疗的病例，希望能为医疗界的同仁们带来启示和借鉴。

案例经过

患者，女，54 岁，反复头晕 3 年余。1 周前患者头晕再次加重，自测血压高达 208/125 mmHg，自行口服药物治疗（具体不详），血压控制不佳，症状未见明显缓解，于 2023 年 10 月 20 日来我院诊治。

既往史：既往有高血压病 10 余年，高血压性肾衰竭病史多年，收缩压最高达 211 mmHg。持续规律口服美托洛尔、硝苯地平缓释片、氯沙坦钾片治疗，血压情况不详。有糖尿病病史 3 年余，自行服用中成药降糖治疗，具体不详，血糖控制情况不详。既往有交感神经型颈椎病病史，间断来我院门诊康复治疗，症状反复。既往有冠心病病史，未规律服药治疗，具体不详。否认药物及食物过敏史。

入院查体：体温 36.3 ℃，心率 93 次 / 分，呼吸 20 次 / 分，血压 170/122 mmHg，随机血糖 14.7 mmol/L。神志清，颜面轻度浮肿，胸廓对称无畸形，呼吸平顺，双肺呼吸音清，未闻及干、湿性啰音。心界不大，心率 93 次 / 分，律齐，各瓣膜听诊区未闻及病理性杂音。腹平软，全腹无压痛及反跳痛，Murphy（－），肝脾肋下未及，肝肾区无叩击痛，移动性浊音阴性，肠鸣音正常。肛门及外生殖器未查。脊柱无畸形，四肢肌力、肌张力正常，双下肢无浮肿。生理反射存在，病理反射未引出。舌质红，苔薄黄，脉弦。

辅助检查结果如下：

2023 年 10 月 20 日入院，当天血检结果：钾（K）3.45 mmol/L↓，尿酸（UA）427 μmol/L↑，糖化血红蛋白（HbA1C）7.00%↑，尿蛋白（PRO）（＋）0.3 g/L，白细胞（LEU）（＋＋）125，余无异常。

2023 年 10 月 21 日，动态心电图结果提示：窦性心律，偶发房性早搏。

2023 年 10 月 22 日，CT 结果提示：①左肾囊肿；②双侧肾上腺稍粗；③主动脉及双侧冠状动脉轻度粥样硬化；④双侧脑室周围脑白质慢性缺血性改变。

心脏彩超结果：主动脉瓣轻度反流；左室收缩功能正常，左室舒张功能减退（Ⅰ级）。

高血压检查结果（静脉血）：患者 ARR（血浆醛固酮与肾素活性比值）>3.7，原发性醛固酮初筛阳性（图 15.1）。检验科建议患者做原醛确诊试验（卡托普利），被患者拒绝。

综合上述结果，诊断：①原发性醛固酮增多症？②左肾囊肿；③高血压性肾衰竭；④冠状动脉粥样硬化性心脏病。

高度怀疑患者为原发性醛固酮增多症，为寻找肾上腺占位性病变，2023 年 10 月 25 日做肾上腺增强 CT，报告回复：肾上腺增生，肾动脉狭窄（图 15.2）。

肾上腺增强 CT 未发现肾上腺占位性病变，为寻求解决方案，请泌尿外科会诊，协助诊治。鉴于患者有手术治疗意愿，建议做双侧肾上腺静脉取血（AVS）检查进行原醛症分型诊断。

项目	结果	单位	参考值		
1 醛固酮（ALD）	438.763	pg/mL	站位 40~310	卧位 10~160	
2 人皮质醇（Cortisol）	17.86	μg/dL	上午 7—9 点 4.26~24.85	下午 3—5 点 2.9~17.3	晚上 11 点—凌晨 1 点 0~32
3 肾素（Renin）	1.022	pg/mL	站位 3.8~38.8	卧位 2.4~32.8	
4 促肾上腺皮质激素（ACTH）	32.951	pg/mL	上午 7—9 点 7.2~63.4	下午 3—5 点 3.0~32.0	晚上 11 点—凌晨 1 点 0~32

图 15.1 高血压项目结果

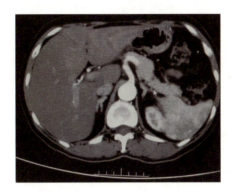

图 15.2 肾上腺增强 CT

2023 年 10 月 26 日—10 月 30 日，调整降压方案，为双侧肾上腺静脉取血术（AVS）做准备。

2023 年 10 月 31 日，双侧肾上腺静脉取血（AVS）。左右侧肾上腺高血压检查结果见表 15.1，明确左侧肾上腺为分泌的优势侧。

表 15.1 左右肾上腺高血压结果

药物	醛固酮（pg/mL）	人皮质醇（nmol/L）	肾素（μIU/mL）	促肾上腺皮质激素
左肾上腺	2554.402	137.985	1.17	34.893
右肾上腺	227.504	13.353	1.168	23.189

注：醛固酮浓度线性在 10~1000 pg/mL 范围内，左肾上腺血液醛固酮原始测定结果为：醛固酮（ALD）2004.902 pg/mL ↑↑↑，已超出线性范围，结果不可靠，用稀释液稀释 5 倍校正后，醛固酮的结果为 2554.402 pg/mL ↑↑↑。

2023 年 11 月 9 日，进行腹腔镜左侧肾上腺切除术，手术顺利。

2023 年 11 月 11 日，手术标本（左肾上腺组织）病理结果符合肾上腺皮质腺瘤（图 15.3）。

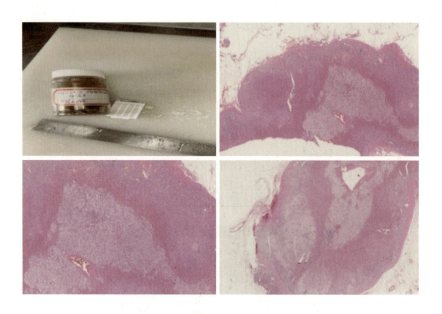

图 15.3　病理结果案例分析

案例分析

1. 检验案例分析

根据专家共识，推荐对以下人群进行原发性醛固酮增多症筛查：①持续性高血压（>150/100 mmHg，1 mmHg=0.133 kPa）患者；使用 3 种常规降压药（包括利尿剂）无法控制血压（>140/90 mmHg）的患者；使用 ≥ 4 种降压药才能控制血压（<140/90 mmHg）的患者及新诊断的高血压患者。②高血压合并自发性或利尿剂所致的低钾血症患者。③高血压合并肾上腺意外瘤患者。④早发性高血压家族史或早发（<40 岁）脑血管意外家族史的高血压患者。⑤原发性醛固酮增多症患者中存在高血压的一级亲属。⑥高血压合并阻塞性呼吸睡眠暂停患者。

该案例患者出现持续性高血压（>150/100 mmHg），使用 3 种常规降压药仍无法控制血压，且合并低钾血症，符合原发性醛固酮增多症筛查对象。

ARR 是原发性醛固酮增多症的首选筛查指标。经计算，患者 ARR=35.8>3.7，原发性醛固酮增多症初筛阳性。

鉴于患者肾上腺增强 CT 未见占位性病变，结合患者血压难以控制、心功能不全及有低钾血症的情况，检验科推荐患者做卡托普利试验，对原发性醛固酮增多症进行确诊。该实验操作相对简单，而且安全性较高，但遭到了患者的拒绝，多次劝解无果。

为了寻求解决之道，检验科和临床多次翻阅各类书籍，深入研究国内外的指南与专家共识，终于发现患者的情况与专家共识中的一个免确诊条件高度契合。

根据《原发性醛固酮增多症诊断治疗的专家共识（2020 版）》（图 15.4），对于合并自发性低钾血症、血浆肾素活性（PRA）低于可检测水平或 DRC（直接肾素浓度）<2.5 mU/L、醛固酮 >20 ng/dL 的患者，可直接诊断为原发性醛固酮增多症，无须进行额外的确诊试验。

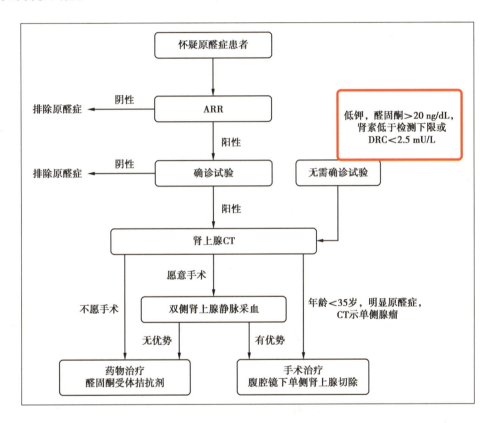

图 15.4　原发性醛固酮增多症的诊疗流程

患者的原发性醛固酮增多症相关检验结果见表 15.2。

表 15.2　患者的原发性醛固酮增多症相关检验结果

检验项目	结果	单位	参考值	换算后结果	换算后单位	参考值
血钾（K）	3.45	mmol/L	3.5~55	—	—	—
醛固酮（ALD）	438.763	pg/mL	—	43.8763	ng/dL	20
肾素（Renin）	1.022	pg/mL	—	1.226	mU/L	2.5

注：本科室用于检测血浆高血压的仪器为安图 A2000plus 化学发光仪，根据安图工程师提供的"肾素国际标准单位转换系数验证报告"，在国际标准浓度为 1.63~416.67 μIU/mL 时，与安图试剂结果（pg/mL）相比，整体偏高约 20%，因此，可暂定两者之间的系数为 1.2。肾素 1.0221 pg/mL 可换算成 1.226 μIU/mL=1.226 mU/L。

本案例患者可直接诊断原发性醛固酮增多症而无须进行额外的确诊试验。《2020 版欧洲高血压学会内分泌性高血压工作组立场声明和共识》里也提到：PAC>20 ng/dL+ 低血钾 +PRA<0.2 ng/（mL·h）或 DRC<5 mU/L，则不必要做原发性醛固酮增多症确诊试验。

该患者有手术治疗意愿，为确诊优势侧，2023 年 10 月 31 日，进行双侧肾上腺静脉取血术，此检查可精准判断患者是双侧原发性醛固酮增多症还是单侧原发性醛固酮增多症，若确诊为单侧原发性醛固酮增多症，通过患侧肾上腺全切手术，有望实现治愈。

2023 年 10 月 31 日 11：53 检验科收到 AVS 术中采集的左肾上腺血液，12：15 检验科收到 AVS 术中采集的右肾上腺血液，检验科值班人员向临床咨询具体情况，并查询患者的详细资料。经确认，患者为 AVS 术中采血，送检的分别为左右肾上腺的血液。

在确保标本无误、血浆分离状况优良的前提下，对仪器状态进行了仔细的检查。本科室使用安图 A2000plus 化学发光仪，其检测方法为磁微粒化学发光法免疫分析法。确定仪器状态良好，试剂状态良好，质控处于可控范围内，检测环节无误，且未受到钩状效应的影响，随后进行检测。

具体测定结果见表 15.1，该患者左右侧肾上腺血液的醛固酮浓度相差 2326.898 pg/mL。根据结果，可明确左侧肾上腺为分泌的优势侧，审核结果后第一时间电话通知临床。

根据检测结果，临床明确诊断，患者为左侧肾上腺醛固酮增多症。

2. 临床案例分析

患者为 54 岁女性，年纪较轻，有高血压史 10 余年及高血压肾病多年。患者收缩压一直较高，最高达 211 mmHg，口服多联降压药后血压仍难以控制，多次就医治疗，均未找到病因。

该患者入院时血压 170/122 mmHg，血钾（K）3.45 mmol/L ↓。高血压检查结果：醛固酮（ALD）438.763 pg/mL↑，肾素（Renin）1.022 pg/mL↓。结合检验结果并参照专家共识，该患者确诊为原发性醛固酮增多症。

在明确诊断为原发性醛固酮增多症的情况下，我们进一步进行了分型诊断。对于单侧肾上腺病变，手术能够实现临床缓解乃至生化完全缓解，其预后相当良好。针对该患者，我们先执行了肾上腺增强 CT 检查，结果显示双侧肾上腺均未见异常。肾上腺 CT 在原发性醛固酮增多症的诊断过程中具有一定的局限性。这种影像学检查往往无法发现微小的腺瘤，或者无法区分无功能瘤和醛固酮瘤。为了提高诊断的准确性，需要结合其他检查方法进行综合分析。因此，在获得该患者同意进行手术治疗的前提下，我们对双侧肾上腺进行了静脉采血检测，结果显示左侧为分泌优势侧。随后，我们对患者进行了左侧肾上腺切除术。术后的病理检查证实，左侧肾上腺确实存在腺瘤。至此，我们终于揪出了患者多年高血压的"元凶"。

术后随访，患者血钾及肾上腺激素水平恢复正常，血压控制平稳，预后良好。

知识拓展

原发性醛固酮增多症诊断治疗指南推荐至少选择以下4项确诊试验中的1项，用于ARR阳性患者明确诊断，不建议在尚未明确诊断前直接进行疾病亚型分类。

（1）生理盐水试验：是目前国内较为普遍采用的诊断方法，但其可能导致血容量骤然增加，从而诱发高血压危象及心功能衰竭。因此，对于血压难以控制、心功能不全或低钾血症的患者，不推荐进行此项检查。

（2）卡托普利试验：本试验在安全性方面表现良好，试验过程中不会导致血压的突然波动。同时，本试验与每日摄入的盐量无关，对时间和成本的要求较低，因此，具有较高的可行性，适用于门诊患者。但本试验的灵敏度和特异度相对较低，在一定程度上存在假阴性的情况。

（3）高钠饮食试验：本试验也可能导致患者的血容量显著升高。因此，对于患有严重高血压、肾功能不全、心功能不全、心律失常或严重低血钾等病症的患者，也不推荐进行这项试验。

（4）氟氢可的松抑制试验：为确诊原发性醛固酮增多症的最敏感试验，具有高度的准确性，但该试验的操作流程烦琐、准备工作耗时较长，且部分地区可能药物短缺。因此，这种试验在实际医疗工作中并未得到广泛推广。

肾上腺CT在原发性醛固酮增多症的诊断过程中存在一定的局限性。这种影像学检查往往无法发现微小的腺瘤，或者无法区分无功能瘤和醛固酮瘤。因此，为了更准确地分型诊断原发性醛固酮增多症，可以选择进行双侧AVS检查，以进一步明确病变的侧别、数目和性质，从而提高诊断的准确性。

AVS是区分单侧或双侧分泌最可靠、最准确的方法。目前，AVS的灵敏度和特异度均可达到90%以上，明显优于肾上腺CT（75%~78%）。因此，AVS被公认为原发性醛固酮增多症分型诊断的"金标准"。但由于 AVS 是侵入性检查，技术难度较大，价格昂贵，且有出血、血栓等风险，国内较少开展。相关指南建议选择性地对需要手术的患者进行 AVS。

案例总结

原发性醛固酮增多症引发的高血压对患者心脏、肾脏等靶器官具有严重损害，因此，早期识别与诊断尤为重要。

本案例患者罹患高血压已有十余载，历经多次求诊，未能明确病因，错失了及时治疗的良机。为了避免此类情况再度上演，我们应对顽固性高血压及高血压伴低血钾的患者进行原发性醛固酮增多的标准化筛查与诊治，这对临床实践具有现实的指导意义。

AVS 被誉为原发性醛固酮增多症分型诊断的"金标准"，可实现病灶的精确定位，从而极大地降低了临床的误诊率，但不能盲目进行。操作前需由专业的内分泌专科团队把握适应证，并制订好规范的操作流程，由手术经验丰富的医生执行，确保操作过程万无一失。

本案例从 ARR 初筛阳性→原发性醛固酮增多症确诊→双侧 AVS →确定患侧在左侧肾上腺→腹腔镜下行左肾上腺切除术→病理回报提示左肾上腺皮质腺瘤。层层深入，终破谜团，该患者多年高血压的元凶终被揭晓——左侧肾上腺瘤。

专家点评

本案例中，患者在肾上腺 CT 中未能发现占位性病变，检验科的结果可谓"立了大功"，帮助临床解决了最重要的原发性醛固酮增多症确诊和明确优势侧。检验与临床的紧密结合与协作，能够更加有效地帮助患者解决问题，从而实现医患双方的共赢。

参考文献

［1］王庭俊，谢良地 .《原发性醛固酮增多症诊断治疗的专家共识（2020 版）》更新要点解读［J］.
中华高血压杂志，2021，29（11）：1036-1038.

［2］蒋怡然，王卫庆 . 原发性醛固酮增多症的诊治现状及展望［J］. 诊断学理论与实践，2020，
19（5）：445-449.

［3］郑芬萍，李红 . 原发性醛固酮增多症的规范化诊治［J］. 浙江医学，2021，43（21）：2279-
2283.

家族性醛固酮增多症Ⅱ型1例

16

作　　者： 罗敏[1]，曾艳梅[2]（南方医科大学南方医院，1 检验医学科；2 内分泌科）

点评专家： 司徒博（南方医科大学南方医院）

前　言

　　原发性醛固酮增多症（primary aldosteronism，PA），是继发性高血压的常见原因，而家族性醛固酮增多症（familial hyperaldosteronism，FH）为 PA 的罕见类型，通常会在年轻时发展成严重的高血压，如果不进行治疗，高血压会增加中风、心脏病和肾衰竭的风险。至今已有 4 种 FH 被报道，分别为 FH Ⅰ型、Ⅱ型、Ⅲ型和Ⅳ型，为基因突变所致 PA 的个性化诊断和治疗开辟了新的道路。本案例患者是一名 13 岁青少年男性，因 "高血压 10 年，低血钾 1 年余" 入院，入院查血钾 2.53 mmol/L，测血压 153/98 mmHg，入院完善相关检验检查以及内分泌功能试验，排除其他原因所致的高血压、低血钾，明确患者 PA 的诊断，最终确诊为 FH Ⅱ型。予以螺内酯药物治疗，随访血压、血钾控制稳定。

案例经过

　　患者，男，13 岁，因 "发现低血钾 10 年，血压升高 1 年余" 入院。患者低钾血症 10 年，10 年前外院检查结果表现为低血钾、高醛固酮、高 ARR（血浆醛固酮与肾素活性比值），诊断为巴特综合征，长期口服 10% 氯化钾溶液补钾治疗。发现血压升高 1 年余，最高可达 180 mmHg，今年 1 月于外院诊断为原发性醛固酮增多症，予以螺内酯 20 mg tid+10% 氯化钾溶液 20 mL qid+ 蒙诺治疗。血压控制在 130/80 mmHg，行肾上腺 CT、MRI，结果未见异常。为进一步检查，来我科住院时已停用螺内酯 1 个月，改为特拉唑嗪 2 mg bid 治疗。

既往于 4 个月前在外院诊断为肾囊肿、肾盂扩张、青光眼、倒睫、光敏感度下降，无药物过敏史，否认家族性遗传病、肿瘤病史。

体格检查：血压 153/98 mmHg，身高 148 cm，体重 45 kg，BMI 20.5 kg/m^2。神志清，无失语及构音异常。两侧瞳孔等大等圆，直径约 3.0 mm，直接及间接对光反射灵敏。颈软，甲状腺无肿大，质软，无压痛，未触及结节，无震颤，未闻及血管杂音。皮肤未见干燥、水肿、皮损。无肌肉萎缩及静脉曲张。无关节畸形。男乳女化，可触及皮下肿块，质韧，不可推动。双肺呼吸音清晰，双侧肺未闻及干、湿性啰音。心率 78 次 / 分，律齐，各瓣膜听诊区未闻及病理性杂音。腹平坦，腹部柔软，无压痛、反跳痛。肝脾脏肋下未触及。双下肢无浮肿。

入院后完善相关检查，结果如下。

（1）原发性醛固酮增多症筛查。

筛查前准备：①尽量将血钾纠正至正常范围。入院后查离子六项：总钙 2.07 mmol/L，钾离子 2.53 mmol/L，镁离子 0.69 mmol/L，无机磷 1.91 mmol/L；治疗后复查离子六项：无机磷 1.67 mmol/L，钾离子 4.35 mmol/L，镁离子 0.79 mmol/L，钠离子 139 mmol/L，氯离子 104.6 mmol/L，总钙 2.24 mmol/L。②停用对 ARR 影响较大药物至少 4 周。患者来我科住院时已停用螺内酯 1 个月，改为特拉唑嗪 2 mg bid 治疗。

筛查指标：ARR>30；ALD（醛固酮）>15 ng/dL，为阳性。

结果分析：原发性醛固酮增多症初筛阳性，存在低钾血症（表 16.1）。

表 16.1 原发性醛固酮增多症筛查结果

高血压四项	肌酐（μmol/L）	血钾（mmol/L）	ALD（ng/dL）	PRA［ng/（mL·h）］	ARR
非卧位	41	2.53	92.70	0.48	193.13
参考范围	44~106	3.5~5.3	3~16	0.15~2.33	—

（2）鉴别诊断。

完善血皮质醇节律、24 h 尿皮质醇、MNs、性激素、生长激素（GH）、胰岛素样生

长因子 -1（IGF-1）和甲状腺功能等相关检查，明确患者高血压病因诊断：皮质醇（COR）（日 0 时）<1.00 μg/dL，皮质醇（日 16 时）6.58 μg/dL，皮质醇（日 8 时）6.64 μg/dL；促肾上腺皮质激素（ACTH）27.30 pg/mL。

结果分析：MNs 筛查结果未见异常，皮质醇节律和尿皮质醇结果均未见异常，排除嗜铬细胞瘤和库欣综合征导致的继发性高血压可能。

（3）评估患者高血压并发症情况。

尿蛋白：24 h 尿蛋白定量（UTP）0.34 g/24 h，尿白蛋白（ALBU）105.7 mg/L，尿微量白蛋白总量（UALB）180 mg/24 h，尿 β2 微球蛋白（β2-MGU）0.62 mg/L，尿微量白蛋白 / 尿肌酐（ALBU/UCR）15.6 mg/mmol；尿蛋白成分分析：尿微量白蛋白 / 尿肌酐（ALBU/UCR）15.6 mg/mmol；尿微量白蛋白测定（ALBU）159.00 mg/L，尿免疫球蛋白定量测定（IgGU）24.8 mg/L，尿转铁蛋白测定（TRFU）9.3 mg/L，尿 β2 微球蛋白测定（β2-MU）0.97 mg/L，尿轻链 Kappa 定量（KapU）14.60 mg/L。

（4）原发性醛固酮增多症确诊。

对于 ARR 阳性患者，进行 4 种确诊试验中 ≥ 1 种以明确诊断。患者行生理盐水试验、卡托普利确诊试验，结果如下：

生理盐水输注试验前：醛固酮测定（ALD）141.00 ng/dL，醛固酮 / 肾素活性（ALD/PRA-E）261.11，血浆肾素活性测定（PRA-E）0.54 ng/（mL·h）。

生理盐水输注试验后：醛固酮测定（ALD）117.00 ng/dL，醛固酮 / 肾素活性（ALD/PRA-E）153.95，血浆肾素活性测定（PRA-E）0.76 ng/（mL·h）。

结果分析：输注后，ALD>10 ng/dL，为阳性，此结果为阳性（表 16.2）。

表 16.2　生理盐水输注试验结果

坐位	ALD（ng/dL）	PRA [ng/（mL·h）]	ARR
输注前	141.00	0.54	261.11
输注后	117.00	0.76	153.95

卡托普利试验前：醛固酮测定（ALD）154.00 ng/dL，醛固酮 / 肾素活性（ALD/PRA-E）550.00，血浆肾素活性测定（PRA-E）0.28 ng/（mL·h）。

卡托普利试验后：醛固酮测定（ALD）113.00 ng/dL，醛固酮 / 肾素活性（ALD/PRA-E）1255.56，血浆肾素活性测定（PRA-E）0.09 ng/（mL·h）。

结果分析：服药后，ALD 抑制 <30%，为阳性，此结果为阳性（表 16.3）。

表 16.3　卡托普利试验结果

坐位	ALD（ng/dL）	PRA［ng/（mL·h）］	ARR
0 h	154.00	0.28	550.00
服药后	113.00	0.09	1255.56

至此，患者卡托普利试验、生理盐水输注试验结果提示醛固酮不被抑制，原发性醛固酮增多症诊断明确。

（5）原发性醛固酮增多症分型。

高血压四项卧位：醛固酮测定（ALD）17.50 ng/dL，醛固酮 / 肾素活性（ALD/PRA-E）34.31，血浆肾素活性测定（PRA-E）0.51 ng/（mL·h）；高血压四项立位：醛固酮测定（ALD）92.70 ng/dL，醛固酮 / 肾素活性（ALD/PRA-E）193.13，血浆肾素活性测定（PRA-E）0.48 ng/（mL·h）（表 16.4）。

表 16.4　高血压四项检测结果

高血压四项	ALD（ng/dL）	PRA［ng/（mL·h）］	ARR
卧位	17.50	0.51	34.31
立位 2 h	92.70	0.48	193.13
参考范围	卧位：3~16 立位：7~30	卧位：0.15~2.33 立位：0.10~6.56	—

肾上腺增强 CT 扫描结果提示：①左侧肾上腺外侧肢增粗，考虑肾上腺增生可能；左侧肾上腺结合部结节，考虑腺瘤可能。②右肾多发囊肿（图 16.1）。

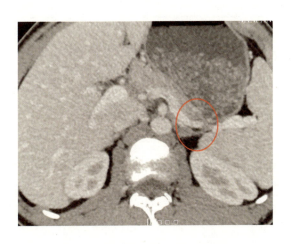

图 16.1　肾上腺增强 CT 扫描结果

由于肾上腺增强 CT 结果显示患者左侧肾上腺腺瘤可能，在确诊 PA 且排除肾上腺腺癌后，仍无法确定过量醛固酮的偏侧性，需要进行 AVS 试验，区分单双侧醛固酮分泌，而针对不同的 PA 亚型常采取不同的治疗方案，单侧病变通常采用单侧肾上腺（肿瘤）切除术，双侧病变多使用药物控制和治疗。因此，如本例患者为单侧肾上腺过量分泌醛固酮，则有机会进行手术治疗。

（6）对于发病年龄很轻的原发性醛固酮增多症患者，进行基因检测以排除 FH。

患者查全外显子组测序：PRSS12：c.511C>T（p.R171*）杂合变异，来源父亲，致病性意义不明；c.1228A>G（p.T410A）杂合变异，来源母亲，致病性意义不明；杂合变异，来源父亲，致病性意义不明（图 16.2）。

变异信息

基因	染色体	转录本	核苷酸变化	氨基酸变化	状态	致病性	来源	相关疾病
PRSS12	4	NM_003619	c.511C>T c.1228A>G	p.R171* p.T410A	杂合 杂合	意义不明 意义不明	父亲 母亲	Mental retardation，autosomal recessive Ⅰ，AR
CLCN2	3	NM_004366	c.268G>C ●	p.D90H	杂合	意义不明	父亲	Hyperaldosteronism, familial,type Ⅱ，AD

图 16.2　患者的基因检测结果

综上，患者患 FH Ⅱ型可能性大，肾上腺增强 CT 结果提示患者左侧肾上腺有腺瘤可能。考虑患者是否有机会进行单侧肾上腺切除的减负荷手术，为进一步明确定位诊断，建议进一步完善 AVS 检查以明确单侧或双侧分泌。

（7）PA 定侧，进行肾上腺静脉采血（表 16.5），帮助确定进一步的治疗方式。

表 16.5　肾上静脉采血确定肾上腺醛固酮分泌优势侧

	醛固酮 （ng/dL）	皮质醇 （μg/dL）	皮质醇 （AV/PV）	ALD/COR （ACR）	高 / 低 （ACR）	AV/PVACR
RV1	10900	382.3	38	28.51		2.8
PV1	110	10.3	/	10.38		
LV1	10400	374.9	37.5	27.74		2.7
LV2	18800	596.5	59.6	31.52	1.1	3.2
PV2	115	10.06	/	11.43		

结论：双侧分泌（＋）。

患者完善双侧肾上腺静脉采血术，结果提示双侧分泌醛固酮，拟行多学科会诊 MDT

讨论下一步的治疗计划。讨论意见：患者为 13 岁男性，慢性病程，入院后完善相关检验检查，目前患者 FH Ⅱ 型诊断明确。患者肾上腺增强 CT 报告结果提示左侧肾上腺结合部腺瘤、外侧支增生；AVS 结果提示患者为双侧分泌，讨论后综合考虑该患者目前无手术治疗指征，应予以长期药物治疗。

（8）进一步诊疗。患者 FH Ⅱ 型诊断明确，建议予以药物治疗，首选依普利酮，但因我院无依普利酮，暂予以螺内酯治疗，需观察是否有副反应情况发生。同时联合氯沙坦钾降压、补钾和降尿蛋白治疗，监测血压和血钾情况。患者复查血钾为 4.35 mmol/L，血压控制平稳，一般情况较好，予以出院。出院诊断为：①家族性醛固酮增多症 Ⅱ 型（双侧分泌），低钾血症，继发性高血压，蛋白尿；②左侧肾上腺腺瘤。

随访血压、血钾控制稳定。

案例分析

1. 临床案例分析

患者为青少年男性，慢性病程，因低血钾、高血压入院，是典型内分泌疾病的临床表现。通过一系列的检验、检查，以及内分泌功能试验，排除其他原因所致的高血压、低血钾，包括醛固酮增多症、库欣综合征及嗜铬细胞瘤等。在 PA 的诊断中通过筛查、确诊试验，明确患者原发性醛固酮增多症的诊断。结合全外显子基因测序发现患者存在 CLCN2 基因杂合突变：CLCN2：c.268G>C（p.D90H），其父亲可见相同变异，母亲未见该变异，考虑为 FH Ⅱ 型。接下来考虑治疗方案，由于肾上腺增强 CT 结果显示患者左侧肾上腺腺瘤，而患者可能有机会进行单侧肾上腺切除的减负荷手术。由于临床对 PA 单侧或双侧形式亚型确认，主要通过肾上腺成像和 AVS，目前的标准操作流程是在肾上腺成像之后进行 AVS 检查。在确诊 PA 且排除肾上腺癌后，肾上腺成像手段仍无法准确确定过量醛固酮的偏侧性，甚至难以确定单侧或双侧病变，这时需要进行 AVS 试验，区分单双侧醛固酮过量分泌。而针对不同的 PA 亚型采取不同的治疗方案：单侧病变采用单侧肾上腺（肿瘤）切除术，双侧病变的管理方式是低钠饮食和终身使用盐皮质激素受体拮抗剂治疗。因此，如果本例患者为单侧，则有机会进行手术治疗。为进一步明确定位诊断，患者行 AVS 检查。结果显示为双侧分泌醛固酮。最后经多学科会诊讨论认为，患者暂无手术治疗指征，应予以长期药物治疗。因此，予以螺内酯联合氯沙坦钾降压、补钾和降尿蛋白治疗。随访血压、血钾控制稳定。

2. 检验案例分析

本案例患者的主要临床表现为长期的低血钾、高血压，结合外院的诊疗经历考虑 PA 的可能性大。PA 的诊断主要分为筛查、确诊试验及分型定侧 3 步。对疑似 PA 的高血压患者应逐步进行排查和确诊，其中实验诊断在协助本病的确诊中有重要作用。

（1）PA 筛查应用了高血压四项中血浆醛固酮与肾素活性比值（ARR）。ARR 是目前公认最有效的初步筛查方法，采用 20~30（ng/dL）/［μg/（L·h）］作为 ARR 筛查界值。本案例患者非卧位时 ARR>30，ALD>15 ng/dL，原发性醛固酮增多症初筛结果为阳性。

（2）本案例应用了生理盐水输注试验（SIT）及卡托普利试验（CCT）作为 PA 的确诊试验，这两项试验也是目前应用最广的确诊方法，二者诊断效率相似。患者 SIT 输注后 ALD>10 ng/dL，结果为阳性，行 CCT 服药后 ALD 抑制 <30%，结果也为阳性。说明患者卡托普利试验、生理盐水输注试验结果均显示醛固酮不被抑制，因此，原发性醛固酮增多症诊断明确。

（3）分型和定侧：高血压四项卧立位醛固酮试验可用于 PA 的分型，特发性醛固酮增多症（IA）易受体位改变影响，而醛固酮腺瘤（APA）则反之。结合患者肾上腺增强 CT 结果显示患者左侧肾上腺腺瘤。如果本例患者为单侧，则有机会进行手术治疗。为进一步明确定位诊断，患者行 AVS 检查以区分原发性醛固酮增多症有无优势分泌，对治疗方案的选择至关重要。AVS 是区分单侧或双侧分泌最可靠、最准确的方法，其灵敏度和特异度均可达到 90% 以上，明显优于肾上腺 CT，被公认为原发性醛固酮增多症分型诊断的"金标准"。患者 AVS 结果显示为双侧分泌醛固酮。

（4）FH 的诊断还需要进行遗传学测试，以识别导致 FH 的特定基因变异。作为遗传性疾病，FH 的家族史评估是诊断的必要条件。进行全外显子基因测序发现患者存在染色体定位为 3q27.1CLCN2 基因杂合突变：CLCN2：c.268G>C（p.D90H），该变异在患者父亲外周血中检测到，提示该缺失变异为遗传变异，但具体的临床意义尚不明确。CLCN2 基因编码 ClC-2 蛋白，是一种电压门控性氯离子通道，在肾上腺皮质球状带细胞中，此通道在膜电位超极化时打开，通道开放使球状带细胞去极化，并诱导醛固酮合酶的表达。当 CLCN2 基因发生突变后，突变通道表现为功能增强，开放概率更高，引起球状带细胞去极化，导致醛固酮合成增加。

因此，本案例实际为 CLCN2 基因突变导致的 FH- Ⅱ 型病例，临床表现为低血钾、高血压，通过一系列包括 PA 筛查、确诊及分型定侧的实验及基因检测，最终明确诊断，为临床医师的临床诊断提供实验室证据，同时为临床医师明确治疗方案提供思路。

知识拓展

PA 是由肾上腺皮质病变引起醛固酮分泌增多，导致潴钠排钾、体液容量扩增、肾素 - 血管紧张素系统受抑制，表现为高血压和低血钾的临床综合征，是继发性高血压最常见的病因。PA 的主要类型包括：①散发亚型，主要是单侧醛固酮生成腺瘤（APA）和双侧 PA；②遗传形式，包括 FH 类型 Ⅰ ~ Ⅳ（家族性遗传），以及 PASNA（原发性醛固酮增多症、癫痫发作伴神经异常）综合征（非家族性遗传）。

主要的试验诊断特征：①血浆、尿液醛固酮增高，肾素降低；血浆醛固酮与肾素活性比值增高。对临床可疑 PA 人群，ARR 为首选筛查试验，但需标准化试验条件如直立体位、纠正低血钾、排除药物影响等，使 ARR 结果更加准确、可靠。② K^+、Na^+ 代谢紊乱：血钾显著降低，一般为 2~3 mmol/L，严重者更低。低血钾导致代谢性碱中毒，血液 pH 升高。大多数患者低血钾呈持续性，也可为间歇性，少数可不减低。由于大量血钾主要通过尿液排泄，尿钾增高，>25 mmol/24 h。高钠血症：血钠增高不如血钾减低明显，一般在参考区间高限或略增高。③卧立位醛固酮试验可用于 PA 的分型，特发性醛固酮增多症易受体位改变影响，而醛固酮腺瘤（APA）则反之。④对于家族性醛固酮增多症的诊断，推荐 Southern 印迹法或 PCR 法检测 CYP11B1/CYP11B2 基因。

近年来，随着基因检测技术的进步及其在临床实践中的应用，研究发现 PA 的发病主要由基因突变与随之而来的分子改变所致。这些突变的基因多为编码离子通道的基因，造成了细胞膜持续去极化并不断刺激醛固酮的合成。其中，体细胞突变导致较为常见的醛固酮腺瘤或特发性醛固酮增多症的发生，而在 1%~5% 的病例中，种系突变导致了罕见的家族性醛固酮增多症。FH 以常染色体显性遗传方式遗传或由 de novo 引起致病变异。

FH Ⅱ型首次在 2018 年被描述，是由 CLCN2 基因的种系细胞（种系）致病变异引起的。CLCN2 编码 ClC-2，是一种在许多组织中表达的电压门控性氯通道，包括肾上腺皮质球状带，此致病变异导致氯通道功能增强，使氯离子流出增加和球状细胞去极化，随后是电压门控钙离子流入增加。细胞内钙离子升高是醛固酮产生的主要信号，导致醛固酮过量产生。

案例总结

原发性醛固酮增多症，是继发性高血压的常见原因，以高血压、低血钾为主要特点，患者心肾等高血压靶器官受损严重程度较原发性高血压患者更为严重，早期诊断尤为重要。PA 的诊断流程依次基于激素检测（筛查和确认试验），然后是侧向化分泌检查（肾上腺 CT 和肾上腺静脉采血），以区分单侧和双侧疾病。FH 是 PA 中的罕见类型，发病率极低，其中 FH Ⅱ 型是 FA 中最常见的类型，为常染色体显性遗传病，患者可表现为肾上腺单侧腺瘤或双侧增生。但是，FH Ⅱ 型的临床表现与散发性 PA 无法区分，而且患者与患者之间临床严重程度存在较大差别，诊断主要依赖于对 CLCN2 基因进行测序。治疗方法亦类似散发性 PA，取决于肾上腺为双侧病变还是单侧病变。因此，临床上对于发病年龄早，发病具有家族聚集性的 PA 患者，要考虑 FH 的可能。此外，对临床难以明确病因的 PA 应考虑遗传性疾病可能，建议行基因测序。

本文主要报道了 1 例 CLCN2 基因突变致 FH Ⅱ 型病例，针对患者的低血钾、高血压临床表现，经过一系列包括 PA 筛查、确诊及分型定侧的实验及基因检测，最终明确诊断为 FH Ⅱ 型。在这一过程中，检验结果为临床医师的诊断提供了实验室证据，同时为临床医师明确治疗方案提供思路。通过本案例的学习，以期加深临床医生对此 FH Ⅱ 型的认识，做到早识别、早诊断、早治疗，对可疑患者有针对性地进行基因检测，以发现更多 FH 病例，进一步推动对 FH 以及 PA 分子机制的研究。

专家点评

家族性醛固酮增多症为原发性醛固酮增多症的罕见类型，因发病率极低，许多临床医生对其认识不足，导致 FH 诊疗也面临罕见病通常所面临的困境，即识别难、诊断难、治疗难。其中 FH Ⅱ 型的临床表现类似于散发性 PA，患者临床表现不一，诊断主要依赖基因测序，易出现漏诊。近年来，由于基因测序技术的飞速发展，关于 FH 的研究取得了重大进展，尤其是发病机制的分子遗传学研究，为基因突变所致 PA 的个性化诊断和治疗开辟了新的道路。

目前我国对 FH 的报道较少，临床认识不足，希望通过学习本案例能提高检验医师对此罕见疾病的认识和临床诊疗能力。对于以低血钾、高血压为首发症状的 PA 患者，尤其是青少年患者，需提高警惕，拓宽诊疗思路，重视 PA 分型的鉴别，争取早期识别 FH。检验工作者在遇到可疑病例时，应结合临床表现，分析指标提示的预警价值，与临床医生密切沟通，并提出进一步的检查建议，积极寻找病因，体现检验医师价值的同时，让检验大数据为疾病提供及时、准确的实验室依据。

参考文献

［1］　中华医学会内分泌学分会 . 原发性醛固酮增多症诊断治疗的专家共识（2024 版）［J］. 中华内分泌代谢杂志，2025，41（1）：12-24.

［2］　张艳敏，张盈，李南方 . 术前检测指标对原发性醛固酮增多症分型、定侧诊断的价值［J］. 中国全科医学，2004，7（23）：1736-1737.

罕见异位垂体腺瘤 1 例

17

作　　者：何玉桃[1]，唐子毅[2]（贵黔国际总医院，1 检验科；2 内分泌科）
点评专家：姚磊（贵黔国际总医院）

前　言

　　库欣综合征（Cushing syndrome，CS）又称皮质醇增多症，是一种由各种病因导致的高皮质醇血症，作用于靶器官，以向心性肥胖、高血压、糖代谢异常、低钾血症和骨质疏松为典型表现的综合征。CS 根据病因可分为促肾上腺皮质激素（ACTH）依赖性和非促肾上腺皮质激素（ACTH）依赖性两大类。在 ACTH 依赖性库欣综合征中，ACTH 来源于垂体腺瘤或异位 ACTH 综合征，最常见的如肺癌、类癌、甲状腺的神经内分泌肿瘤、胰腺癌、前列腺癌和肺小细胞癌。而异位分泌促肾上腺皮质激素的垂体腺瘤（ectopic ACTH pituitary adenomas，EPAs）则更为罕见，约占 ACTH 依赖性库欣综合征的 5%~10%。EPAs 的特征是发病位置并不位于垂体的正常解剖部位（鞍内），而是发生在其他多个位置。在已经报告的病例中，EPAs 出现的常见位置包括蝶窦、海绵窦内、斜坡、鞍上区、鼻旁窦等，甚至有些病例中腺瘤完全位于垂体后部的位置。

　　EPAs 在全球及国内均极罕见。迄今为止，只有不到 60 例分泌 ACTH 的 EPAs 被报道，而斜坡 EPAs 病例全世界仅报道了 3 例。在此，我们分享一例位于蝶窦斜坡位置 EPAs 患者的临床特征、诊断方法、治疗手段及预后情况。了解该特殊病例有助于提高对 EPAs 的认识，对早期诊断和治疗具有重要意义。

案例经过

患者，女，53 岁，汉族。主诉：头痛伴头晕 2 年，加重 1 周。现病史：患者 2 年前无明显诱因出现头痛、头晕，无呕吐、黑矇，血压 180/100 mmHg，予以苯磺酸氨氯地平（5 mg qd），盐酸贝那普利（10 mg qd），酒石酸美托洛尔（50 mg qd）治疗，自觉血压控制可，具体不详，未系统诊治。8 月前就诊于外院，查血钾 3.12 mmol/L，具体诊治不详。近一周血压再次升高至 180/100 mmHg，伴头痛、头晕加重，脚踩棉花感、胸闷、气促、乏力，偶有心悸。起病以来精神、饮食、睡眠差，二便无异常，体重无明显增减。

既往史：3 个月前因搬重物致胸椎骨折；1 个月前因摔倒致双侧肋骨骨折。月经史：50 岁绝经。个人史、婚育史、家族史无特殊。

体格检查：体温 36.3 ℃，心率 84 次 / 分，呼吸 18 次 / 分，血压 160/85 mmHg；身高 147 cm，体重 55.2 kg，BMI 25.54 kg/m²；发育正常、双肺呼吸音清，未闻及干、湿性啰音，心界不大，心率 84 次 / 分，律齐、各瓣膜听诊区未闻及杂音，腹丰满，软，全腹无压痛、反跳痛及肌紧张，肝脾肋下未扪及，肝肾区无叩痛，双下肢不肿，双足背动脉搏动对称存在。

入院后完善相关检查，结果如下。

实验室检查。电解质：K^+ 3.14 mmol/L↓，Na^+ 137.06 mmol/L，Cl^- 110.08 mmol/L；24 h 尿皮质醇：第一次 962.16 μg/24 h↑，第二次 892.22 μg/24 h↑；皮质醇节律：8：00 33.52 μg/dL↑，16：00 34.3 μg/dL，24：00 33.14 μg/dL↑。ACTH 90.8 pg/mL↑；1 mg 过夜地塞米松抑制试验：COR（8：00）22.21 μg/dL；大剂量地塞米松抑制试验（high dose dexamethasone suppression test，HDDST）：21.44 μg/dL；血尿液粪便常规、肝肾功能、凝血功能均无明显异常。

影像学检查：垂体动态增强未见异常，枕骨斜坡见软组织肿块状异常信号影，较大层面约 30 mm×46 mm。肾上腺增强 CT 显示：双侧肾上腺增生，胸部及下腹部 CT 平扫、甲状腺超声均未见明显异常。

案例分析

1. 检验案例分析

从检验角度来看，患者有高血压合并低血钾的情况，常见于肾性失钾，根据肾性失钾的临床检验路径，首先考虑排查与内分泌相关的疾病。我们建议临床完善 RAAS 系统患者的相关检查。结果显示皮质醇节律紊乱，提示患者可能是库欣综合征（表 17.1）。

表 17.1　患者血皮质醇检查结果

项目	结果（μg/dL）	参考范围（μg/dL）
皮质醇（8：00）	33.52	4.26~24.85
皮质醇（16：00）	34.3	4.26~24.85
血皮质醇（8：00）	33.14	4.26~24.85

同时，继续完善 1 mg 过夜地塞米松抑制试验，结果显示未被抑制，两次 24 h 尿游离皮质醇实验均升高，同时促肾上腺皮质激素（ACTH）增高，明确该患者为 ACTH 依赖性库欣综合征（表 17.2）。

表 17.2　患者促肾上腺皮质激素（ACTH）试验

项目	结果	参考范围
1 mg 地塞米松抑制试验	21.21 μg/dL	μg/dL
24 h 游离皮质醇	第 1 次：962.16 μg/24 h	50~437 μg/24 h
	第 2 次：892.22 μg/24 h	
促肾上腺皮质激素	第 1 次：88.24 pg/mL	<46 pg/mL
	第 2 次：86.73 pg/mL	

接下来是定位诊断，虽然影像学提示垂体阴性，但仍不能排除垂体来源的 ACTH 分泌增多，因为部分垂体 ACTH 瘤比较小，尤其是小于 6 mm 的腺瘤 MRI 不易显示，甚至有些只是表现为垂体分泌 ACTH 的细胞增生，这种情况下进行联合大剂量地塞米松抑制试验（HDDST）与双侧岩下窦静脉采血（BIPPS）联合去氨加压素（DDVAP）刺激试验。相关实验室检查结果如表 17.3 所示。

表 17.3　双侧岩下窦静脉采血联合去氨加压素刺激试验检查结果

部位	0 min ACTH (pg/mL)	0 min PRL (µIU/mL)		2 min ACTH (pg/mL)	2 min PRL (µIU/mL)		5 min ACTH (pg/mL)	5 min PRL (µIU/mL)		15 min ACTH (pg/mL)	15 min PRL (µIU/mL)	
左侧岩下窦	67.46	189.35		1322.5	250.31		462.15	286.19		421.8	337.15	
右侧岩下窦	20.53	247.6		3606.36	276.73		2715.02	278.22		1638.5	268.17	
外周静脉	12.49	284.15		386.3	204.57		395.4	238.79		199.5	274.88	
	ACTH	PRL	$ACTH_{PRL}$	ACTH	PRL	$ACTH_{PRL}$	ACTH	PRL	$ACTH_{PRL}$	ACTH	PRL	$ACTH_{PRL}$
IPS/P（左）	5.4	0.67	8.06	3.42	1.22	2.8	1.17	1.2	0.98	2.11	1.23	1.71
IPS/P（右）	1.64	0.87	1.89	9.34	1.35	6.92	6.87	1.17	5.87	8.21	0.98	8.38
IPS（左）/IPS（右）	3.29	0.76	4.33	0.37	0.9	0.41	0.17	1.03	0.17	0.26	1.26	0.21

注：0 min 是指使用药物前；2 min、5 min、15 min 是指注射 10 μg 去氨加压素后 2 min、5 min、15 min。

从检测结果可见，HDDST 结果为 COR 21.44 μg/dL，表明血清皮质醇水平未被抑制超过 50%。双侧岩下窦静脉采血（IPSS）联合去氨加压素刺激试验，通过比较岩下窦血液以及外周血液中的 ACTH 值，鉴别垂体依赖性库欣综合征和非垂体依赖性库欣综合征，岩下窦 / 外周（IPS/P）比值的结果大于 2，提示患者 ACTH 依赖性库欣综合征病变部位在颅内。

2. 临床案例分析

本案例患者因头晕、头痛入院，并伴有高血压、低血钾症状。检验科根据低血钾的诊断流程，完善患者相关实验室检查，结果显示皮质醇（COR）节律紊乱，两次尿游离 COR 水平明显升高、1 mg 过夜地塞米松抑制试验不被抑制以及两次 ACTH 升高，可初步定性诊断为 ACTH 依赖性库欣综合征。ACTH 依赖性库欣综合征的病因既可能在垂体，也可能在垂体以外的其他部位，需依赖实验室和影像学检查，我们按照如图 17.1 所示的诊断思路进行。

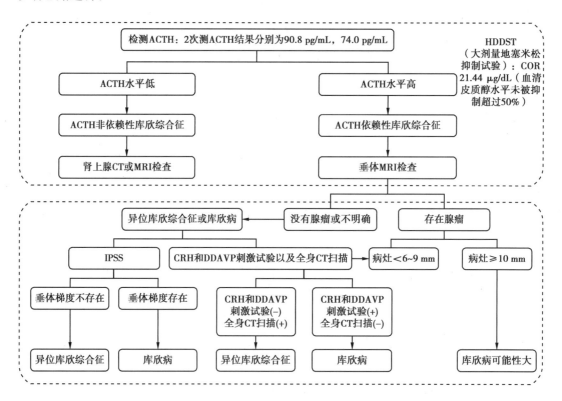

图 17.1　2021 版库欣综合征诊断指南

我们首先进行了 HDDST，结果提示未被抑制超过 50%，可以基本排除库欣综合征。随后完善了患者的肾上腺及垂体的影像学检查，从肾上腺 CT 可见，双侧肾上腺增粗，考虑为增生性改变，未见明显结节或肿块，可暂时排除肾上腺病变。患者头颅及鼻窦影像学检查时发现，在蝶窦斜坡处存在占位性病变，且斜坡骨质被大量破坏。对于斜坡骨质的破坏，病因有斜坡骨质来源的疾病，如脊索瘤、浆细胞瘤等；其次，邻近病变侵犯，包括侵袭性垂体瘤、鼻窦/鼻咽恶性肿瘤等；此外，还可能是远处转移以及其他来源，如垂体、神经、血管、淋巴结来源等，需要进行鉴别诊断（图 17.2）。

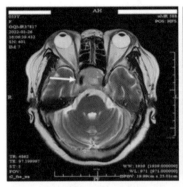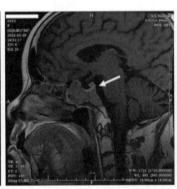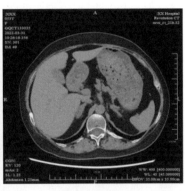

（a）垂体 MR 扫描（水平位）
T2 平扫（右）显示枕骨斜坡组织肿块，右侧颈内动脉、海绵窦和肿瘤位置关系密切

（b）垂体 MRT1 增强扫描（矢状位）
正常垂体和肿块之间的界限清晰

（c）肾上腺 CT 平扫
双侧肾上腺增生

图 17.2　垂体及肾上腺影像学检查

为进一步探究病变部位的来源，我们进行了双侧岩下窦静脉采血（图 17.3），从岩下窦所取得的血样中 ACTH 水平可以直观地反映颅内腺瘤分泌 ACTH 的情况。颅内腺瘤分泌的 ACTH 与外周血混合后明显降低，故岩下窦 ACTH/ 外周血 ACTH>2 时，说明病灶来源于颅内，反之则考虑外周病灶。

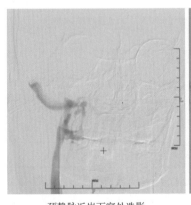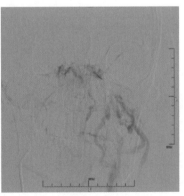

颈静脉近岩下窦处造影　　　　　　　　左侧岩下窦处造影

图 17.3　双侧岩下窦静脉采血

最终通过比较岩下窦与外周血中 ACTH 的值（左侧 IPS/P 为 5.4>2），表明 ACTH 升高的病变部位位于颅内。结合影像学与实验室检查，患者进行了经鼻蝶入路蝶窦 - 斜坡占位切除术，术后肿瘤组织的病理学和免疫组化确诊为（蝶窦斜坡）异位垂体腺瘤 / 垂体神经内分泌瘤（图 17.4）。

患者术后随访：我院采取术后 1 周、2 周、1 个月、半年随访的短期 + 长期随访的方法。血压、血钾在术后一周恢复正常，血浆皮质醇、ACTH 等在术后 1 个月后得到缓解（图 17.5）。

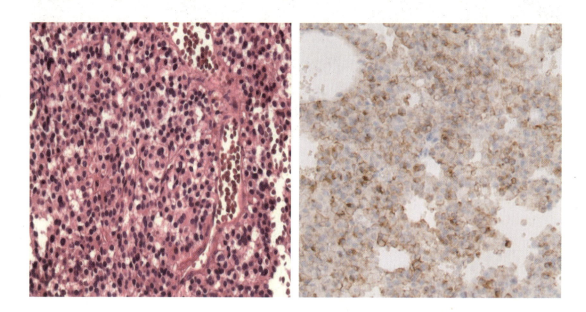

图 17.4　组织病理学及免疫组化结果

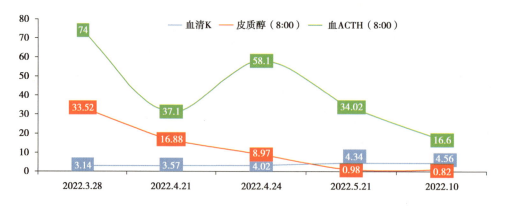

图 17.5　患者术后随访

知识拓展

异位垂体腺瘤是一种罕见的疾病，EPAs 的形态、免疫组化和激素活性与典型垂体腺瘤相似，可表现为特异性或非特异性内分泌紊乱，占所有垂体腺瘤的 0.48%。EPAs 常发生于蝶鞍外，不与鞍内垂体相连接，是与蝶鞍内成分无任何联系的垂体腺瘤。EPAs 的发生机制尚不明确，普遍认为胚胎发育时期，来源于 Rathke's 囊移行过程中的残留组织（如咽部垂体组织）发生了瘤性化改变后即可形成鼻咽、蝶骨和斜坡的 EPAs。

在治疗上，一线推荐治疗是手术切除治疗，开颅手术既往被认为是异位垂体腺瘤治疗的首选手术方法，内镜下经蝶垂体手术（TSS）具有保留垂体功能同时治疗异位垂体腺瘤的优点。在无法完全手术切除腺瘤或复发性患者中，放射疗法可以考虑作为异位 ACTH 垂体腺瘤的二线治疗。药物治疗用于控制高激素分泌情况，为了控制激素水平，双侧肾上腺切除手术也是治疗的选择之一。

案例总结

本案例为一名中年女性患者，因头痛、头晕入院，在外院诊断为高血压、低血钾，遂入我院内分泌科。患者入院后低血钾一直得不到纠正，检验科遵循低血钾的诊断思路，经过一系列的排查，发现该患者皮质醇节律是紊乱的，提示库欣综合征的可能性。根据《2021 版库欣综合征诊断指南》，患者两次 24 h 尿游离皮质醇升高，1 mg 过夜地塞米松抑制试验未被抑制，两次 ACTH 升高确诊该患者为 ACTH 依赖性库欣综合征。为进一步定位诊断，患者进行了垂体 MRI 及全身影像学检查及双侧岩下窦静脉取血联合去氨加压素刺激试验，结果提示患者病变在颅内，通过实验室检查与影像学检查相结合，成功地定位了异位垂体腺瘤的位置，随后患者进行了经鼻蝶入路蝶窦 - 斜坡占位切除术，术后患者头痛、头晕症状明显缓解，血压、血钾恢复正常。

从整个诊疗过程来看，该病例是通过完整的激素、影像学检查及 IPSS 初步诊断的，术后经病理和免疫组化确诊。CS 的诊断尤其是定位诊断一直是临床实践中的难题。在异位 ACTH 综合征的诊断中，除了肺部、胸腺、胰腺、甲状腺等常见部位，还应注意罕见的异位垂体腺瘤，如蝶窦、鞍旁区和斜坡。

本案例的成功诊断和治疗，不仅体现了医学诊断技术的进步，也展示了我们对罕见疾病的认识和处理能力的提高。通过本案例的分享，我们希望能够提高临床医生和检验人员对 EPAs 的认识和警觉性，以便更早地发现和诊断这类疾病，为患者提供更好的治疗效果和预后。同时，我们也期待未来能够有更多的研究关注 EPAs 的发病机制和治疗手段，为这类罕见疾病的诊治提供更多有益的启示。

专家点评

异位垂体腺瘤极为少见，仅占垂体腺瘤的 2%，而发生在斜坡的更为罕见。本案例以初期的低血钾和高血压为线索，紧密沟通和联系临床，通过实验室内分泌功能测定，并结合影像学，抽丝剥茧，患者初步诊断为 ACTH 依赖性库欣综合征。随后检验与临床积极配合，通过 HDDST 与双侧岩下窦静脉取血联合去氨加压素刺激试验影像学检查相结合，成功地定位了异位垂体腺瘤的位置，手术后患者转归。该病例的诊治过程彰显了检验诊断在内分泌疾病中的重要作用和检验与临床沟通的重要意义。从罕见案例的检验视角，用临床检验思维探寻疾病的真相，总结分析并不断积累经验，在实际工作中体现检验人的价值所在。

参考文献

［1］ REINCKE M, FLESERIU M. Cushing syndrome：A review［J］. JAMA, 2023, 330（2）：170-181.

［2］ ILIAS I, TORPY D J, PACAK K, et al. Cushing's syndrome due to ectopic corticotropin secretion：Twenty years' experience at the National Institutes of Health［J］. The Journal of Clinical Endocrinology and Metabolism, 2005, 90（8）：4955-4962.

［3］ ISIDORI A M, KALTSAS G A, POZZA C, et al. The Ectopic adrenocorticotropin syndrome：Clinical features, diagnosis, management, and long-term follow-up［J］. The Journal of Clinical Endocrinology and Metabolism, 2006, 91（2）：371-377.

［4］ ZHU J Y, LU L, YAO Y, et al. Long-term follow-up for ectopic ACTH-secreting pituitary adenoma in a single tertiary medical center and a literature review［J］. Pituitary, 2020, 23（2）：

149-159.

[5] JOHNSTON P C, KENNEDY L, WEIL R J, et al. Ectopic ACTH-secreting pituitary adenomas within the sphenoid sinus [J]. Endocrine, 2014, 47 (3): 717-724.

[6] ZHU J Y, WANG Z C, ZHANG Y, et al. Ectopic pituitary adenomas: Clinical features, diagnostic challenges and management [J]. Pituitary, 2020, 23 (6): 648-664.

[7] SELTZER J, LUCAS J, COMMINS D, et al. Ectopic ACTH-secreting pituitary adenoma of the sphenoid sinus: Case report of endoscopic endonasal resection and systematic review of the literature [J]. Neurosurgical Focus, 2015, 38 (2): E10.

[8] ORTIZ-SUAREZ H, ERICKSON D L. Pituitary adenomas of adolescents [J]. Journal of Neurosurgery, 1975, 43 (4): 437-439.

[9] PLUTA R M, NIEMAN L, DOPPMAN J L, et al. Extrapituitary parasellar microadenoma in Cushing's disease [J]. The Journal of Clinical Endocrinology and Metabolism, 1999, 84 (8): 2912-2923.

[10] AFTAB H B, GUNAY C, DERMESROPIAN R, et al. "An unexpected pit" -ectopic pituitary adenoma [J]. Journal of the Endocrine Society, 2021, 5 (Supplement_1): A557-A558.

[11] AGELY A, OKROMELIDZE L, VILANILAM G K, et al. Ectopic pituitary adenomas: Common presentations of a rare entity [J]. Pituitary, 2019, 22 (4): 339-343.

[12] TAJUDEEN B A, KUAN E C, ADAPPA N D, et al. Ectopic pituitary adenomas presenting as sphenoid or clival lesions: Case series and management recommendations [J]. Journal of Neurological Surgery Part B, Skull Base, 2017, 78 (2): 120-124.

[13] RICCIO L, DONOFRIO C A, TOMACELLI G, et al. Ectopic GH-secreting pituitary adenoma of the clivus: Systematic literature review of a challenging tumour [J]. Pituitary, 2020, 23 (4): 457-466.

先天性肾上腺皮质增生症 1 例

18

作　　者：周晋[1]，李松涛[1]，崔逸芸[2]，王旭[2]（南京医科大学附属儿童医院，1 检验科；2 内分泌科）
点评专家：陈红兵（南京医科大学附属儿童医院）

前　言

　　即将迎来自己 10 周岁生日的小男孩，频繁出现不明原因的晨起头晕、乏力等表现，家长对此忧心忡忡。恰逢学校体检，血压结果显示高达 180/140 mmHg。在当地医院就诊时 CT 提示肾上腺占位，遂转至我院普外科以"肾上腺占位"收治入院，予以降压对症处理，并等待择期手术治疗。检验医师在检验结果中发现，其孕酮值远超正常参考区间。查看既往病史发现，患儿曾被诊断为性早熟，且合并低血钾、皮质醇低，促肾上腺皮质激素（ACTH）高，立即联系临床进行多学科会诊。检验医师和临床医师根据相关检验、检查结果并结合患儿有性早熟、高血压、低血钾等表现，考虑先天性肾上腺皮质增生症（CAH）可能，随即将该患儿转入我院内分泌科诊治。发现患儿 17- 羟基孕酮（17-OHP）、硫酸脱氢表雄酮（DHS）、雄烯二酮均升高；肾上腺 MRI 提示肾上腺增生，符合 11β- 羟化酶缺陷症（11β-OHD）表现。基因测序结果显示 CYP11B1 基因 exon6-8 纯合缺失。在得到合理的治疗后，患儿身体各项指标较前明显好转，内分泌科门诊定期随诊。至此小男孩恢复了往日的活力，避免了不必要的手术，改善了患儿预后，检验医师和临床医师携手为患儿化险为夷，同时也找到了患儿性早熟的原因。

案例经过

患儿，男，9 岁 11 个月。主诉：1 个月余前无明显诱因出现晨起头晕、乏力，3 天前学校体检发现高血压（180/140 mmHg）。外院 CT 提示肾上腺占位，拟"肾上腺占位"收住我院普外科。父母体健，非近亲婚配，无相关疾病家族病史。入院查体：体温 36.5 ℃，血压 147/88 mmHg，呼吸 26 次 / 分，体重 48 kg，身高 147.5 cm。神志清，精神反应可，皮肤黝黑，呼吸平，颈软，甲状腺未及肿大，心、肺、腹查体无异常，双侧睾丸 6 mL，阴茎长 9 cm，四肢活动可，神经系统查体无异常。既往史：6 岁时诊断为"性早熟"，未予以相关治疗。个人史、家族史无特殊。

入院后完善相关检查，结果如下。

全腹部平扫＋增强显示双侧肾上腺明显增粗，右侧可见大结节，其他未见明显异常。肾上腺 3.0T MRI 平扫显示双侧肾上腺区软组织肿块影，结合 CT，肾上腺增生首先考虑，同时嗜铬细胞瘤不能除外。胸部 CT、垂体 MRI 平扫未见明显异常。患儿发育较同龄儿童早，左腕关节正位片（骨龄片）提示：骨龄发育约相当于 17 岁龄，如图 18.1 所示。

转入内分泌科后完善相关检查：心脏彩超显示左室稍肥厚，左房室稍扩大，右房室及大血管径线正常。双肾及肾动脉彩超提示双肾结构欠清晰，皮质增厚，如图 18.2、图 18.3 所示。

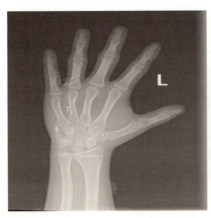

图 18.1　骨龄片结果

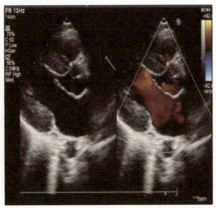

图 18.2　心脏彩超检查结果

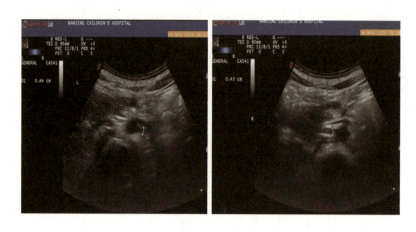

图 18.3　双肾及肾动脉检查结果

案例分析

1. 检验案例分析

患儿，男，9 岁 11 个月，由本院普外科于 2020 年 11 月 7 日首次收治入院。因患儿肾上腺 CT 提示双侧肾上腺增生？嗜铬细胞瘤不除外？准备择期手术治疗。完善术前检查时，检验医师发现该患儿的孕酮水平高达 17.580 nmol/L，而男性参考区间为 0~0.474 nmol/L。在确定当天仪器状态无异常和质控情况无误后，我们查阅了患儿的入院记录，发现该患儿 6 岁时被诊断为"性早熟"，入院时同时合并有高血压、低血钾。在原管复测后得到相似的检验结果后，第一时间电话通知临床，建议临床医师邀请内分泌科会诊。同时重点关注该患儿，发现其连续两日的血钾检测结果均为 3.14 mmol/L，持续处于低水平状态，且皮质醇减低，ACTH 增高，再次通知临床重视，如图 18.4—图 18.6 所示。

普外科遂暂停手术计划，立即联合心内科及内分泌科会诊并讨论，考虑患儿有皮肤色素沉着、性早熟、高血压，低皮质醇及高 ACTH，考虑患儿 CAH 可能性大，将其转入我院内分泌科进一步诊疗。完善相关检验、检查：患儿尿儿茶酚胺结果可排除嗜铬细胞瘤（图 18.7）；高血压四项立卧位结果正常，可暂不考虑肾动脉狭窄（图 18.8）；染色体结果为 46，XY（图 18.9）；除外心源性、肾源性、嗜铬细胞瘤等可能引起高血压的疾病，最终诊断为"肾上腺皮质增多症"。相关实验室指标显示：17α-OHP 26.77 ng/mL，DHS 407.50 μg/dL，雄烯二酮 127.14 nmol/L 均显著升高，结合患儿有男性性早熟、高血压，考虑 11β-OHD 可能性大。予以氢化可的松及降压药治疗，患儿皮肤色深明显缓解，电解质素乱得到控制，基因结果回报也验证了我们的诊断（图18.10）。2023年3月，我们发现该患儿随诊结果血清钾水平下降较快，ACTH及皮质醇也未恢复至正常水平后，及时将这一信息告知内分泌科，在与患儿家长沟通后，了解到因为疫情原因，患儿在家没有系统地进行规律的药物治疗，跨省随诊也很不方便，临床再次强调了长期规范治疗的重要性，后续我们将继续关注该患儿。

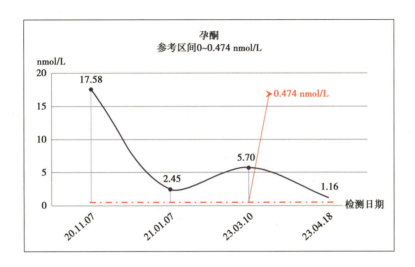

图 18.4　患儿治疗期间孕酮水平

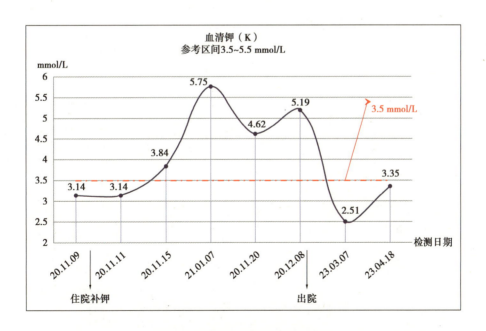

图 18.5　患儿治疗期间血清钾水平

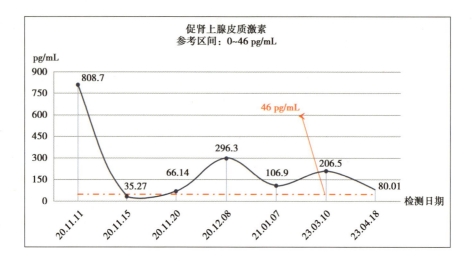

图 18.6　患儿治疗期间 ACTH 水平

序号	代号	项目名称	结果	单位	参考区间	检验方法
1		游离去甲肾上腺素	<23.4	μg/24 h	0~90	
2		游离多巴胺	492.0	μg/24 h	0~600	
3		游离肾上腺素	<1.17	μg/24 h	0~20	

图 18.7　患儿尿儿茶酚胺结果正常

序号	代号	项目名称	结果	单位	参考区间	检验方法
1		血管紧张素Ⅱ（立位）［ATⅡ-L］	68.37	ng/L	普食：32.00~90.00；低钠：40.00~150.00	
2		血管紧张素Ⅰ（立位）［ATⅠ-L］	0.930	μg/L		
3		醛固酮（立位）［ALD-L］	90.06	ng/L	普食：50.00~313.00；低钠：60.00~650.00	
4		血浆肾素活性（立位）［PRA-L］	1.83	ng/（mL·h）	普食：1.45~5.00；低钠：2.00~6.00	
1		血管紧张素Ⅱ（卧位）［ATⅡ-W］	55.33	ng/L	普食：23.00~75.00；低钠：30.00~60.00	
2		血管紧张素Ⅰ（卧位）［ATⅠ-W］	0.716	μg/L		
3		醛固酮（卧位）［ALD-W］	82.38	ng/L	普食：30.00~180.00；低钠：60.00~360.00	
4		血浆肾素活性（卧位）［PRA-W］	1.77	ng/（mL·h）	普食：0.13~1.74；低钠：0.60~1.50	

图 18.8　患儿高血压四项立卧位水平正常

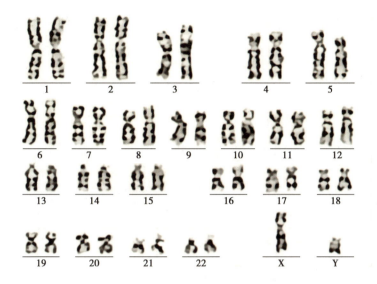

图 18.9　患儿染色体核型分析为 46，XY

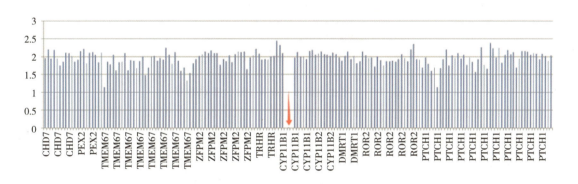

图 18.10　患儿基因检查结果为 CYP11B1 基因 exon6-8 纯合缺失

2. 临床案例分析

患儿，男，因学校体检高血压入院。CT 提示双侧肾上腺占位，尿儿茶酚胺结果未见明显异常，嗜铬细胞瘤可能性低；肾性高血压通常可致肾素 - 血管紧张素 - 醛固酮系统激活引起血压升高，但患儿双肾及肾动脉 B 超结果未见明显异常，高血压四项立卧位检查结果均正常，肾性高血压暂不考虑；主动脉缩窄是大血管狭窄可阻碍正常的血流向身体，导致血液回流至左心室，通常可见于上肢血压高于下肢，该患儿上下肢血压未见明显差异，心脏彩超结果提示左室稍肥厚，其余未见异常，考虑可能为长期高血压所致的继发性改变；患儿查体皮肤色泽黝黑，牙龈色稍黑，肾上腺 CT 结合 MRI 提示肾上腺皮质增生，同时血清钾持续处于低水平，CORT 水平降低，ACTH 显著升高，CAH 可能性高。

结合肾上腺皮质激素合成通路图（图18.11），患儿CORT降低、孕酮、17α-OHP、DHS、雄烯二酮均升高，可初步推断11β-OHD、21羟化酶缺乏症可能性高，需完善相关基因检测以便进一步明确诊断。

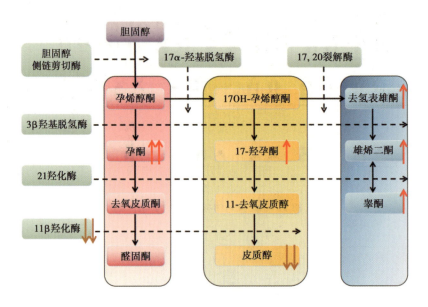

图 18.11　肾上腺皮质固醇类生物合成通路图

该患儿样本CYP11B1基因exon6-8纯合缺失，可导致11β-羟化酶缺乏性CAH，该疾病是一种罕见的CAH亚型，其症状为糖皮质激素缺乏、雄激素增多、高血压和女性男性化。患儿经过治疗，症状较前明显好转，予以出院。嘱内分泌科门诊定期随诊并复查相关检查项目，与检验科沟通重点关注该患儿。

知识拓展

CAH根据酶缺陷的不同可分为以下几种：

（1）21-羟化酶缺乏症：为最常见的类型，根据酶缺乏程度不同，又可分为以下几种类型。①单纯男性化型：21-羟化酶不完全缺乏所致，由于患儿仍有残存的21-羟化酶活力，可合成少量的CORT和醛固酮，故临床无失盐症状。由于类固醇激素合成在胎儿期即存在，故女孩在出生时即呈现程度不同的男性化特征。②失盐型：21-羟化酶完全缺乏所致，患儿除具有上述男性化表现外，还出现不同程度的肾上腺皮质功能不足表现。③非典型型：21- 羟化酶轻微缺乏所致，发病年龄不一，多在肾上腺功能初现年龄阶段出现症状。但 21- 羟化酶缺乏症高血压症状少见，与患儿症状不符。

（2）17- 羟化酶缺乏症：由于 CORT 和性激素合成受阻，而 11- 脱氧皮质醇和 CORT 分泌增加，出现低钾碱中毒和高血压。女孩可有幼稚性征，男孩可有女性化特征等。本例患儿有高血压、低钾血症，但未表现为女性化特征，可排除。

（3）3β- 羟类固醇脱氢酶缺乏症：典型病例出生时即出现失盐和肾上腺皮质功能不全的症状，有男、女性假两性畸形。

（4）11β-OHD：此类患儿醛固酮及 CORT 合成受阻，血去氧皮质酮和 11- 脱氧皮质醇、雄激素均增多，17- 羟孕酮、孕酮、雄激素水平增高。脱氧皮质酮是由肾上腺球状带产生的一种较强的盐皮质激素，过度生成可导致水钠潴留，血流量增加，抑制肾素的合成，造成低肾素性高血压。雄激素过度可导致女性男性化和男性性早熟。11β-OHD 临床表现多样，基因突变种类多，与 21-OHD 鉴别要点主要是高血压、DOC、肾素活性、电解质等，基因检测是诊断的"金标准"。

患儿可有高血压、低血钾、骨骼成熟加速和男性性早熟。CORT 合成减少可导致肾上腺皮质功能减低症状，可表现为高雄激素的症状及体征。

本案例患儿肤色黝黑，6 岁时诊断为性早熟，骨龄发育相当于 17 岁，血钾低，血压高，ACTH 高，CORT 低，患该缺乏症可能性大，需完善基因检查辅助诊断。

CYP11B1 基因 exon6-8 纯合缺失还可导致糖皮质激素敏感型醛固酮增多症，主要临床症状为早发性高血压、醛固酮增多症、低钾血症、血浆肾素活性低、18- 氧代皮质醇和 18- 羟皮质醇产生异常。该患儿多次检查肾素活性、醛固酮均无异常，患该病可能性低。

案例总结

随着检验科自动化水平日益提高，检验人不应拘泥于单纯的辅助性支持而应为疾病诊疗提供更大的帮助。在本案例中，检验医师发现患儿孕酮远高于参考区间，于是关注该患儿的其他检验检查结果。在发现患儿处于持续低血钾水平时，及时与临床医生沟通，多方会诊下，确保患儿第一时间转入内分泌科治疗。并继续为患儿进行致病基因测序，明确患儿疾病，避免误诊及不必要的手术治疗。在患儿出院后，继续追踪随诊检验结果，为医生完善治疗方案。检验医师的不懈努力体现了检验医学在疾病诊疗过程中的重要作用。

本案例患儿的主要临床表现为：既往诊断性早熟；高血压、低钾血症，怀疑长期高血压所致的左心室肥厚；ACTH 分泌异常增高，与 CORT 分泌不平行，双侧肾上腺占位，CORT 合成不足；明显的皮肤黏膜色素沉着；孕酮、17α-OHP、DHS、雄烯二酮分泌增加；符合 11β-OHD 症的临床诊断标准。通过基因检测，确诊为 11β-OHD，针对患儿病情给药缓解症状，出院后随诊观察。在治疗过程中，保持多科室的及时沟通，体现了"以患者为中心"的精准医学服务模式。

专家点评

11β-OHD 是一种罕见病。对于这种罕见病的早期发现，是新时期检验科高质量发展的新要求。该案例说明，检验科亚专科的建设迫在眉睫。患儿首先入住的是普外科，检验医师发现异常结果后在保证检验结果准确的前提下，结合患儿的既往病史，检验、检查结果等，为患儿的下一步诊断和治疗提供专科建议，并参与到后期的治疗和随访工作中。这种检验医学和临床多学科的互动，都需要建立完善的亚专科来实现。只有这样才能使检验科摆脱既往辅助科室的刻板印象，实现从辅助科室到平台科室的华丽变身，为群众获得高质量的医疗服务贡献力量！

参考文献

［1］ 张莹，刘恩.提高非经典 21 羟化酶缺乏症临床诊治水平：局限与展望［J］.实用医学杂志，2023，39（1）：1-5.

［2］ 李庆，段凤霞，高雅，等.17α-羟化酶缺陷症 1 例报道并文献复习［J］.中华高血压杂志，2020，28（6）：592-594.

［3］ 黄海花，朱岷.3β 羟基类固醇脱氢酶缺乏症的研究进展［J］.儿科药学杂志，2020，26（8）：58-62.

［4］ 李娟，王秀敏.先天性肾上腺皮质增生症的诊治与管理[J].中华全科医师杂志，2023，22（6）：574-579.

［5］ POLAT S, KULLE A, KARACA Z, et al. Characterisation of three novel CYP11B1 mutations in classic and non-classic 11β-hydroxylase deficiency［J］. European Journal of Endocrinology，2014，170（5）：697-706.

［6］ BULSARI K，FALHAMMAR H. Clinical perspectives in congenital adrenal hyperplasia due to 11β-hydroxylase deficiency［J］. Endocrine，2017，55（1）：19-36.

［7］ 易如海，赵淑好，颜晓芳，等.CYP11B1 基因 c.1157C>T 纯合突变导致 11β-羟化酶缺陷症临床及家系分析［J］. 中华高血压杂志，2020，28（10）：941-946.

醛固酮瘤 1 例

19

作　　者：林子艺[1]，姚瑾[2]，陈耀琦[1]，林志毅[1]，陈文新[1]（福建省立医院：1 核医学科；2 内分泌科）
点评专家：陈发林（福建省立医院）

前　言

原发性醛固酮增多症（primary aldosteronism，PA）简称原醛症，是指肾上腺皮质自主分泌过量醛固酮，以致肾素 - 血管紧张素系统活性被抑制，患者出现以高血压伴或不伴低血钾为主要特征的临床综合征。醛固酮瘤（aldosterone-producing adenoma，APA）和特发性醛固酮增多症（idiopathic hyperaldosteronism，IHA）是原醛症最主要的亚型，分别约占原醛症的 35% 和 60%。其他少见类型包括原发性肾上腺皮质增生、家族性醛固酮增多症、分泌醛固酮的肾上腺皮质癌及异位醛固酮分泌瘤或癌团

研究发现，醛固酮增多是导致心肌肥厚、心力衰竭和肾功能受损的重要危险因素，与原发性高血压患者相比，原醛症患者心脏、肾脏等高血压靶器官损害更为严重，早期诊治原醛症可降低心血管疾病发生的风险。

案例经过

患者，男，57 岁。4 年多前无明显诱因出现血压升高，多次非同日测血压大于 140/90 mmHg，最高血压达 190/110 mmHg，就诊于当地医院，诊断为高血压，予以口服

药物（具体不详）降压，监测血压波动于 160~140/70~90 mmHg。此后不规律就诊于外院调整降压方案（具体不详）。

2 年前无明显诱因出现肢体无力，表现为握不住筷子，走路跌倒，持续 2~3 天，外院就诊查电解质 K^+ 2.6 mmol/L，予以补钾对症处理后好转。此后仍有间歇性肢体无力，程度轻，表现为活动时乏力，未规律就诊，未监测血钾。入院前 1 周于外院调整降压方案为"螺内酯 20 mg qd、阿罗洛尔 10 mg qd、奥美沙坦酯氨氯地平 1 片 qd"，血压控制仍欠佳，上述肢体无力症状加重，监测血压波动于 170~140/75~90 mmHg。

4 天前为进一步诊疗就诊我院门诊，完善相关检查：皮质醇（随机）562.36 nmol/L，醛固酮（ALD）立位 94.49 ng/dL，肾素浓度立位 2.85 ng/L，ADRR（立位）33.15；硫酸脱氢表雄酮 153.70 μg/dL；生化：钾 3.3 mmol/L。肾上腺 CT 平扫＋增强提示：①双肾上腺区占位性病变，考虑肾上腺腺瘤可能性大；②中腹部肠系膜脂膜炎。予以调整降压方案为"甲磺酸多沙唑嗪 8 mg qn，地尔硫卓 60 mg tid"后，血压控制可，波动在 110~130/60~65 mmHg，伴肢体乏力。今为进一步诊治，门诊拟"高血压、双侧肾上腺腺瘤、原发性醛固酮增多症"收住入院。入院初步诊断：①高血压、低血钾待查；②原发性醛固酮增多症可能；③双侧肾上腺腺瘤；④超重。

入院后实验室检查：血钾 2.9 mmol/L↓；糖化血红蛋白稍高；血常规、肝肾功能、甲状腺功能、肿瘤标志物均未见明显异常。

原发性醛固酮增多症筛查试验（立、卧位试验）结果见表 19.1。

表 19.1 原醛症筛查试验（立、卧位试验）

	醛固酮（ng/dL）	肾素浓度（ng/L）	ARR
立位	65.70	1.89	34.76
卧位	86.02	1.12	76.80

其他相关检测：血尿儿茶酚胺产物、性激素、肌钙蛋白、BNP、促肾上腺皮质激素、皮质醇未见异常。

影像学检查：①肾上腺 CT 平扫＋增强提示双肾上腺区占位性病变，考虑肾上腺腺瘤可能性大；中腹部肠系膜脂膜炎。②头部 MRI 显示垂体中部相对稍饱满并信号异常，可能为多灶性垂体微腺瘤所致，请结合临床及实验室检查。③甲状腺彩超显示：甲状腺双侧叶结节，TI-RADS 3 类。

确诊实验阳性：选用盐水负荷试验和卡托普利抑制试验，结果见表 19.2、表 19.3。

表 19.2　盐水负荷试验

	试验前	试验后
ADRR	13.35	18.68
醛固酮（ng/dL）	45.55	37.0
肾素浓度（ng/L）	3.41	1.98
血管紧张素Ⅱ（ng/L）	87.84	78.63
皮质醇（nmol/L）	380.03	132.39
血钾（mmol/L）	3.4	3.6

表 19.3　卡托普利抑制试验

	试验前	试验后
ADRR	25.62	15.31
醛固酮（ng/dL）	61.74	49.31
肾素浓度（ng/L）	2.41	3.22
血管紧张素Ⅱ（ng/L）	103.25	91.28
皮质醇（nmol/L）	365.8	252.02
血钾（mmol/L）	3.5	3.6

原醛症初步筛查试验阳性，盐水负荷试验、卡托普利试验确诊阳性，原发性醛固酮增多症诊断明确。

经确诊试验后，进行相应分型试验。利用 CXCR4 受体 PET/CT 显像及肾上腺静脉插管采血（adrenal vein sampling，AVS）明确分泌优势侧为右侧肾上腺病灶（表 19.4）。

表 19.4　AVS 结果

	左肾上腺静脉	右肾上腺静脉	下腔静脉
醛固酮（ng/dL）	717.08	>10 000	697.51
皮质醇（nmol/L）	22 952	63 998	664.65
醛固酮 / 皮质醇比值	0.19	5.0	—

进行 CXCR4 受体 PET/CT 显像（图 19.1）：右侧肾上腺内侧肢结节，CXCR4 表达明显增高，大小约 13 mm×9 mm，考虑醛固酮瘤；左侧肾上腺内侧肢结节，CXCR4 表达稍增高，考虑腺瘤可能。进一步证实右侧肾上腺结节为醛固酮瘤。

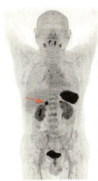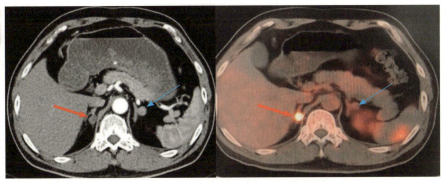

注：右侧肾上腺结节高浓聚显像剂提示为醛固酮瘤（红色箭头）；左侧肾上腺结节体积大于右侧，未浓聚显像剂（蓝色箭头）。

图 19.1　CXCR4 受体显像

综合 AVS 和 CXCR4 受体显像考虑，右侧肾上腺功能为优势侧。经内分泌与代谢病医学中心 MDT 团队讨论后，决定给患者行超声引导下经皮穿刺右肾上腺肿物组织学活检＋射频消融术，术后超声造影显示肿瘤完全灭活，血压控制达标，四肢未再乏力，术后复查血钾 4.3 mmol/L，恢复正常，醛固酮从术前的 65.7 ng/dL 下降至 16.99 ng/dL。术后病理：（右肾上腺肿物）少量穿刺组织，镜下见肾上腺皮质肿瘤，考虑肾上腺皮质腺瘤，细胞轻度异型性，核分裂象罕见，脉管内未见瘤栓；未见包膜，是否包膜侵犯无法评估。依据《国际单侧原发性醛固酮增多症病理诊断共识》分类标准，CYP11β2 免疫组化弥漫强阳性；最大径 >10 mm，符合醛固酮瘤。免疫组化：Ki-67（2% 阳性），CK（灶性阳性），α-Inhibin（+++），MelanA（－），Syn（++），CgA（－），SDHB（未缺失），GATA3（++，弱阳性），S100（－），P53（30% 弱阳性），SF1（+++），CD34（血管内皮细胞阳性），D2-40（淋巴管内皮），NKX3.1（－），SSTR2（瘤巢周围阳性），CYP11β2（+++，弥漫阳性）。

案例分析

1. 临床案例分析

患者为老年男性，血压升高 4 年，降压药物控制不佳，最高达 190/110 mmHg。肢体无力 2 年，加重 1 周，多次查电解质提示血钾降低，最低 2.6 mmol/L。我院门诊 ARR（立位）33.15，肾上腺 CT 提示：双侧肾上腺腺瘤。

患者虽有高血压、低血钾、尿钾排出增多等临床表现，但无典型的库欣外貌（满月脸、水牛背、向心性肥胖），且血浆肾素高，虽然垂体 MRI 提示多灶性垂体微腺瘤可能，但 1 mg 过夜地塞米松试验：皮质醇（8：00）47.90 nmol/L，可被抑制，故暂不考虑库欣综合征。血儿茶酚胺产物均未见异常，故排除嗜铬细胞瘤可能。

原醛症初步筛查试验和盐水负荷试验、卡托普利试验确诊实验结果均为阳性，明确患者为原醛症；通过 AVS 和 CXCR4 受体 PET/CT 显像最终诊断为原发性醛固酮增多症——醛固酮瘤（右侧肾上腺）。经内分泌与代谢病医学中心 MDT 团队讨论后，行超声引导下经皮穿刺右肾上腺肿物组织学活检＋射频消融术（图 19.2）。

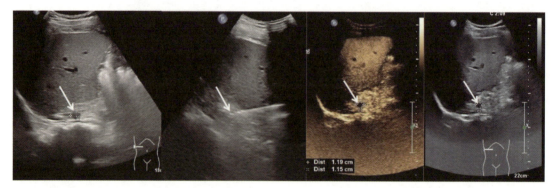

术前二维超声　　　　　术中超声监测　　　　　术后超声造影

图 19.2　术前超声确位右侧肾上腺病灶，术中穿刺进针路径，术后超声造影确定组织灭活

手术历时半小时，术后超声造影即可验证肿瘤完全灭活。术中监测血压无明显波动，术后血压控制达标，四肢未再乏力，血钾恢复正常，醛固酮从术前的 65.7 ng/dL 下降至 16.99 ng/dL 的正常水平。术后病理回报证实为右侧肾上腺醛固酮瘤。

2. 检验案例分析

原醛症初步筛查依赖于可靠的醛固酮、肾素检验及醛固酮卧立位试验。本案例患者卧立位检测均表现为低肾素含量、醛固酮水平明显升高，立位醛固酮 / 肾素比值为 76.80，符合原发性醛固酮增多症表现。

确诊试验包括生理盐水试验、卡托普利试验、氢化可的松抑制试验或口服高钠试验。对于 ARR 阳性患者，推荐进行 ≥ 1 种确诊试验以明确诊断，但对于合并自发性低钾血症、血浆肾素水平可检测水平且醛固酮 >20 的情况无须确诊试验。本例患者选择生理盐水试验和卡托普利试验进行确认，最终诊断为原发性醛固酮增多症。

正常情况下输注生理盐水，体内血钠、血容量增加，通过抑制血管紧张素-醛固酮分泌，血中肾素-血管紧张素、醛固酮水平降低，但在原醛症患者中，高钠对醛固酮分泌无抑制作用，血钾醛固酮水平仍持续升高。

托普利作为血管紧张素转化酶抑制剂，可减少醛固酮分泌，而原醛症患者并不依赖或仅部分依赖肾素-血管紧张素系统调节，故给药后醛固酮分泌不受抑制。该案例患者试验结果提示，醛固酮浓度水平下降 <30%，即不受抑制，可诊断为原醛症。

知识拓展

现阶段对于原醛症的分型诊断主要依据肾上腺影像学及 AVS 判断病灶位置及功能性。但 CT 易漏诊长径 <1 cm 的小腺瘤或结节，且该检查不能提供功能信息，尤其对于双侧肾上腺同时病变者，无法鉴别分泌醛固酮的功能性病灶和肾上腺无功能瘤。AVS 被认为是原醛症分型的"金标准"，可明确是否存在单侧优势分泌，但 AVS 属于有创检查，且价格昂贵、需要住院检查、操作难度较大、插管有失败和术后并发症风险。该病例诊疗过程中，使用 CXCR4 受体 PET/CT 特异性成像，判断优势分泌侧，较传统 CT 检查提供了双侧肾上腺结节的功能信息，较 AVS 检查凸显了无创、简便易行且安全的特点。

CXCR4 是一种典型的 G 蛋白偶联受体，主要分布于细胞膜，激活后可刺激细胞迁移与活化，在造血、免疫、炎症及癌症（尤其血液系统来源）调控中发挥关键作用。近期研究发现，CXCR4 在 APA 细胞膜上呈高表达，且与醛固酮合成酶（CYP11B2）表达水平具有显著相关性，而在无功能腺瘤中则呈低表达。核医学分子探 68Ga-Pentixafor 作为 CXCR4 的特异性配体，通过与细胞膜上的 CXCR4 受体特异性结合，在 PET/CT 中提供功能性成像，具有识别自主分泌醛固酮病灶的潜能，对肾上腺腺瘤的定位、定性诊断及治疗方式均具有指导意义，为原醛症的分型诊断及临床决策提供直观和有效的参考依据。

以往，肾上腺醛固酮瘤多采用手术切除方式，但部分患者拒绝手术或无法耐受手术。对于定位准确，病变单发或优势分泌侧明确的患者来说，利用超声引导下射频消融术作为另一个可供选择的治疗方案。对比传统手术治疗具有无辐射、微创、治疗靶向性强、恢复快、安全性高、效果明显且不留手术瘢痕等优点。

案例总结

原发性醛固酮增多症简称原醛症，该病分型众多，其中醛固酮瘤及特发性醛固酮增多症是最主要的亚型。通过卧立位筛查试验、盐水负荷试验、卡托普利试验确诊该病，对于影像学发现双侧肾上腺结节的原醛症，分型及判断分泌优势侧成为指导治疗的关键。

本案例患者具有高血压、低血钾的典型临床特点，CT 提示双侧肾上腺结节，通过核医学科 CXCR4 受体 PET/CT 显像，提示右侧肾上腺内侧肢结节，CXCR4 表达明显增高，无创地显示右侧病灶优势分泌侧，同时，该病例行 AVS 检测，结果与 CXCR4 受体 PET/CT 显像结果相同，提示 CXCR4 受体 PET/CT 显像为原醛症患者分型、判断醛固酮功能腺瘤 / 结节及功能偏侧性、治疗决策提供了重要依据。最终该患者定性、定位精确，接受超声引导下行经皮穿刺右肾上腺肿物射频消融术，术后病理证实右肾上腺肿物符合醛固酮瘤改变。目前患者血压控制良好，血钾正常，取得了良好的治疗效果。

专家点评

本案例思路清晰、数据翔实、分析严谨、语言流畅。

原发性醛固酮增多症的诊断包括对可疑患者的筛查、定性诊断和分型定位诊断等。其中分型定位诊断是临床的难点。本案例完整呈现了原醛症诊断的传统流程，结合新的靶向 CXC4 的 68Ga-Pentixafor PET/CT 核素显像，一致锁定双侧肾上腺病灶中右侧为醛固酮瘤，后经病理证实。目前国内外指南推荐 AVS 为原醛症分型诊断的"金标准"，是区分单、双侧分泌最可靠、准确的方法。由于检查的有创性、操作技术要求高，有失败的风险与并发症发生。靶向 CXC4 的 68Ga-Pentixafor PET/CT 核素显像兼具有影像定位和功能定位的作用，具有识别自主分泌醛固酮病灶能力。可以弥补 CT、MRI 对小病灶的遗漏、分型的不确定性，双侧病灶功能判别，同时也可为 AVS 失败或拒绝 AVS 原醛诊断的提供新选择。

本文从患者的典型临床表现入手，以实验室检查为主线，通过卧立位筛查试验诊断原醛症；进一步行盐水负荷试验、卡托普利试验确诊该病。通过 AVS 检测，结合 CXCR4 受体 PET/CT 显像双保险定性、定位醛固酮功能腺瘤。最后经 MDT 团队讨论制定 B 超引导下射频消融术，微创治疗肾上腺醛固酮瘤，获得完美的治疗效果。详细阐述了原醛症的临床表现和实验室特征，内容详尽，思路清晰。

　　经过多学科合作，精准定位肾上腺醛固酮瘤，让患者得到明确的诊断，精准治疗。实验室的检测结果直接指导了临床的诊断和治疗，从本例可以看出实验室精准的检测结果能为患者的临床诊断和治疗提供了很大的帮助。本例患者成功的诊断、检测、治疗为解决同类问题提供了经验。

参考文献

［1］ FUNDER J W，CAREY R M，MANTERO F，et al. The management of primary aldosteronism：Case detection，diagnosis，and treatment：An endocrine society clinical practice guideline［J］. The Journal of Clinical Endocrinology and Metabolism，2016，101（5）：1889-1916.

［2］ MULATERO P，MONTICONE S，DEINUM J，et al. Genetics，prevalence，screening and confirmation of primary aldosteronism：A position statement and consensus of the Working Group on Endocrine Hypertension of The European Society of Hypertension［J］. Journal of Hypertension，2020，38（10）：1919-1928.

［3］ 中华医学会内分泌学分会 . 原发性醛固酮增多症诊断治疗的专家共识（2020 版）［J］. 中华内分泌代谢杂志，2020，36（9）：727-736.

［4］ 中国医师协会泌尿外科医师分会肾上腺性高血压外科协作组，中华医学会内分泌学分会肾上腺学组，中华医学会核医学分会 PET 学组 . 原发性醛固酮增多症诊断中 CXCR4 受体显像的临床应用专家共识（2022）［J］. 协和医学杂志，2022，13（6）：986-991.

［5］ 中国医师协会介入医师分会肿瘤消融专业委员会，中国临床肿瘤学会肿瘤消融治疗专家委员会 . 影像引导下肾上腺肿瘤消融治疗专家共识（2019 版）［J］. 中华医学杂志，2019，99（15）：1123-1132. DOI：10.3760/cma.j.issn.0376-2491.2019.15.002.

［6］ 中国医师协会介入医师分会肿瘤消融专业委员会，中国临床肿瘤学会肿瘤消融治疗专家委员会，范卫君，等 . 影像引导下肾上腺肿瘤消融治疗专家共识（2019 版）［J］. 中华医学杂志，2019，99（15）：1123-1132.

非甾体类抗炎药导致 ARR 假阳性 1 例

20

作　　者：张木林[1]，黄炳昆[2]（厦门大学附属第一医院，1 临床内分泌代谢实验室；2 内分泌糖尿病科）
点评专家：黄培颖（厦门大学附属第一医院）

前　言

　　高血压包括原发性高血压和继发性高血压，大多数原发性高血压病因不明，主要与遗传、肥胖、压力大、吸烟、缺乏运动等因素有关。大多数继发性高血压病因明确，还可导致独立于血压之外的心血管损害，其危害程度较原发性高血压更大。继发性高血压常见的病因包括原发性醛固酮增多症（primary aldosteronism，PA）、嗜铬细胞瘤、皮质醇增多症、肾实质性或肾血管性疾病等。原发性醛固酮增多症简称原醛症，是指肾上腺皮质病变导致分泌过多的醛固酮，进而导致体内潴钠排钾，血容量增多，以及肾素受抑制，以血浆高醛固酮和低肾素水平为主要特征，临床症状表现为高血压伴有（或不伴有）低血钾的综合征，是继发性高血压的主要病因之一，约占难治性高血压的 10%。研究表明，高血压人群中采用血浆醛固酮与血浆肾素比值（ARR）筛查后，原醛症检出率提高了 10 倍左右。美国《原发性醛固酮增多症诊断治疗指南》和中国《原发性醛固酮增多症诊治专家共识》均推荐 ARR 作为原醛症的首选筛查指标。

案例经过

患者，男，31 岁，以"发现血压高 1 个月"入院。患者 1 个月前在我院体检，血压 150/90 mmHg。2020 年 11 月 12 日，进行腹部 CT，结果提示：左侧肾上腺结合部、右侧肾上腺内支结节样增厚。平时偶有头痛、头晕，无向心性肥胖，无满月脸，无皮肤紫纹，无四肢麻木，无感觉异常，无阵发性头痛、心悸、出汗。随后就诊于我科门诊，立位筛查直接肾素（筛查）：3.519 μIU/mL↓，醛固酮（筛查）：169 pg/mL，计算 ARR=48.0。后在家监测血压较高，最高 185/105 mmHg，无头痛、头晕，无恶心、呕吐，无视物模糊，黑矇。2020 年 12 月 3 日，门诊复查立位直接肾素（筛查）：2.966 μIU/mL↓，醛固酮（筛查）：152 pg/mL，计算 ARR=51.2。

为进一步明确肾上腺结节性质，门诊以"肾上腺肿物"收住院治疗。入院（2021 年 1 月 5 日）完善检查后发现继发性高血压证据不足，考虑原发性高血压可能性大，予以拜新同、可多华降压治疗，效果不佳。随后予以静脉亚宁定降压对症治疗，患者病情好转，血压控制正常，出院诊断：①高血压 3 级（很高危，原发性可能性大）；②肾上腺增粗（无功能性可能性大）。

案例分析

1. 临床案例分析

本案例为 31 岁男性患者，高血压起病年轻，心脏彩超显示：室间隔 12.1 mm 增厚，考虑高血压已有多年，且患者入院血压 205/112 mmHg，无头晕、头痛，无恶心、呕吐，口服降压药物降压效果不佳，需静脉降压药物协助降压，结合 CT 示肾上腺结节，需进一步筛查继发性高血压可能。

鉴别诊断如下：

（1）甲状腺疾病：甲状腺功能及血管彩超正常，暂不考虑甲状腺功能异常及血管狭窄引起的血压升高。

（2）肾实质疾病、肾血管性高血压：在完善尿蛋白、尿红细胞、肾功能、肾动脉彩超检查结果正常后排除。

（3）肾上腺疾病：嗜铬细胞瘤，查儿茶酚胺正常、尿 VMA 阴性，该诊断证据不足。原发性醛固酮增多症：2021 年 1 月 7 日，复查立位直接肾素（筛查）19.5 μIU/mL，醛固酮（筛查）167 pg/mL，计算 ARR=8.6，结果与门诊筛查不符，待下一步检测确认。

血皮质醇节律：（8：00）8.3 μg/dL，（24：00）Co 1.3 μg/dL，（16：00）Co 4.4 μg/dL。皮质醇节律存在，但尿皮质醇明显升高（24 h 尿皮质醇 597 μg/24 h↑，24 h 尿量 2.9 L），促肾上腺皮质激素节律：（8：00）ACTH 7.18 pg/mL↓，（16：00）ACTH 13.24 pg/mL，（24：00）ACTH 5.43 pg/mL，ACTH 节律紊乱，仍需警惕皮质醇增多，予以复查尿皮质醇并完善隔夜地塞米松抑制试验。

次日，完善隔夜地塞米松抑制试验后复查血皮质醇：（8：00）0.6 μg/dL↓，促肾上腺皮质激素：（8：00）3.07 pg/mL↓。患者隔夜地塞米松被抑制，24 h 尿皮质醇正常，结合患者无向心性肥胖，无满月脸，无皮肤紫纹，隔夜地塞米松抑制试验结果，考虑原发性高血压可能性较大，继续予以联合降压。

2. 检验案例分析

患者，男，31 岁，以"发现血压高 1 个月"入院。2021 年 1 月 7 日，立位查直接肾素（筛查）19.5 μIU/mL，醛固酮（筛查）167 pg/mL，计算 ARR=8.6。审核报告时系统提示，该患者早前（2020 年 11 月 21 日和 2020 年 12 月 3 日）醛固酮结果正常，直接肾素结果偏低，ARR>37。同一位患者门诊两次结果相近，都小于参考值，但收住院后复查结果正常，故对此次结果产生疑问。我实验室检测醛固酮和直接肾素的仪器为 DiaSorin 的 LIASON XL 型全自动化学发光免疫分析仪，使用原厂定标液和检测试剂盒。发现问题后立刻采取以下措施：

（1）检查标本状态，无肉眼可见溶血、脂血或黄疸等，复查直接肾素，两次结果相近。

（2）核查当天和当月室内质控，结果均在控。

（3）将标本送至安图的 A2000Plus 平台检测醛固酮和直接肾素，反馈结果在正常范围且与我实验室相近。同时外送标本至第三方检验机构测醛固酮和肾素活性，结果均在正常范围且 ARR 正常。

结合临床医生的诊断分析和其他检测结果，该患者偏向诊断为原发性高血压，此次住院查立位醛固酮和直接肾素结果符合临床诊断，且和其他平台结果比对相近，有理由相信结果的准确性，转而分析此前门诊结果偏低的原因，采取以下措施：

（1）核查两次门诊当天和当月仪器室内质控，结果均在控。

（2）门诊和住院的两次结果，确认仪器使用同批号试剂、激发，排除批间差造成的影响。

（3）当日门诊结果有复查，两次结果相近。

（4）查看患者的门诊病历并联系门诊医生咨询接诊经过，后联系患者，自述就诊前几天曾服用阿司匹林并长期保持低盐饮食。

同一位患者间隔一个月，相同体位下抽血查直接肾素结果不同，在保证每次检测结果准确性的前提基础上，发现患者就诊前自行服用非甾体类抗炎药阿司匹林，非甾体类抗炎药和低盐饮食可降低肾素活性，导致 ARR 假阳性，建议抽血前至少停药 2 周。

知识拓展

（1）肾素是肾小球旁器、球旁细胞释放的一种蛋白水解酶。在体内主要以无活性的肾素前体 - 肾素原形式存在。蛋白酶、低温和酸性环境，三者条件之一即可使肾素原转变为有活性的肾素。目前肾素检测存在两种方法体系：直接肾素浓度（plasma renin concentration，PRC）和肾素活性（plasma renin activity，PRA）。PRA 可以间接反映血浆中的肾素活性水平，即血浆样本内的肾素在一定 pH 值和时间内，将样本中的血管紧张素原转化为血管紧张素 I，然后根据单位时间内生成血管紧张素 I 浓度的不同，计算样本中肾素的活性。这是肾素检测的传统方法，在国内使用多年，但是由于 PRA 检测为一种酶促反应，不仅受肾素浓度的影响，还受底物血管紧张素原浓度影响，而不同病理、生理条件下，血管紧张素原浓度会有差异。PRA 实验操作复杂、检测时间过长（常需过夜）、重复性差。检测过程中，血浆标本的孵育时间、缓冲液 pH 值及血浆稀释的倍数，不同试剂盒间和实验室间并不一致。这些因素影响了 PRA 的重复性和稳定性，使不同实验室结果缺乏可比性，难以标准化。这些问题限制了肾素检测的临床推广及使用。随着单克隆抗体技术的发展，肾素检测逐步从传统的血浆肾素活性的间接检测转变为肾素浓度的直接检测，后者灵敏、快速、可自动化，且不涉及放射性标记，无须特殊防护，更重要的是不受血管紧张素原水平的影响，结果稳定、重复性好。与传统 ARR 法比较，化学发光的血浆醛固酮 / 肾素浓度比值法诊断效能与之相当，但更易于标准化和推广，为临床提供更快速可靠的结果，被多位专家推荐。血浆肾素浓度和血浆肾素活性的区别见表 20.1。

表 20.1　血浆肾素浓度和血浆肾素活性的区别

	血浆肾素浓度	血浆肾素活性
检测方法	化学发光法（直接测定）	放射免疫法（间接测定）
灵敏度	+++	+
复杂性	自动	手工
稳定性、重复性	+++	++
标准化	容易	难

（2）两项联合检测——ARR（血浆醛固酮和肾素活性比值）。

ARR= 血浆醛固酮浓度 / 直接肾素浓度。

临床应用：ARR 是原发性醛固酮增多症（原醛症）的首选筛查试验，用于鉴别原发性高血压患者和原醛症患者，比单独测量血钾浓度或者醛固酮浓度更灵敏，比单独测量肾素特异性更高。

筛查前准备：纠正血钾至正常范围；无须限制钠盐摄入；停用对 RASS 系统有影响的药物至少 2~4 周。

试验方法：清晨起床后保持非卧位（可以坐位，站立或者行走）至少 2 h，静坐15 min 采血，采血时间在 8：00~10：00。

结果分析：醛固酮单位 pg/mL，血浆直接肾素单位 μIU/mL，ARR>37，筛查试验阳性。研究显示，外周血中肾素浓度不稳定。在室温条件下，随着保存时间的延长而降低；在冷藏条件下，随着保存时间的延长而升高；样本采集后应在 6 h 内送检并检测，若来不及检测，可冻存于 -20 ℃至少 12 周，应避免反复冻融。

（3）针对以下高血压患者，建议筛查原发性醛固酮增多症：①高血压 2 级以上。②难治性高血压。③伴低血钾的高血压。④伴肾上腺意外瘤的高血压。⑤年轻早发高血压或脑血管意外。⑥家族史（<40 岁）患者。⑦考虑继发性高血压可能。

案例总结

检测结果以定量形式报告，但是不能以一个单一的检测数值来判断是否患有疾病，而应该结合临床观察结果和医学判断来下结论。检测结果在期望值范围内，并不能排除患有疾病，必须结合患者的临床症状和其他诊断过程作出判断。每个治疗方案都应基于个体案例来决定。

目前 ARR 研究存在另一个问题，以 ARR 方法筛查可能导致最终诊断出来的 PA 患者中有部分实际上为低肾素水平的原发性高血压。在高血压人群中，约 20% 为低肾素水平，其血浆醛固酮水平通常正常，但也可以升高。筛查前应做好如下准备：①尽量将血钾纠正至正常范围；②维持正常的钠盐摄入；③停用对 ARR 影响较大的药物 4 周，包括醛固酮受体拮抗剂、利尿剂；④非甾体类抗炎药可降低肾素活性，导致 ARR 假阳性，建议停药至少 2 周；⑤口服避孕药及人工激素替代治疗可能会降低直接肾素浓度，一般无须停服避孕药物，除非有更好、更安全的避孕措施。

总之，ARR 是一个简单而又敏感的 PA 筛查指标，其在临床的应用使高血压人群中 PA 检出率明显增加，从而使更多的原被误诊为原发性高血压的 PA 患者获得正确的治疗，但目前 ARR 还是一个非标准化的筛查方法，不同研究所采用的 ARR 切点差别很大，故应对 ARR 进行更深入和系统的研究，以提高 ARR 筛查方法的准确性。

专家点评

本病例多次检验结果不一致的发现来源于检验医生与临床医生的及时沟通、结合临床综合评判的结果，特别是检验医生详细地对可能出现错误的结果进行多方面的分析，最后发现了患者非甾体类抗炎药物的用药史和低盐饮食，找到了此前与临床不符的低肾素活性的原因，避免患者过多的检查，体现了检验与临床诊疗两者的不可或缺。基于醛固酮／肾素比值的筛查试验可能当患者原发性醛固酮增多症较典型时才更加准确而易忽略病情轻微患者，因此，除了 ARR 测定，还需要结合血压、血钾及肾上腺影像学等资料，通过临床及检验医生多角度分析后才能最终做出诊断。

参考文献

［1］　SANG X J，JIANG Y R，WANG W Q，et al. Prevalence of and risk factors for primary aldosteronism among patients with resistant hypertension in China〔J〕. Journal of Hypertension，2013，31（7）：1465-1471；discussion 1471-1472.

〔2〕 MULATERO P，STOWASSER M，LOH K C，et al. Increased diagnosis of primary aldosteronism，including surgically correctable forms，in centers from five continents〔J〕. The Journal of Clinical Endocrinology and Metabolism，2004，89（3）：1045-1050.

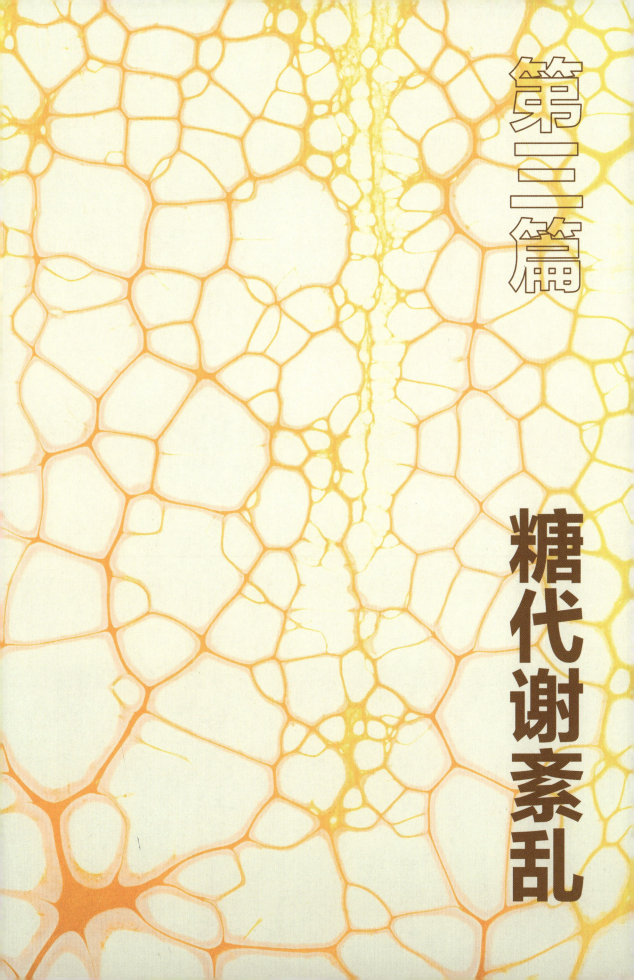

第三篇

糖代谢紊乱

从检验角度用临床思维探寻患者多年低血钾病因1例

21

作　　者：尹鹏燕[1]，李素芳[2]［云南省滇南中心医院（红河州第一人民医院），1 医学检验科；2 全科医学科］

点评专家：黄萱［云南省滇南中心医院（红河州第一人民医院）］

前　言

患者，男，22岁，因"口干、多饮、多食、多尿、乏力、消瘦1月"就诊。

急诊生化：GLU 59.42 mmol/L↑，ALT 138 U/L↑，AST 97 U/L↑，GGT 134 U/L↑，BUN 9.1 mmol/L↑，CR 74.3 mmol/L，K^+ 3.37 mmol/L↓，Na^+ 118.0 mmol/L↓，Cl^- 79.1 mmol/L↓，P^{3+} 1.65 mmol/L↑，Ca^{2+} 2.44 mmol/L，Ag^+ 18.27。

尿常规：尿糖（++++），尿pH 7.0，尿比重1.01，尿酮体阴性。

血常规：RBC $5.63×10^{12}$/L↑，WBC $13.76×10^9$/L↑，中性粒细胞绝对值 $10.22×10^9$/L↑，PLT $394×10^9$/L↑，血小板压积0.46%↑。

患者既往有低钾血症病史，间断服氯化钾片治疗，监测血钾最低值为1.6 mmol/L，病情反复，治疗效果不佳。

临床疾病失钾的原因主要包括：来源减少、体内分布异常（细胞外 K^+ 转移至细胞内）和肾性失钾，但大多数病例是由胃肠道失钾且补充不足引起。其中肾性失钾更加复杂，检验人需透过检验数字探寻疾病真相，以实现检验存在的价值。

案例经过

如上所述，门诊以"糖尿病，低钾血症"收入院。体格检查：体温 37.3 ℃，心率 118 次 / 分，呼吸 16 次 / 分，血压 118/80 mmHg，体重 45 kg，身高 165 cm，BMI 16.53 kg/m²，神志清楚，查体合作，发育不良。患者自诉从小时感乏力，表现为持续性、全身性轻度乏力。2018 年曾在当地医院诊断为"低钾血症"，间断服用氯化钾片治疗。2019 年 5 月，因"面部间隙感染，低钾血症"在我院住院治疗，入院时 K^+ 1.7 mmol/L，给予补钾治疗。2021 年 5 月 4 日，接种新冠疫苗时发现微量血糖为 33 mmol/L，未重视。2021 年 5 月 17 日，到当地医院就诊，查血电解质提示低钾血症（具体不详），予以口服"氯化钾片，2 片 / 次，3 次 / 日"共 3 天，症状无好转，遂到我院就诊。

入院后加做血气分析：pH 7.46，PCO_2 44 mmHg，PO_2 74 mmHg，Na^+ 116 mmol/L，K^+ 3.1 mmol/L，Ca^{2+} 1.1 mmol/L、Glu>27.8 mmol/L，Lac 1.6 mmol/L，Hct 52%，HCO_3^- 30.6 mmol/L，TCO_2 29.4 mmol/L，BEecf 6.8 mmol/L，BE［B］5.9 mmol/L，SO_2 95%，A-a DO_2 161 mmHg，PaO_2 21 mmHg，RI 0.3。

实验室数据：空腹 C 肽 <0.2 ng/mL↓，空腹胰岛素 1.37 μIU/mL↓，果糖胺 3.65 mmol/L↑，AIc 20.18↑，丙酮酸 133.8 μmol/L↑。

24 h 尿量 3.2 L/24 h，尿钾 44.38 mmol/24 h↑，尿钙 6.2 mmol/24 h，尿钠 411.84 mmol/24 h↑，尿氯 441.60 mmol/24 h↑，尿磷 2.27 mmol/24 h，尿镁 2.56 mmol/24 h。

尿微量白蛋白 41.69 mg/L↑，尿肌酐 2.8 mmol/L。

肾素 209.46 ng/L↑，血管紧张素 116.45 pg/mL，醛固酮 14.60 ng/dL，醛固酮 / 肾素 0.23。血浆皮质醇（00：00）1.25 μg/dL，ACTH（00：00）5.10 pg/mL，血浆皮质醇（16：00）8.70 μg/dL，ACTH（16：00）22.97 pg/mL。

给予补钾、降糖治疗 5 天后再测 C 肽 + 胰岛素释放试验：C 肽（空腹）1.23 ng/mL，C 肽（0.5 h）1.35 ng/mL，C 肽（1.0 h）1.45 ng/mL，C 肽（2.0 h）1.95 ng/mL，C 肽（3.0 h）1.86 ng/mL；胰岛素（空腹）6.70 μIU/mL，胰岛素（0.5 h）6.74 mU/L，胰岛素（1 h）7.27 mU/L，胰岛素（2 h）10.03 mU/L，胰岛素（3 h）8.27 mU/L，PCT 0.056 ng/mL↑。

患者既往在我院的所有电解质检验结果见表 21.1。

表 21.1　患者既往在我院的所有电解质检验结果（单位：mmol/L）

电解质	2019-05-13	2019-05-18	2021-05-19	2021-05-22	2021-05-25	2021-06-01	参考值
K^+	1.70	1.90	3.37	3.05	3.28	3.91	3.5~5.3

续表

电解质	2019-05-13	2019-05-18	2021-05-19	2021-05-22	2021-05-25	2021-06-01	参考值
Na^+	125.6	136.9	118.0	133.0	136.3	136.2	137~147
Cl^-	82.6	97.1	79.1	100.1	97.2	101.7	96~108
Ca^{2+}	2.35	2.34	2.44	2.23	2.23	2.31	2.02~2.6
Mg^{2+}	0.85	0.75	0.90	0.79	0.77	0.70	0.75~1.02
P^{3+}	0.80	0.35	1.65	1.18	1.74	2.13	0.81~1.55

其余无特殊，甲状腺功能正常。B超无异常。CT无异常。

案例分析

1. 检验案例分析

患者从小时感乏力与多年低钾血症病史有关，经氯化钾片治疗，效果不佳。患者未服用利尿剂，可排除外因服药物所致的低血钾。

首先排除来源减少：既往有低血钾病史，无食量下降，不考虑摄入不足所致的低血钾。

其次排除体内分布异常（细胞外 K^+ 转移至细胞内）：B超显示甲状腺无异常，甲状腺功能七项正常，不考虑甲状腺功能亢进引起的低钾性周瘫；血电解质、血气分析和尿常规显示：患者为代谢性碱中毒，排除呼吸性碱中毒引起钾离子转移到细胞内；结合血生化计算渗透压为 302.16 mOsm/L，尿常规未见酮体，患者多年低钾血症病史，可以排除糖尿病酮症酸中毒、糖尿病高渗状态所致的低血钾。

丢失过多：患者血压正常，肾素升高，醛固酮正常，RASS 系统的结果排除原醛和继醛的可能；患者血气结果表现为 BE 正值增大的代碱，其原因可能为低钾引起，同时血气的结果也排除了 RTA（肾小管性酸中毒）；PTC 和 ACTH 结果排除了库欣综合征引起低血钾的可能；24 h 尿电解质显示为高尿钾，同时尿钙正常，血镁正常，不符合 Gitelman 综合征的表现。

患者多年低血钾，为何一直补钾却效果不佳？原因是未曾深究低钾病因。综合患者病史，实验室检查：低血钾，高尿钾代碱、无低血镁和低尿钙，肾素升高，醛固酮正常，此时要高度注意是 Bartter 综合征（Bartter syndrome，BS）可能。下一步，联系临床与上级医院进行 Bartter 综合征基因检测。

患者糖尿病诊断明确，实验室结果提示胰岛细胞受损，综合分析为 1 型糖尿病，经临床降糖治疗后血糖下降。但患者为何会突发高血糖，经查阅文献，长期低钾血症可损伤胰岛细胞，致使糖耐量受损。是否与此有关，有待研究。

2. 临床案例分析

Bartter 综合征是一组临床表现为低血钾、代谢性碱中毒、肾素活性升高、尿醛固酮升高，肾活检显示肾小球旁细胞增生，患者血压正常或者偏低为特征的疾病。本病于 1962 年由 Baitter 首先报道。

目前认为，Bartter 综合征是一种常染色体隐性遗传病，多见于儿童，在新生儿期即可发病，甚至胎儿期即可表现羊水过多或早产，除低钾血症、代谢性碱中毒外，多数有发育障碍、智力低下、身材矮小等表现，往往表现为非特异性的双下肢无力、肌肉痉挛、恶心、呕吐、多饮、多尿、腹痛、体重下降等症状，且血压正常或偏低。因此，临床上常常不能及时发现和诊断。该患者有低钾血症多年，平素饮食可，无恶心、呕吐、腹泻、大汗、烧伤等，可排除摄入不足、胃肠道及皮肤丢失所致的低血钾。该患者在入院时血糖高达 59.42 mmol/L 的情况下血气分析仍呈碱血症，应该是 Bartter 综合征而无代谢性酸中毒。

该患者在小剂量胰岛素静脉泵入、补液、纠正电解质代谢紊乱等处理后，血糖直线下降，但出现多尿（夜尿增多）、血压偏低，多次血、尿电解质、血气分析均提示：低血钾、高尿钾、低渗尿、代谢性碱中毒，血镁、血钙正常。住院期间，在征得患者同意的情况下加用吲哚美辛（吲哚美辛可治疗 Bartter 综合征，其机制为阻断激肽 - 前列腺素系统，减少肾脏肾素分泌），血压有所上升，夜尿减少。本病例患者因经济困难只检测 Bartter 综合征其中几个基因分型，结果虽为阴性，但实验室检验数据及最终临床治疗效果仍支持 Bartter 综合征诊断。

知识拓展

本案例低钾血症患者因无法直接明确病因，经实验室一系列检查排除后锁定方向，需对肾小管酸中毒（RTA）、Gitelman 综合征，Bartter 综合征进行鉴别诊断。RTA 是一组疾病，其肾小球滤过率（GFR）相对不受影响，但由于肾小管无法发挥维持酸碱平衡所需的正常功能而发生代谢性酸中毒。所有类型的 RTA 都表现为阴离子间隙正常型（高氯性）代谢性酸中毒。RTA 在本例低血钾患者比较好鉴别。

Bartter 综合征和 Gitelman 综合征是遗传性低血钾性肾性失钾性肾小管病，其由功能缺失突变引起，通常呈常染色体隐性遗传。已在不同基因中发现数百种可导致这两种综合征的突变。此类突变会在肾脏中严重或彻底损害至少 1 个电解质转运蛋白或通道，导致肾性盐消耗状态。临床上，Bartter 综合征和 Gitelman 综合征都与细胞外液容量减少，高肾素血症、继发性醛固酮增多症，低钾血症和代谢性碱中毒有关。

若患者发生原因不明的低钾血症、代谢性碱中毒且血压正常或偏低，应怀疑 Bartter 综合征或 Gitelman 综合征。此时必须排除其他更常见的病因，尤其是滥用利尿剂和 / 或轻泻药以及暗中催吐。除了仔细采集病史和查体，还应测量随机尿氯浓度或氯排泄分数，最好在数周内采集多份样本。随机尿氯浓度在 Bartter 综合征和 Gitelman 综合征患者中通常始终偏高（>20 mEq/L），在催吐患者中通常始终偏低（<20 mEq/L），而在间歇性（暗中或不承认）使用利尿剂的患者中上下波动。如果没有发现引起电解质异常和临床表现的其他原因，通常应进行基因检测，以确认有无导致 Bartter 综合征或 Gitelman 综合征的突变。

Bartter 综合征需要终身药物治疗，目标是纠正或尽量减少电解质异常和细胞外容量不足。大多数患者都需要联合治疗。本案例患者常规氯化钾治疗效果不佳，临床给予联合吲哚美辛治疗后，血钾维持在正常水平，两年时间追踪患者，自诉未出现临床症状。查阅吲哚美辛的药理知识，不良反应中的一项可引起高钾血症，据报道，使用非甾体抗炎药可使血清钾浓度增加。吲哚美辛可治疗 Bartter 综合征，其机制为阻断激肽 - 前列腺素系统，减少肾脏肾素分泌（正常情况下，其分泌一定程度上由局部产生的前列腺素类介导）；损害血管紧张素 Ⅱ 诱导的醛固酮释放，随后的醛固酮分泌下降将减少尿钾排泄，从而改善低血钾和其他临床症状（包括生长迟缓）。

案例总结

本案例患者从小低血钾，多次就医，单纯对症治疗，未深究低钾病因，导致治疗效果不佳。检验工作者遇到异常报告时应查看病史，调取既往就诊记录，深究其原因，多思考。这就需要大量的临床知识，综合分析，从临床角度解读检验结果，搭建患者与临床之间的桥梁，以实现检验存在的价值。

本案例患者因经济困难只检测 Bartter 综合征其中几个基因分型，结果虽为阴性，但实验室数据及最终临床疗效仍支持 Bartter 综合征判断。站在临床的角度，正如医学之难，难如许多疾病病因难寻，难如明确病因而无其根治之法。站在患者的角度，明确病因固然重要，但或许最终疗效远胜诊疗过程。本案例主治医师深谙其药理知识，临床用药反其道而行之，利用吲哚美辛的不良反应治疗疾病，让患者至今未再出现低钾血症，回归正常生活。或许这才是医学的本质，或许我们换个角度仰望天空，也未曾不可。

专家点评

本案例患者从低血钾出发，检验参与临床诊疗，找到疾病真相，使患者受益，让检验结果发挥作用。随着检验医学学科的发展，检验结果不再局限于辅助临床疾病的诊断，在疾病治疗、疾病监测、疾病预防等方面都发挥了重要作用，体现了检验的价值。

参考文献

［1］ RODRÍGUEZ S J. Renal tubular acidosis：The clinical entity［J］. Journal of the American Society of Nephrology，2002，13（8）：2160-2170.

［2］ DOWNIE M L，LOPEZ G S C，KLETA R，et al. Inherited tubulopathies of the kidney：Insights from genetics［J］. Clinical Journal of the American Society of Nephrology，2021，16（4）：620-630.

［3］ CHOI M，SCHOLL U I，JI W Z，et al. Genetic diagnosis by whole exome capture and massively parallel DNA sequencing［J］. Proceedings of the National Academy of Sciences of the United States of America，2009，106（45）：19096-19101.

［4］ OATES J A，FITZGERALD G A，BRANCH R A，et al. Clinical implications of prostaglandin and thromboxane A2 formation（2）［J］. New England Journal of Medicine，1988，319（12）：761-767.

［5］ SCHLONDORFF D. Renal complications of nonsteroidal anti-inflammatory drugs［J］. Kidney International，1993，44（3）：643-653.

[6] CAMPBELL W B，GOMEZ-SANCHEZ C E，ADAMS B V，et al. Attenuation of angiotensin Ⅱ - and Ⅲ -induced aldosterone release by prostaglandin synthesis inhibitors [J] . The Journal of Clinical Investigation，1979，64（6）：1552-1557.

糖尿病患者偶发泌乳素异常升高 1 例

22

作　　者：姜艳梅[1]，李爽[2]，王晶[1]，李士军[1]（大连医科大学附属第一医院，1 检验科；2 内分泌与代谢病科）

点评专家：马晓露（大连医科大学附属第一医院检验科 ）

前　言

　　血清泌乳素升高可能与很多疾病相关，临床上比较常见，可累及生殖、内分泌和神经系统。患者常表现出闭经、泌乳、月经频发、月经稀少、不孕、性功能减退、头痛、肥胖等症状，常就诊于妇产科、生殖医学科、男科、乳腺科、神经内科和神经外科。泌乳素升高受多种因素的影响，寻找病因十分重要。本案例患者因糖尿病就诊于我院内分泌与代谢病科，住院期间首次检测泌乳素异常升高后又恢复正常，引发临床医生的怀疑以及检验人员的深度探讨。

案例经过

　　患者，女，47 岁，自诉"口干、多饮、多尿 2 年，血糖控制不佳 2 周"。2 年前无明显诱因出现口干、多饮、多尿，伴尿量增多，无善食易饥，体重无明显下降，自诉血糖控制良好，未服用任何降糖药物。2 周前无明显诱因出现头晕，浑身乏力，偶有心慌，脚底有踩棉花感，测空腹指尖血糖波动于 15~16 mmol/L，最高可达 21 mmol/L，餐后血糖未规律监测。随后就诊于我院门诊，查空腹血糖 15.14 mmol/L，应用甘精胰岛素（来得时）10 U qn 皮下注射，联合利格利汀片 5 mg qd 口服降糖治疗，血糖控制欠佳，为进一步治疗，于 2021 年 2 月 21 日收入我院内分泌与代谢病科病房。

门诊检查：血常规正常，HbA1c 8.9%，C 肽 3.02 ng/mL，ALT 89 U/L，AST 89 U/L，TG 2.14 mmol/L，HDL-C 1.08 mmol/L，LDL-C 3.65 mol/L。腹部彩超：脂肪肝，胆、脾、胰、双肾未见明显异常。患者诉口干、多饮、多尿较前略有改善，精神欠佳，多梦易醒，食欲良好，小便同前述，大便无明显异常。近期月经周期不规律，月经量少。家族史：父母均患有糖尿病、高血压。

入院诊断：①糖尿病分型待定；②脂代谢紊乱，肝损害，脂肪肝。

入院第二天，患者仍感头晕，头部有闷胀感，全身乏力，睡眠欠佳，多梦易醒。监测空腹血糖（FBG）9.8 mmol/L，2 h BG 17.0 mmol/L，餐后血糖较高，血糖控制不达标，现调整降糖方案：利拉鲁肽 0.6 mg qn in 联合二甲双胍 0.5 g tid po 降糖治疗。

入院复查肝功能，ALT 66 U/L，AST 42 U/L，较前有所下降，予以保肝药物易善复 456 mg tid po 治疗。检查性激素六项、神经传导速度等。

入院第三天，患者自诉下肢到足底有游走性疼痛感，无双下肢水肿，考虑存在糖尿病周围神经病变可能性大，予以依帕司他片 50 mg tid po 抑制山梨醇代谢，甲钴胺 0.5 mg tid po 营养神经治疗。监测血糖：FBG 8.9 mmol/L，2 h BG 11 mmol/L。目前采用二甲双胍 0.5 g tid po，达格列净 10 mg qd，利拉鲁肽注射液 0.60 mg 皮下注射降糖治疗。检查头部 CT。

入院第四天，患者一般状态可，头晕、睡眠质量稍有改善，继续上述降糖方案。检查结果回报：黄体生成素（LH）22.18 mIU/mL，睾酮（TES）0.060 ng/mL，孕酮（PRO）<0.050 ng/mL，促卵泡生成素（FSH）32.38 mIU/mL，雌二醇（E2）11.32 pg/mL，垂体泌乳素（PRL）2607.00 μIU/mL，考虑高泌乳素血症可能性大。择日进行垂体增强 MRI 检查。

入院第五天，患者检查结果回报：C 肽释放试验：C 肽（0 h）2.49 ng/mL，C 肽（2 h）2.79 ng/mL；尿微量白蛋白（MA）14.80 mg/L，尿肌酐浓度（U-Cre）7.56 mmol/L，尿微量白蛋白/肌酐 17.30 μg/ng；TG 1.72 mmol/L，HDL-C 0.99 mmol/L，LDL-C 3.22 mmol/L，腹部彩超显示脂肪肝，BMI 25 kg/m²，故诊断为脂代谢紊乱、脂肪肝。嘱患者低脂饮食，适当运动，予以普伐他汀片 20 mg qn po 降脂治疗。检查精神类疾病，结果回报：汉密尔顿焦虑量表测试结果提示患者轻度焦虑症状；汉密尔顿抑郁量表测试结果提示患者轻度抑郁状态。

入院第六天，复查尿 MA 22.30 mg/L，U-Cre 7.53 mmol/L，尿 MA/CRE 26.19 μg/mg。头部 CT 结果显示：颅内结构 CT 平扫未见明显异常。垂体增强扫描结果显示：垂体 MRI 平扫及增强扫描未见明显异常。复查垂体泌乳（PRL）285.30 μIU/mL。

患者入院第九天，病情平稳，请示上级医师予以出院。

案例分析

1. 临床案例分析

本案例患者中年起病，起病隐匿，体形偏胖，有糖尿病家族史，无自发酮症倾向，C 肽释放试验：C 肽（0 h）2.49 ng/mL，C 肽（2 h）2.79 ng/mL，提示胰岛素基础分泌功能尚可，储备功能欠佳，支持 2 型糖尿病诊断。糖化血红蛋白 8.9%，提示近 2~3 个月血糖水平控制欠佳。入院后患者餐后血糖较高，血糖控制不达标，调整降糖方案进行降糖治疗，监测 FBG 波动于 5.8~5.9 mmol/L，2 h BG 8.0 mmol/L，血糖平稳。尿 MA/Cre 47.23 μg/mg（2021.01.25），住院复查尿 MA/CRE 26.19 μg/mg，诊断为糖尿病肾病。患者虽无四肢麻木疼痛，神经传导速度未见异常，但查体左下肢痛温觉减弱，下肢到足底有游走性疼痛感，考虑存在糖尿病周围神经病变，经治疗后目前肢体麻木症状较前缓解。TG 1.72 mmol/L，HDL-C 0.99 mmol/L，LDL-C 3.22 mmol/L，腹部彩超结果显示脂肪肝，BMI 25 kg/m^2，故诊断为脂代谢紊乱、脂肪肝。检查精神类疾病检测结果显示患者存在轻度焦虑症状、轻度抑郁状态。

患者为女性，47 岁，主诉近期月经不规律，月经量少，精神欠佳，多梦易醒。为鉴别糖尿病合并周围神经病变和围绝经期，查女性激素六项，结果显示 LH 22.18 mIU/mL，TES 0.060 ng/mL，PRO <0.050 ng/mL，FSH 32.38 mIU/mL，E2 11.32 pg/mL，符合围绝经期表现，但 PRL 2607.00 μIU/mL，怀疑为垂体瘤。进行头 CT 检查，结果显示颅内结构 CT 平扫未见明显异常。垂体增强扫描显示：垂体 MRI 平扫及增强扫描未见明显异常，排除垂体瘤，复查 PRL 285.30 μIU/mL，与检验科进行了交流。

2.检验病例分析

患者门诊查空腹血糖 15.14 mmol/L，血常规正常。HbA1c 8.9%，C 肽 3.02 ng/mL。ALT 89 U/L，AST 89 U/L，TG 2.14 mmol/L，HDL-C 1.08 mmol/L，LDL-C 3.65 mol/L，符合糖尿病合并脂代谢紊乱的情况。入院后复查 FBG 9.8 mmol/L，2 h BG 17.0 mmol/L，TG 1.72 mmol/L，HDL-C 0.99 mmol/L，LDL-C 3.22 mmol/L；C 肽（0 h）2.49 ng/mL，C 肽（2 h）2.79 ng/mL，均符合 2 型糖尿病的诊断。但是患者女性激素六项：LH 22.18 mIU/mL，TES 0.060 ng/mL，PRO <0.050 ng/mL，FSH 32.38 mIU/mL，E2 11.32 pg/mL，符合绝经期前的表现，PRL 异常升高，检查值高达 2607.00 μIU/mL，提示有患垂体疾病的可能。但三天后复查，结果为 285.30 μIU/mL，因结果差别较大，把两次的标本同时进行了复查，结果分别为 2577.00 μIU/mL、287.90 μIU/mL，复查前后结果差异不大，两次检测当天的室内质控结果均在控，遂与临床沟通，了解患者的状态。医生回复：头部 CT 与 MRI 结果均未见异常，第二次结果比较符合临床。同时也获知，患者入院前后并没有服用特殊的药物，采血时间均为早晨 6 点左右，医生决定第二天送到总院复查 PRL，结果回报为 198.03 μIU/mL，与我院区第二次结果接近。同时，我们将两次标本送到大连医科大学附属第二医院检验科进行检测，其为西门子检测系统，结果回报分别为 1866.49 μIU/mL 和 183.87 μIU/mL，因检测系统不一致，结果略有差别，但两次结果的差异程度相同。我们将这样的结果回报给临床，证实我们的检测结果应该是没有问题的，结果的差异或许来自患者本身及治疗过程中的正常反应。

知识拓展

影响泌乳素分泌的因素主要包括：

（1）生理因素。泌乳素的分泌是脉冲式的，一天之中有很大的变化。入睡 1 小时内泌乳素分泌的脉冲幅度迅速提高，之后在睡眠中分泌量维持在较高的水平，醒后则开始下降。清晨 3、4 点时血清的泌乳素分泌浓度是中午的一倍。剧烈的体力活动、创伤等急性应激情况如情绪紧张、寒冷、麻醉、手术、低血糖、性生活、运动等都会引起泌乳素的分泌增多。应激可以使泌乳素水平升高数倍，通常持续时间不到 1 小时。另外，高蛋白饮食也会引起泌乳素分泌的增加。

（2）药物因素。多巴胺受体拮抗剂、H2 受体阻滞剂、含雌激素的避孕药、抗抑郁药、抗惊厥药、降压药等。

（3）疾病因素。泌乳素升高，医学上称为高泌乳素血症，这是一种下丘脑 - 垂体 -性腺轴功能失调性疾病，其主要症状为月经量明显减少、月经稀发甚至闭经、不孕、溢乳、更年期症状等。

（4）其他因素。原发性甲状腺功能减退症、特发性闭经溢乳综合征、原发性甲状腺功能亢进、肾功能不全、支气管癌等疾病也可引起泌乳素升高。

本案例患者 47 岁，不具有怀孕妊娠、哺乳等情况，而且几次采血均为早晨 6~7 时空腹，排除生理因素的影响。医生回复没有服用特殊药物，甲状腺功能检测排除了甲状腺等疾病的可能性，虽有糖尿病肾病，但程度较轻。推测患者处于应激状态的可能性较大。

疾病对 PRL 水平的影响主要包括以下几个方面：

（1）糖尿病合并并发症。有研究表明，糖尿病患者病程长，血糖控制不理想伴有糖尿病慢性并发症的患者可出现高泌乳素血症，HbA1c 明显升高的同时，在排除其他影响因素后，可考虑进行泌乳素检测，如果确有高泌乳素血症存在，可适当应用溴隐亭予以纠正治疗，有利于血糖的控制。

血糖水平直接通过下丘脑促甲状腺激素释放激素的分泌最终调节泌乳素的分泌。泌乳素通过刺激胰岛 β 细胞增殖，促进胰岛素分泌，抑制引起胰岛细胞凋亡的外源性或固有性信号通路的关键酶，调节免疫功能等机制，调节全身胰岛素敏感性和血糖代谢。血清 PRL 可能也参与了血糖的代谢调节，对血糖调节具有保护作用。因此，在血糖控制不理想的情况下，可能造成 PRL 的升高，提示 PRL 可能是血糖代谢的调控因子。另一个研究显示，二甲双胍可能具有降泌乳素的作用，这对于同时有肥胖、糖脂代谢异常的患者来说可能具有双重治疗效果。Robert Krysiak 等人的初步研究显示，二甲双胍（剂量每天 2.55~3 g）可降低服用溴隐亭患者的胰岛素抵抗比值、血清甘油三酯、餐后 2 h 血糖。而且二甲双胍降低了服用溴隐亭后的高泌乳素血症患者的泌乳素水平，从基线的 46 ng/mL 降至 34 ng/mL，降低了 26%，但仍高于正常值。

（2）精神病。患者在服用抗精神病药物后易出现高泌乳素血症，主要原因是药物进入机体后可阻断多巴胺 D2 受体作用，进而削弱其对泌乳素分泌的抑制作用，最终导致泌乳素水平提升。常见的诱发高泌乳素血症的抗精神病药物包括利培酮、氨磺必利等。

综上所述，患者的血糖控制不理想，HbA1c 明显升高，入院后进行二甲双胍等药物的治疗，这些因素均可能导致初次检测泌乳素水平升高，而经过几天治疗后再检测达到了正常水平。

影响泌乳素检测的因素主要包括检测方法和标本情况。

（1）检测方法。泌乳素的检测方法有多种，最常用的包括罗氏电化学发光检测法、化学发光酶联免疫法以及放射免疫分析法等。不同的检测方法、不同的检测系统之间因包被的抗体不同，结果会有一定的差异，不同的检测系统试剂抗干扰的能力也有所不同。在泌乳素异常率的检测方面，罗氏电化学发光检测法与化学发光法测定异常率的差异具备统计学意义，但差别不大。我们应用的罗氏电化学发光免疫法属于临床检测中较常使用的方法，而联合路院区采用的是西门子检测系统，两者检测结果虽有差异，但差异不明显。我们的同一管标本送到了附属二院检测，他们是西门子的检测系统，高值和正常值两管均与我们自己检测的值差别不大。

（2）标本情况。溶血标本对检测有影响。以下几种情况对检测值无显著影响：胆红素 <8 mg/dL，血红蛋白 <1.0 g/dL，甘油三酯 <2000 mg/dL，生物素（维生素 H）<100 ng/mL，高浓度生物素制剂治疗的患者必须在停药 8 小时后再采血样进行检测。不受类风湿因子（1100 U/mL），透析患者也无干扰。16 种常用药物经试验对本检测无干扰。

患者血清标本采用了多个检测系统进行了检测，结果没有差别，标本本身也没有溶血、乳糜等问题，排除了这方面的影响因素。

案例总结

本例患者因血糖控制不理想入院，检查发现泌乳素结果异常升高，医生迅速进行了关于高泌乳素血症的排查，进行了头部 CT 和 MRI 的检查，未发现异常，抽血复查 PRL，有了结果差别很大但符合临床患者情况的结果。至此，医生回归到了患者糖尿病的诊断、治疗上，但仍会有"第一次结果不准确"或者"检验科弄错了"的想法。通过查阅文献了解到，泌乳素参与了血糖代谢，长时间的血糖控制不佳会引起泌乳素的升高。另外，二甲双胍也能降低泌乳素的分泌。于是我们推测患者泌乳素的下降有可能是这些因素导致的，增加了我们对糖尿病的理解。患者还合并有精神类疾病，很多精神类药物是可以导致泌乳素分泌的增加，但患者否认服用这些药物。

作为检验工作人员，针对泌乳素结果的异常，我们分析了几种导致结果差异较大的可能性，从检测本身到检测前的影响因素，也进行了相关的实验，排除试剂、检测系统等因素，对标本进行了复查，排除了首次检测假性升高的可能性。与临床医生一起分析了患者泌乳素升高的可能性，把泌乳素检测的影响因素回馈给临床医生，因其受分泌节律、应激等因素的影响，可以首先选择同一时间重新采血复查的，避免患者进行头部 CT 等的检测。建议测定血清泌乳素时需考虑其脉冲式释放和食物（特别是高蛋白质饮食）增加其分泌的特性。每次检查应空腹，当日晨禁性交；来院后休息 1 小时，在 9~11 am 左右采血；可连续 3 天采血或同 1 天连续 3 次采血，以除外脉冲峰值的生理因素，有利于高泌乳素的判断。

通过整个病例的研究及与临床沟通，笔者深刻体会到医生和检验人员对疾病的认知存在很大的差异，医生对检验项目的检测影响因素及临床意义了解不够，而检验人员对疾病的诊断和治疗过程不理解，都造成了出现检验结果与临床表现不符时，医生对检验结果的误解，也给患者带来了不必要的心理负担。因此，加强临床与检验的沟通十分重要。

专家点评

内分泌系统是由内分泌腺及存在于某些脏器中的内分泌组织和细胞所组成的一个体液调节系统，在神经系统支配下和物质代谢反馈基础上释放激素，调节人体的生长、发育、生殖、代谢、运动、病态、衰老等生命现象，维持人体内环境的相对稳定。当患有内分泌系统疾病时，激素分泌水平出现异常，因其有神经系统的参与及反馈调节机制，查找病因时相对于其他疾病来说比较复杂。

本案例患者因血糖控制不佳入院，在住院过程中检查发现泌乳素异常升高近 10 倍，为求病因，进行了头部 CT 和 MRI 的检查，没有发现垂体瘤。于是复查泌乳素，结果正常，由于结果差异很大，检验人员进行了两次标本的复查，也在不同检测系统上进行了检测，虽有差异，但两次结果的泌乳素水平应该是真实存在的。作者从三个方面分析了造成结果前后差异的可能原因：①血糖控制不理想引起泌乳素的异常分泌；②糖尿病治疗药物及抗抑郁药物的影响；③影响激素分泌的因素及影响激素检测的因素。综合分析来看，造成泌乳素异常升高可能为血糖长期升高的反馈调节或者是采血时的一个应激状态，鉴于激素水平分泌的特殊性，建议临床医生在患者出现异常结果时，择时重新复查，再做相应的处理。

该病例的诊治经过让我们更加重视检验与临床的沟通，检验和临床专业的知识的相互学习与补充能提高医疗水平，为患者提供更为精准的诊治。

参考文献

［1］ 方懿珊.糖尿病患者泌乳素水平与血糖变化的关系［J］.中国基层医药，2005，12（5）：581-582.

［2］ LABRIOLA L，MONTOR W R，KROGH K，et al. Beneficial effects of prolactin and laminin on human pancreatic islet-cell cultures［J］. Molecular and Cellular Endocrinology，2007，263（1/2）：120-133.

［3］ FLEENOR D E，FREEMARK M. Prolactin induction of insulin gene transcription：Roles of glucose and signal transducer and activator of transcription 5［J］. Endocrinology，2001，142（7）：2805-2810.

［4］ FUJINAKA Y，TAKANE K，YAMASHITA H，et al. Lactogens promote beta cell survival through JAK2/STAT5 activation and bcl-XL upregulation［J］. Journal of Biological Chemistry，2007，282（42）：30707-30717.

［5］ CEJKOVA P，FOJTIKOVA M，CERNA M. Immunomodulatory role of prolactin in diabetes development［J］. Autoimmunity Reviews，2009，9（1）：23-27.

［6］ BRANDEBOURG T，HUGO E，BEN-JONATHAN N.Adipocyte prolactin：regulation of release and putative functions.［J］.Diabetes Obesity & Metabolism，2010，9（4）：464-476.

［7］ KRYSIAK R，OKRZESIK J，OKOPIEN B. The effect of short-term metformin treatment on plasma prolactin levels in bromocriptine-treated patients with hyperprolactinaemia and impaired glucose tolerance：A pilot study［J］. Endocrine，2015，49（1）：242-249.

［8］ 朱俊艳，郭彦祥，何长江，等.阿立哌唑对奥氮平所致女性精神分裂症患者泌乳素、体质量增加的影响［J］.临床精神医学杂志，2020，30（1）：63.

［9］ 李红.罗氏电化学发光检测法与化学发光法检测泌乳素的比较［J/OL］.临床检验杂志（电子版），2018，7（1）：122-123.

老年非糖尿病性低血糖症 1 例　23

作　　者：卞玉鑫[1]，柴静[1]，李寅辉[2]（新疆医科大学附属中医医院，1 临床检验中心；2 内分泌科）

点评专家：刘玉梅（新疆医科大学附属中医医院）

前　言

　　研究显示，2007—2017 年，我国糖尿病总体患病率由 9.7% 上升至 11.7%，十年间我国糖尿病知晓率持续显著提高（由 2007 年的 39.4% 上升至 53.6%）。截至 2022 年，年龄 ≥ 65 岁人群的糖尿病患病率、知晓率分别为 18.80%、77.14%。相比糖尿病的科普传播，低血糖症的普及度就低了很多。低血糖会出现心慌、手脚颤抖、躁动不安、嗜睡、昏迷等症状，严重时可导致认知功能受损，引发心脑血管疾病，甚至死亡。"一次严重低血糖反应或由此所诱发的心脑血管不良事件，可能抵消一生维持血糖在正常范围所带来的获益"，因此，低血糖症应引起大众的广泛重视。本文介绍一例老年患者低血糖症的发生、发展过程，结合临床症状、实验室检查等明确该病的诊断、鉴别和治疗，以此来说明低血糖症的重要性，并提高工作人员和大众对低血糖症的关注及预防。

案例经过

　　患者，女，69 岁。腰腿痛 40 年，长期口服激素和去痛片；高血压 10 年，口服氨氯地平片、贝那普利片。患者于 2019 年 12 月 20 日清晨出现头晕，但未重视，家属于 2019 年 12 月 21 日 00：10 发现患者意识不清，呼之不应，拨打"120"急救。测血糖 2.6 mmol/L，予以 50% 葡萄糖针 100 mL 静推后神志转清，由救护车送至我院急救中心，复测血糖 12.6 mmol/L，患者意识清楚，对答切题，持续给予 10% 葡萄糖针静点，监测指尖血糖，在 3.6~7.0 mmol/L 波动，为进一步治疗，以"低血糖症"收住我院内分泌科一组。

入院查体：患者神志清醒，精神欠佳，呼之可应，对答切题，发育正常，营养良好，自动体位，查体合作。全身皮肤黏膜无黄染及皮疹，全身浅表淋巴结未及肿大，头颅圆整，颈软无抵抗，气管居中，甲状腺肿大，双肺呼吸音清，未闻及干、湿性啰音，心界无扩大，心率 84 次 / 分，律齐，各瓣膜听诊区未闻及病理性杂音，血压 128/58 mmHg。腹部膨隆，未见肠型及蠕动波，无腹壁静脉曲张，腹软，全腹无压痛，肝脾肋下未触及，各输尿管点无压痛，双肾区无叩击痛，脊柱四肢无畸形，双下肢无浮肿。生理反射正常，病理反射未引出。专科检查：身高 150 cm，体重 65 kg，BMI 28.89 kg/m^2，腹围 106 cm，臀围 104 cm。满月脸，腹部膨隆，四肢相对纤细，未见宽大紫纹及皮肤瘀斑。辅助检查：随机血糖 5.0 mmol/L。

入院诊断：低血糖症，医源性库欣综合征，肾上腺皮质功能减退症，重度骨质疏松症，维生素 D 缺乏症，结节性甲状腺肿，高血压 3 级。

入院后完善实验室检查：全血细胞计数、血流变正常；凝血功能：纤维蛋白原 5.78 g/L↑，D- 二聚体 2.77 μg/mL↑；肝功能 + 肾功 + 电解质：L-γ- 谷氨性基转移酶 95.60 U/L↑，肌酐 110.00 μmol/L↑，尿酸 451.70 μmol/L↑，甘油三酯 4.67 mmol/L↑，高密度脂蛋白胆固醇 1.91 mmol/L↑，白蛋白 29.90 g/L↓；糖化血红蛋白正常；甲功五项 + 甲状腺抗体三项测定：抗甲状腺过氧化物酶 43.17 IU/mL↑；肿瘤标志物：癌胚抗原 6.94 ng/mL↑，神经角质烯醇化酶 40.51 ng/mL↑，糖链抗原 199 57.77 U/mL↑，糖链抗原 7248.42 U/mL↑，糖链抗原 CA50 39.08 U/mL↑；其他：25- 羟基维生素 D 4.99 ng/mL↓，皮质醇 +ACTH 节律（00：00）：促肾上腺皮质激素 12.46 pg/mL，皮质醇 1.51 μg/dL；皮质醇 +ACTH 节律（16：00）：促肾上腺皮质激素 16.29 pg/mL，皮质醇 2.22 μg/dL；皮质醇 +ACTH 节律（8：00）：促肾上腺皮质激素 55.35 pg/mL，皮质醇 3.06 μg/dL。

2019 年 12 月 23 日，午餐前患者指尖血糖 2.9 mmol/L，检验科急查静脉血清葡萄糖、血浆皮质醇、血清胰岛素，结果为：血清葡萄糖 2.54 mmol/L，血浆皮质醇 0.66 μg/dL，血清胰岛素 38.320 pmol/L。

2019 年 12 月 24 日，进行糖耐量试验 + 胰岛素释放试验，结果见表 23.1。

表 23.1　患者糖耐量 + 胰岛素释放试验结果

	0	30 min	60 min	120 min	180 min	4 h	5 h
血糖（mmol/L）	4.36	10.95	12.65	11.60	9.74	4.59	2.62
胰岛素（pmol/L）	45.980	301.560	332.110	197.400	127.150	64.750	41.470

2019 年 12 月 25 日，夜间 3 点测指尖血糖 3.8 mmol/L，予以 50% 葡萄糖针静推后复测血糖 5.5 mmol/L，6 点血糖 3.1 mmol/L，予以葡萄糖针持续静点，连续复测指尖血糖 6.8~7.3 mmol/L。

2019 年 12 月 26 日，夜间 5 点测指尖血糖 6.1 mmol/L，7 点指尖血糖 2.7 mmol/L，患者主诉心慌、汗出不适，检验科急查血浆皮质醇、血清葡萄糖、生长激素、胰岛素，血清葡萄糖测定（干化学法）3.32 mmol/L，血浆皮质醇 2.20 μg/dL，血清胰岛素 59.710 pmol/L。立即给予 50% 葡萄糖 40 mL 静推，15 分钟后复测血糖 12.2 mmol/L，患者心慌症状缓解，1 小时后复测血糖 8.0 mmol/L。

2019 年 12 月 28 日，患者晨间指尖血糖 2.3 mmol/L，检验科急查血浆皮质醇、血清葡萄糖、血清胰岛素，血清葡萄糖测定（干化学法）：1.51 mmol/L。

2020 年 1 月 1 日，24 小时尿游离皮质醇 22.19 μg/dL，胰岛素样生长因子 -1：104 ng/mL，胰高糖素 216.48 pg/mL↑。

案例分析

1. 临床案例分析

本案例患者否认糖尿病史，考虑其低血糖症的原因，要从药物因素和垂体功能、肾上腺功能减退两大方面着手。根据患者的症状、体征、实验室检查，应与以下疾病鉴别。

（1）胰岛细胞瘤：胰岛素瘤分泌过量的胰岛素释放入血，引起以低血糖为主的一系列症状，可发生意识障碍、精神异常等。临床表现为低血糖综合征，血浆胰岛素水平升高，多伴有身体肥胖，记忆力、反应力下降。

（2）反应性低血糖：主要表现为发作性的心慌、出汗、乏力，多在餐后 2~4 小时发生。2019 年 12 月 23 日，患者发生低血糖时，血清葡萄糖 2.54 mmol/L，血浆皮质醇 0.66 μg/dL，血清胰岛素 38.320 pmol/L，提示升糖激素不足，胰岛素不适当分泌。

结合各项检查结果及患者既往史，考虑患者反复低血糖原因如下：①患者长期口服泼尼松片，抑制自身肾上腺轴功能，皮质醇等升糖激素不足；②结合患者糖耐量试验、胰岛素释放试验，该患者存在胰岛素不适当分泌，而血糖偏低时，胰岛素仍处于相对较高的水平，导致低血糖的发生。患者全身骨痛 40 年，长期口服激素，已明确诊断继发性肾上腺皮质功能减退症，多次发作时血糖 <2.8 mmol/L，有低血糖昏迷，静推葡萄糖后症状缓解。综上所述，医源性库欣综合征及肾上腺皮质功能不全，可能是该患者发生低血糖的主要原因。

2. 检验案例分析

本案例患者病情反复变化，究其根本，在于血清葡萄糖的变化。入院期间两次低血糖发作时，2019 年 12 月 23 日午餐前指尖血糖 2.9 mmol/L（检验科静脉血清葡萄糖 2.54 mmol/L），2019 年 12 月 28 日晨间指尖血糖 2.3 mmol/L（检验科静脉血清葡萄糖 - 干化学法 1.51 mmol/L），这也是患者昏迷和意识不清的主要原因。影响血糖检测准确性的因素包括生理、病理、标本、药物、环境、检测方法、报告方式等。在本案例中，检验科检测的血清葡萄糖为静脉血样本，而临床检测样本为毛细血管血，两种检测方式的结果略有差异。据报道，床旁血糖检测结果与实验室检测结果差异较小，但临床重症患者的血糖检测结果准确性受多方面因素的影响，在检测过程中，要根据实际情况给予针对性的措施，以提高准确率。降低不同检测方法所得结果的差异需要检验科和临床科室及时沟通、共同努力。身为检验人员，仪器的保养校准、质量控制的准确把握、样本的及时处理、检验结果的分析与报告，与临床的沟通协作，每一环节都至关重要。对于临床科室，床旁检测虽然快速、方便，但仪器的校准不可忽视。检验工作时刻提醒我们准确、可靠的检验结果可以为临床提供有力证据及用药指导，准确、可靠的检测结果是检验的生命和灵魂。

知识拓展

血糖平衡依赖于内分泌的调节机制。血糖降低时首先出现的变化是胰岛素分泌的减少或停止，使胰高血糖素分泌增加，儿茶酚胺分泌增加，导致皮质醇和生长激素分泌的增加。轻微低血糖时主要表现为交感神经兴奋，如心慌、心动过速、手抖、出汗等症状，当调节机制失控后，可出现神经系统低血糖的表现，如意识障碍和昏迷。低血糖的诊断依赖于 Whipple's 三联征：低血糖症状和体征、血糖 ≤ 2.8 mmol/L（非糖尿病患者血

糖 ≤ 2.8 mmol/L，接受药物治疗的糖尿病患者血糖 ≤ 3.9 mmol/L）和摄入糖分后缓解。

低血糖的症状和体征是神经元缺乏葡萄糖所致，可分为两类：自主神经系统症状和神经低血糖症状，前者由自主神经系统兴奋引起，伴有肾上腺髓质释放肾上腺素进入血液循环以及靶组织内交感神经末梢分泌去甲肾上腺素，常见的症状有饥饿、流汗、焦虑不安、心悸等；后者是大脑缺乏葡萄糖所致，常表现为虚弱、乏力、头晕、头痛、意识模糊等。自主神经系统症状的出现往往早于神经低血糖症状。引起低血糖的原因有很多，包括胰岛素和胰岛素类似物或胰岛素促分泌药剂量过大，运动量增加，酒精摄入，垂体、肾上腺皮质功能减退等。长期反复发生低血糖可能会导致患者对于低血糖的感知能力降低，进而增加发生严重低血糖事件的风险。此外，低血糖也可能加速糖尿病的进展，增加慢性并发症（如神经病变、视网膜病变、肾病等）的发生风险。因此，对于临床医务人员来说，识别低血糖的高危人群并给予相应的干预至关重要。密切监测血糖水平，给予患者低血糖症状和对应措施的教育，以降低低血糖事件风险。

案例总结

本案例患者为非糖尿病性低血糖症，患者病情反复且两次出现血清葡萄糖危急值，在本案例的诊断及治疗中需鉴别引起低血糖症的相关疾病。为什么血糖升不上来？为什么补糖只能短暂维持患者的血糖水平？每一次病情的突变，都是对临床医生的一次考验。对于检验科医生来说，患者血清葡萄糖的危急值是真危急值还是假危急值？有没有其他因素干扰检测结果？复查样本、与临床沟通等都是了解患者病情的有效措施，确保发出的报告准确无误。本案例以血清葡萄糖检测结果为主线，结合糖耐量试验及胰岛素释放试验等检测结果，结合患者既往病史及已明确的诊断，综合作出判断，为患者提供有效的治疗手段。检验科不断加强业务能力以及与临床的沟通能力，第一时间发出准确可靠的检验报告，竭力为临床与患者服务。

专家点评

本案例为较少见的老年非糖尿病性低血糖症，临床医生较全面地进行了诊断及鉴别诊断。作者抓住了临床指尖血糖和检验中心静脉血血糖检测结果差异的细节，并查阅相关文献证实二者差异的临床可接受性。临床检验中心的检测结果快速、准确地回报临床，为患者的诊断、治疗提供可靠依据，尤其是危急值报告制度，为患者的抢救赢得宝贵时间。当检验人员接收到危重患者的检测样本时，应优先处理，以保证结果准确的前提，在最小检验项目报告时限发出检验报告。检验人员应广泛学习临床知识，加强与临床的沟通，更好地服务于临床。

参考文献

［1］ JIN C Y，LAI Y X，LI Y Z，et al. Changes in the prevalence of diabetes and control of risk factors for diabetes among Chinese adults from 2007 to 2017：An analysis of repeated national cross-sectional surveys［J］. Journal of Diabetes，2024，16（2）：e13492.

［2］ YAN Y Q，WU T T，ZHANG M，et al. Prevalence，awareness and control of type 2 diabetes mellitus and risk factors in Chinese elderly population［J］. BMC Public Health，2022，22（1）：1382.

［3］ AMIEL S A. The consequences of hypoglycaemia［J］. Diabetologia，2021，64（5）：963-970.

［4］ PALANI G，STORTZ E，MOHEET A.Clinical presentation and diagnostic approach to hypoglycemia in adults without diabetes mellitus［J］. Endocrine Practice，2023，29（4）：286-294.

［5］ LEE S C，BARANOWSKI E S，SAKREMATH R，et al. Hypoglycaemia in adrenal insufficiency［J］. Frontiers in Endocrinology，2023，14：1198519.

［6］ 李旺龙，李鹤，黄翠芬，等.床旁快速检测方法下危重症患者指尖血糖、动脉血糖、静脉血糖一致性与相关性的临床研究［J］.智慧健康，2020，6（27）：13-14，23.

［7］ POURMOTABBED G，KITABCHI A E.Hypoglycemia［J］. Obstetrics and Gynecology Clinics of North America，2001，28（2）：383-400.

暴发性 1 型糖尿病病例分享

作　　者：杨晓荣[1]，李青[2]（上海市浦东新区周浦医院，1 内分泌科；2 检验科）
点评专家：张进安（上海市浦东新区周浦医院）

前　言

　　暴发性 1 型糖尿病（fulminant type 1 diabetes mellitus，FT1DM）是日本学者 Imagawa 等人于 2000 年提出的 T1DM 的亚型。目前发病机制尚不十分清楚，可能与 HLA 基因、病毒感染和自身免疫等因素有关。该病多见于东亚人群，起病急骤，胰腺 β 细胞短时间内大量破坏导致高血糖和酮症酸中毒等严重代谢紊乱且无免疫反应证据的一组疾病，常有感染、药疹或妊娠等诱因，胰岛功能多在短期内被彻底破坏，很难恢复。此类患者多数胰岛自身抗体呈阴性，可伴有胰酶、肌酶等升高，具体机制不明，临床上容易漏诊、误诊。本文为我院 1 例 FT1DM 的诊疗经过。

案例经过

　　患者，男，66 岁，因"食欲缺乏 3 天"于 2024 年 2 月 7 日就诊于消化内科。患者 3 天前无明显诱因出现食欲减退，当时无腹痛、腹胀，无咳嗽、咳痰，无胸闷气促，无心悸胸痛，无恶心、呕吐等不适，遂至消化科门诊就诊。完善血常规：中性粒细胞百分含量 82.60%↑，中性粒细胞数量 6.74×10^9/L↑，红细胞计数 4.92×10^{12}/L，血红蛋白 152.0 g/L，血小板计数 369×10^9/L，C- 反应蛋白 16.80 mg/L↑；淀粉酶 209 U/L↑，K^+5.53 mmol/L↑，Na^+135 mmol/L↓，Cl^-95.0 mmol/L↓，CO_2 结合率 12.7 mmol/L↓。门诊拟"食欲缺乏、胰腺炎？"收治入院。患者自发病以来，胃纳欠佳，睡眠欠佳，大小便如常，体力下降明显。

入院查体：体温 36.9 ℃，心率 92 次 / 分，血压 122/73 mmHg，呼吸 16 次 / 分，神清，精神萎靡，气平，扶入病区，查体合作，双肺呼吸音粗，未闻及干、湿性啰音。心率 92 次 / 分，律齐，各瓣膜区未闻及明显病理性杂音。腹软，全腹无压痛，无反跳痛，肝脾肋下未及，叩痛阴性，移动性浊音阴性，肠鸣音正常，双下肢无水肿。

2 月 8 日，完善上下腹部 CT，结果提示：左肾血管平滑肌脂肪瘤，肝右叶及双肾囊肿，右肾上腺结节，考虑腺瘤，升结肠多发憩室；生化结果显示：空腹静脉血糖 34.98 mmol/L（危急值）；血气分析：动脉血液酸碱 7.05↓，葡萄糖 40.00 mmol/L；尿常规：葡萄糖（尿）（++++），酮体（+++）；血酮体 1.5 mmol/L↑；空腹 C 肽 0.56 ng/mL↓，空腹胰岛素 16.90 pmol/L，请我科会诊后考虑"糖尿病性酮症酸中毒"，于当日下午转至我科进一步治疗。多次测指尖血，血糖均大于 33.3 mmol/L，积极予以碳酸氢钠纠酸、小剂量胰岛素降糖、大量补液纠酮等治疗后，2 月 9 日下午糖尿病性酮症酸中毒得以纠正，血糖下降后予以 4 针胰岛素强化降糖治疗。相关结果陆续回报，提示糖化血红蛋白 6.5%↑，谷氨酸脱羧酶抗体 1.47 IU/mL，胰岛素自身抗体 0.10COI，胰岛细胞抗体 0.06COI；餐后 2 h 葡萄糖 16.65 mmol/L↑；2 h C 肽 0.41 ng/mL↓，2 h 胰岛素 17.20 pmol/L↓。2 月 11 日尿淀粉酶 427 U/L（参考值 0~450 U/L）。2 月 9 日—2 月 15 日患者血淀粉酶和脂肪酶检查结果见表 24.1。

表 24.1　患者血淀粉酶和脂肪酶检查结果

日期	血淀粉酶（U/L）（30~110）	脂肪酶（U/L）（23~300）
2 月 9 日	544	1501
2 月 10 日	315	1752
2 月 12 日	322	1272
2 月 15 日	236	1479

脂肪酶、血淀粉酶升高期间患者无腹痛症状，纳差症状明显改善，结合上下腹部 CT 结果不考虑急性胰腺炎诊断，但糖化血红蛋白与高血糖不符，且患者空腹 C 肽 0.56 ng/mL↓，

2 h C 肽 0.41 ng/mL，胰岛素相关抗体阴性，查阅文献后考虑为暴发性 1 型糖尿病。出院后予以"三短一长"4 针方案（门冬胰岛素 10 U tid ih 三餐前即刻＋长秀霖 26 U qn ih 睡前）降糖，患者血糖基本平稳。出院 1 月后随访，空腹 C 肽 0.14 ng/mL↓，2 h C 肽 0.82 ng/mL，糖化血红蛋白 7.6%（表 24.2），血淀粉酶 160 U/L，脂肪酶 381 U/L，血糖基本平稳，无腹痛不适，精神状态与往常一致。

表 24.2　出院 1 月后随访结果

日期	空腹 C 肽（ng/mL）	2 h C 肽（ng/mL）	糖化血红蛋白（%）
2024-02-08	0.56	0.41	6.5
2024-03-03	0.14	0.82	7.6

案例分析

1. 检验案例分析

该患者静脉血糖升高明显，但糖化血红蛋白却只有 6.5%，存在严重不符的现象。我院的糖化血红蛋白（HbA1c）检测方法是高效液相离子层析法，根据结构不同来检测，后根据电荷不同原理采用电泳法复测，结果为 6.7%，两者基本一致（图 24.1）。

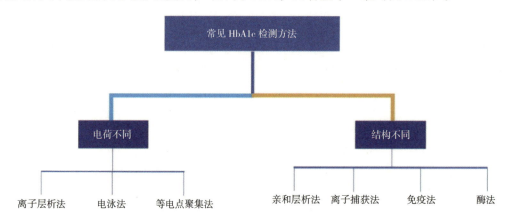

图 24.1　常见 HbA1c 检测方法

1968 年，伊朗学者 Ranbar 等人从糖尿病患者红细胞中发现了异常的血红蛋白，经证实这种异常的血红蛋白是血红蛋白和血中的糖类相结合的产物，即为"糖化血红蛋白"。糖化血红蛋白的高低取决于平均血糖浓度以及血糖与血红蛋白的结合时间，这种结合过程缓慢、持续且不可逆，红细胞的寿命一般为 100~130 天，因此，HbA1c 可反映近 3 个月的平均血糖水平。

查阅文献后发现以下情形可出现糖化血红蛋白假性偏低的现象：细胞寿命变短的慢性溶血性贫血（地中海贫血、蚕豆病、PNH、球形红细胞增多症、椭圆形红细胞增多症、免疫性溶血等）、新生血红蛋白突然增加的情况（如贫血治疗后、近期手术出血多、近期大量失血等）、红细胞破坏、丢失增多（如脾功能亢进、血管瘤、人工心脏瓣膜、透析等）、特殊类型的糖尿病（某些发展迅速的 1 型糖尿病）。根据这个线索我们查看了当时患者的血红蛋白水平为 152.0 g/L，非贫血状态，可排除贫血导致的糖化血红蛋白降低，另外一条线索是特殊类型的糖尿病，再根据后续回报的结果提示患者胰岛功能几乎完全丧失，胰岛素相关抗体阴性，与临床医师沟通后考虑暴发性 1 型糖尿病诊断。

2. 临床案例分析

针对该患者起初因纳差就诊于消化内科，因糖尿病酮症酸中毒转至我科进一步诊治，转入当天多次测手指法血糖大于 33.3 mmol/L，考虑这么高的血糖不可能只有纳差症状，再次追问患者家属，诉入院前 3 日有口干、多饮症状，因口干大量饮用碳酸饮料，3~4 日内体重暴降约 15 kg，后逐渐出现纳差、乏力不适。该患者血糖明显升高，体重下降过快，但病程却不到一周，当时觉得病程太短与血糖升高程度不符，反复追问病史，患者诉半月前进行背部脂肪瘤手术，当时血糖无异常，术后瘢痕恢复良好，最后确定患者提供病史准确，血糖升高的确是急骤起病。随后也发现静脉血糖与糖化血红蛋白不符的情况，在检验科医师协助下确证糖化血红蛋白检测无误，同时排除贫血后考虑暴发性 1 型糖尿病可能，后根据患者胰岛功能、胰岛素相关抗体结果、起病过程，明确 FT1DM 诊断。考虑到患者胰岛功能破坏不可逆，出院后予以"三短一长"4 针方案降糖，后随访患者胰岛功能未见恢复，血糖在 4 针强化方案下控制平稳，且体重逐渐恢复。糖化血红蛋白一直是评估糖尿病血糖控制水平以及病情的金标准，但该患者发病急骤，病程十分短暂，糖化血红蛋白因来不及反应，所以处于较低水平。针对这种患者应联合检测糖化血红蛋白与糖化血清蛋白，可对 FT1DM 的病情有一定的提示作用。

知识拓展

暴发性 1 型糖尿病是以胰岛 β 细胞呈超急性、完全不可逆性破坏，血糖急骤升高，糖尿病酮症酸中毒进展迅速为特征的 1 型糖尿病新亚型，病因和发病机制尚不明确，可缺乏糖尿病相关自身抗体。目前有关这种类型糖尿病的报道多集中在东亚人群，约占以酮症或糖尿病酮症酸中毒起病的 1 型糖尿病的 10%~20%。

目前，国际上尚无统一的暴发性 1 型糖尿病的诊断标准，大多采用日本糖尿病协会的标准，分为筛查标准和诊断标准。筛查标准为：①出现糖代谢紊乱症状（口干、多尿、多饮、体重下降），1 周内发生糖尿病酮症或酮症酸中毒；②初诊时血浆葡萄糖水平 ≥ 16 mmol/L。诊断标准为：①出现糖代谢紊乱症状后迅速（一般 1 周内）发生酮症或酮症酸中毒；②初诊时血浆葡萄糖水平 ≥ 16 mmol/L 且 HbA1c 小于 8.5%；③尿 C 肽 <10 μg/d 或快速血清 C 肽 <0.1 nmol/L（0.3 ng/mL）且在静脉使用胰高血糖素负荷（或餐后）后 <0.1 nmol/L。暴发型 1 型糖尿病的其他表现可有：①胰岛相关抗体如 GAD、IA2、ICA 等均为阴性；② 98% 的患者可有血清胰酶升高（脂肪酶、淀粉酶）而非胰腺炎；③ 70% 的患者高血糖出现前可有流感样症状（发热、上呼吸道症状等）或胃肠道症状（上腹痛、恶心、呕吐等）；④此病可在妊娠期间或产后迅速发生。

治疗上应按照酮症酸中毒治疗原则采取积极补液、小剂量胰岛素静脉滴注、纠正电解质及酸碱失衡、对症及支持治疗等措施，并严密监测血糖、酮体、肝功能、肾功能、胰酶、肌酶、心电图等。

案例总结

暴发性 1 型糖尿病是一种重症的 1 型糖尿病，常常成年起病，男女发病率相当，黄种人多于白种人，发病机制尚未明确，具有病程短、发病急、胰岛功能极差（C 肽水平极低）、血糖极高以及糖化血红蛋白较低的临床特点。因其呈超急性起病，可迅速出现糖尿病酮症或酮症酸中毒，若未能及时诊断、及时纠正酮症酸中毒，常导致患者在短期内死亡，是内分泌代谢疾病中的急危重症。正确的诊断对于治疗及预后极其重要。此类糖尿病患者胰岛功能比经典 1A 型患者更差，所需胰岛素剂量更大，代谢紊乱更严重，其发生糖尿病相关并发症的风险更高，治疗上依赖胰岛素治疗，一般需要 3 次餐前短效胰岛素加每日 1 次的长效胰岛素或每日 2 次的中效胰岛素皮下注射控制血糖，条件允许时可使用胰岛素泵控制血糖。

专家点评

　　1 型糖尿病是胰腺 β 细胞严重毁坏致胰岛素缺乏引起的血糖升高，目前国际 1 型糖尿病可分为自身免疫性（1A）和特发性（1B）两种亚型，1A 型糖尿病是由于自身免疫因素引起的与胰岛的自身抗体如谷氨酸脱羧酶（GADA65）自身抗体等相关，70% 的 GADA 抗体阳性，而 1B 型与自身免疫机制无明确关系，GADA 阴性常多见，但也有患者出现阳性情况。1B 型糖尿病有起病迅速、进展快的特点，美国糖尿病协会和世界卫生组织将 F1DM 归于 1B 型糖尿病。由于 F1DM 临床表现多样，并伴有多种酶学改变，早期极易被误诊、漏诊，若未予以及时正确地诊治，则预后凶险，病死率高。因此，临床医生也应勤于思考，勤于提出问题，碰到与平日不符合的临床指标时，多问几个为什么，并与检验科互通有无，确保检验数据的准确性，及时对患者的病情做出正确的判断，有的放矢地进行治疗，避免病情被耽误而影响预后。另外，妊娠期妇女是 FT1DM 的高危人群，多于妊娠期末 3 个月和分娩后 2 周内发病，因病情进展快，可迅速出现母体严重代谢紊乱及有效循环血容量不足，诱发昏迷甚至死亡，且死胎率较高。如妇科邀请我科会诊血糖高的孕妇时应想到该疾病，以防出现母婴严重后果。目前对该病的认识尚不全面，仍需进一步的研究，临床医师需特别重视此病。

参考文献

［1］ IMAGAWA A，HANAFUSA T，MIYAGAWA J，et al. A novel subtype of type 1 diabetes mellitus characterized by a rapid onset and an absence of diabetes-related antibodies. Osaka IDDM Study Group［J］. New England Journal of Medicine，2000，342（5）：301-307.

［2］ HANAFUSA T，IMAGAWA A. Fulminant type 1 diabetes：A novel clinical entity requiring special attention by all medical practitioners［J］. Nature Clinical Practice Endocrinology & Metabolism，2007，3（1）：36-45.

［3］ 周智广. 特发性 1 型糖尿病的诊断及鉴别的临床意义［J］. 中国糖尿病杂志，2003，11（3）：158.

［4］ MURASE Y，IMAGAWA A，HANAFUSA T，et al. Fulminant type 1 diabetes as a high risk group for diabetic microangiopathy：A nationwide 5-year-study in Japan［J］. Diabetologia，2007，50（3）：531-537.

老年 Houssay 综合征 1 例   25

作　　者：张梅香[1]，时宇绯[1]，祝群[2]，张钧涵[2]（南京医科大学第二附属医院，1 检验医学中心；2 内分泌科）

点评专家：渠利利（南京医科大学第二附属医院）

前　言

　　患者，女，66 岁，因"口干、多饮、多尿 20 年余，突发意识模糊伴心慌 5 小时"紧急收住内分泌科病房。急诊抢救室查血糖（point of care testing，POCT）1.7 mmol/L，血钠 129.0 mmol/L。患者有 20 年的糖尿病病史，平时通过口服药物和针剂降糖，血糖控制欠佳，餐前、餐后血糖在 8.0/12.0 mmol/L 左右。一个多月前，患者在生活习惯、用药没有明显变化的情况下，血糖下降到正常参考区间，偶尔还会出现低血糖。患者自己判断糖尿病有自愈可能。约 10 天前，患者因间断呕吐、食欲减退至我院就诊，诊断为"急性胃肠炎"，间断输液治疗，但症状改善不明显。患者拟"低血糖"收住入院，血钠、血糖（POCT）明显降低，且静脉补充葡萄糖注射液后症状改善不明显，初步怀疑为 Houssay 综合征，需进一步完善检查进行诊断与鉴别诊断，并开展后续治疗。

案例经过

　　如前所述，患者入院症见：意识模糊、心慌、出汗、呕吐、全身乏力，言语不清。

既往：2 型糖尿病 20 年余。查体：心率 75 次 / 分，呼吸 18 次 / 分，血压 172/84 mmHg，两侧瞳孔等大等圆，直径约 3 mm，对光调节反射正常。两肺呼吸音粗，未闻及胸膜摩擦音。心率 75 次 / 分，律齐，各瓣膜区未闻及病理性杂音，未闻及心包摩擦音。腹部平软，未见肠型及胃肠蠕动波，肝脾肋下未触及，墨菲氏征（–），肝肾区无叩痛，移动性浊音（–），未闻及血管杂音。双下肢无水肿。入院后完善三大常规、生化、凝血常规、激素检查、CT 颅脑平扫等病情评估检查。结果显示：凝血常规七项：血浆凝血酶原时间测定↑，活化部分凝血酶原时间↑；电解质：血钠↓，血氯↓。餐前末梢血糖（POCT）↓；心肌酶谱正常。进一步完善下丘脑 - 垂体 - 各靶腺轴激素水平的测定及颅脑平扫 +MRA，甲状腺功能三项：FT4↓，FT3 和 TSH 正常。血浆皮质醇（8 点）↓，24 小时尿游离皮质醇↓。性激素组合：PRL 正常，FSH 正常，LH 正常。MR 颅脑平扫 +MRA：脑膜瘤术后，右侧额叶脑软化灶。

实验室结果回报如下，餐前末梢血糖（POCT）1.7 mmol/L↓（参考值 3.9~6.1 mmol/L）。凝血常规七项：血浆凝血酶原时间测定 13.5 s↑（参考值 11~13 s），活化部分凝血活酶时间测定 53.5 s↑（参考值 24~39 s）。电解质：血钠 129.0 mmol/L↓（参考值 137~147 mmol/L），血氯 92.1 mmol/L↓（参考值 99~110 mmol/L）。甲状腺功能三项：FT4 9.73 pmol/L↓（参考值 12~22 pmol/L）。血浆皮质醇（8 点）：1.51 μg/dL↓（参考值 6.2~19.4 μg/dL），24 h 尿游离皮质醇 23.8 nmol/24 h↓（参考值 138.2~1207.9 nmol/24 h）。MR 颅脑平扫 +MRA：脑膜瘤术后，右侧额叶脑软化灶。

综合患者病史询问、临床表现和实验室结果，考虑诊断为 Houssay 综合征。

案例分析

1. 检验案例分析

一般检查结果：血钠 129.0 mmol/L↓，血氯 92.1 mmol/L↓；餐前末梢血糖 1.7 mmol/L↓。

为了明确诊断，继续完善检查，结果如下：FT4 9.73 pmol/L↓；皮质醇（8 点）1.51 μg/dL↓；24 h 尿游离皮质醇 23.8 nmol/24 h↓。

实验室检查：血浆凝血酶原时间测定↑，活化部分凝血活酶时间测定↑。

综合患者低血糖、低血钠、低血氯现象，及时与临床联系，询问检验前标本采集情况及患者病情，经严格复检复核后发出报告。

血浆皮质醇 8 点↓，因血浆皮质醇的浓度具有昼夜节律性变化，通常最高峰值出现在清晨，随后逐渐降低，夜间浓度可降至峰值浓度的一半左右，建议临床可以选择测定患者 24 h 尿液中的皮质醇浓度，因为尿液中排泄的皮质醇不受昼夜节律性分泌的影响；

结合血浆皮质醇 8 点↓和 FT4 检测↓，与临床沟通，建议加做醛固酮检查辅助明确诊断。

2. 临床案例分析

补充 MR 颅脑平扫 +MRA 检查，结果显示：脑膜瘤术后，右侧额叶脑软化灶；右侧视神经及垂体窝周围、右蝶窦内多发肿块影。

结合患者病史、症状、体征、实验室检查结果及 MRI 提示垂体窝周围多发肿块影。糖尿病患者因代谢紊乱，容易导致血管退行性变、微循环障碍、小动脉硬化及血黏度增强，血小板和红细胞聚集增加使血管发生堵塞，一旦脑垂体血管出现堵塞，容易导致垂体功能障碍或减退。患者糖尿病合并腺垂体功能减退症，诊断为 Houssay 综合征。

知识拓展

垂体功能减退症是一种比较罕见的疾病，是垂体本身或下丘脑的疾病导致垂体分泌的一种或多种激素的产生和分泌减少。垂体功能减退有多种原因，包括垂体腺瘤和创伤性脑损伤等常见原因，比较突出的表现为阴毛和腋毛缺如、眉毛稀疏、乏力、纳差，还有不同程度的怕冷少汗和便秘。按其病程演进可分为慢性进展型和垂体卒中型。

慢性进展型：患者在糖尿病治疗中频发胰岛素低血糖反应，随后日需剂量逐渐减少，出现典型垂体前叶功能减退症的征象。若及时发现和治疗，症状可改善，否则患者可进行性消瘦、衰弱，终因麻醉、手术、感染、胰岛素休克或自发性低血糖危象发作，迅速死亡。

垂体卒中型：垂体前叶因血管闭塞，腺瘤内出血，肿瘤压迫或癌转移及继发性脓肿而急性坏死，突然昏迷。或因病变波及视丘下部及其与垂体之间联系，均可促发危象。临床上常表现为过高热或体温过低症状。

垂体功能减退症治疗方面：①应继续使用胰岛素以纠正糖代谢障碍，因为患者的糖尿病并未根治。②应用肾上腺皮质激素促进糖原异生，防治血糖过低。③胰岛素与甲状腺素片、睾丸酮一并应用作为替代治疗，可改善症状。④必要时还需使用性腺激素治疗。

案例总结

本案例患者以"口干、多饮、多尿20年余，突发意识模糊伴心慌5小时"等表现入院，结合既往病史，较易被误诊为脑血管病或其他导致意识模糊的疾病进行治疗，血糖和血清电解质检测，在本案例的诊疗中发挥了重要作用。此外，通过测定垂体-肾上腺轴、垂体-甲状腺轴和垂体-性腺轴的激素水平为此病的诊断指明了方向。最后，结合患者病史、症状、体征、实验室检查结果及MRI提示垂体窝周围多发肿块影，诊断为Houssay综合征。患者启动激素治疗方案，并辅以降糖调脂药物。本案例提示我们，患者原有病情无明显原因突然好转甚至逆转时，必须全面、系统地了解病情，正确、及时地做出诊断，为患者提供更为合理的治疗方案，以免贻误病情。

专家点评

医疗机构的诊疗活动中，实验室可提供约60%的诊断依据。此案例中，患者深夜送到急诊室抢救，检验中心工作人员发现患者血糖仅有1.7 mmol/L，血钠也明显降低，第一时间与临床进行有效沟通，询问标本是否正确采集和患者病情，并严格复核结果，保证检验结果的正确性，及时为临床诊断提供依据。并建议临床加做24 h尿游离皮质醇测定并提供详细的样本留取操作流程指导，根据FT4和皮质醇结果，建议临床加做醛固酮激素检测以辅助明确诊断。

随着临床医学的发展，临床对检验的要求越来越高，临床诊疗水平的提高，也大力促进了检验医学的发展。然而，要使检验在临床中发挥其作用，必须要求检验科、临床医生和护理人员之间紧密联系，加强沟通，以提高诊疗水平。

参考文献

［1］ RIZWAN T，ARORA G，ALCHALABI M，et al. Hypopituitarism presenting as recurrent episodes of hypoglycemia：Houssay phenomenon［J］. Cureus，2023，15（4）：e37530.

［2］ GAFFAR MOHAMMED M，BALOCH J，ALSAHHAR A M，et al. Recurrent hypoglycemia in diabetic patient with hypopituitarism：The Houssay phenomenon［J］. Cureus，2021，13（2）：e13422.

［3］ 马中书，邱明才 .Houssay 氏综合征诊断治疗的探讨［C］// 中华医学会第六次全国内分泌学术会议论文集 . 广州，2001：226.

［4］ 林丽蓉 . 医学综合征大全［M］. 北京：中国科学技术出版社，1994.

糖化血红蛋白变异体1例

26

作　　者：罗微[1]，王成雪[1]，范雨鑫[2]，董作亮[1]（天津医科大学总医院，1 检验科；2 内分泌科）
点评专家：董作亮（天津医科大学总医院）

前　言

　　糖尿病可能成为全球第 7 类主要死亡原因。糖化血红蛋白（glycated hemoglobin A1c，HbA1c）已广泛应用于糖尿病的监测，2021 年，中华医学会糖尿病分会发布了《中国 2 型糖尿病防治指南》，正式将 HbA1c 纳入糖尿病诊断标准。HbA1c 的检测原理主要分为以下几类：①按电荷差异，分为高效液相色谱法（high performance liquid chromatography，HPLC）、电泳、等电聚焦、微柱法等；②按化学基团的结构不同，分为亲和层析法、酶法等；③按免疫反应原理，分为免疫比浊法、胶乳凝集法、离子捕获法等。其中，HPLC 是美国化学协会（AACC）糖化血红蛋白标准化分会首推方法，也是目前应用最为广泛的方法。但许多因素可以影响 HbA1c 检测的准确性，如血红蛋白变异体、严重的肝脏疾病及溶血性贫血等。

　　本案例中，患者因发热、腹痛、恶心呕吐就诊，伴血糖升高 2 年，就诊于内分泌代谢科，完善检查后发现还患有胆囊结石。空腹血糖高，但 HbA1c 几乎正常（6.7%>6%，HPLC 法），血糖是临时性升高还是近期控制较差？检验科综合分析认为这里面有隐情，与临床沟通并补充糖化白蛋白及 HbA1c 毛细管电泳检测，结果提示患者属于近期控制较差的情况。基因检测结果提示患者存在血红蛋白变异体 HbE，对 HPLC 法检测造成了干扰。检验科工作人员及时解答了临床疑惑，为调整血糖控制方案提供了有力的参考依据。

案例经过

患者，女，55 岁，因"发现血糖升高 2 年余加重，伴发热，腹痛、恶心、呕吐两周"收入院接受治疗。

入院查体：体温 37.3 ℃，脉搏 88 次 / 分，呼吸 21 次 / 分，血压 132/79 mmHg。患者低热，意识清晰，精神欠佳，全身皮肤黏膜无黄染、无皮疹，浅表淋巴结未及肿大，甲状腺未及明显肿大，颈软，无抵抗，双肺呼吸音清，未闻及干、湿性啰音，律齐，心率 88 次 / 分，未闻及杂音。右下腹及剑突下压痛，Murphy 征阳性，四肢活动正常，双下肢无水肿。

实验室检查结果如下：

血常规：WBC 4.82×10^9/L，Hb 116 g/L，PLT 计数 225×10^9/L，中性粒细胞百分比 51.7%，血沉 15 mm/h。HbA1c 6.7%↑（参考值 4%~6%）。

血气分析：pH 7.377，PCO_2 29.2 mmHg，PO_2 88.50 mmHg，Glu 21.0 mmol/L↑（参考值 3.9~6.1 mmol/L），Lac 1.2 mmol/L。

凝血功能：血浆 D- 二聚体 1168 ng/mL（FEU）↑（<0.5 mg/L）。

生化：脂肪酶 1541 U/L↑（参考值 28~280 U/L），淀粉酶 189 U/L↑（参考值 35~135 U/L）。空腹血糖波动于 10~14 mmol/L↑（参考值 3.9~6.1 mmol/L）。

尿常规：尿葡萄糖（++++）↑，尿酮体（++）↑。

免疫学检查：胰岛细胞抗体阴性，谷氨酸脱羧酶抗体阴性。甲状腺功能、性激素六项、甲乙丙戊肝及自身免疫性肝炎未见明显异常。

影像学检查结果如下：

全腹 CT：腹部胆囊多发结石，胃充盈欠佳，壁厚，盆腔少量积液。

头颅 CT：平扫脑质未见确切异常。

案例分析

1. 临床案例分析

针对患者糖尿病史、发热、腹痛来探究病因，是本病例诊断的要点。

　　患者以腹痛、发热为首发症状，因患糖尿病 2 年余就诊于内分泌代谢科。入院后检测显示血常规各项指标正常。患者发热、恶心、呕吐，病理征阳性，右下腹及剑突下压痛，无反跳痛，腹软，考虑为胆囊炎症，经腹部 CT 显示胆囊多发结石，且患者发病前不久有出游记录，考虑此次发热与急性胆囊炎有关。生化检测脂肪酶、血淀粉酶升高，胰腺炎不除外，建议连续多日检测脂肪酶、血淀粉酶和尿淀粉酶，明确病因。次日，进行血糖检查，空腹血糖高，尿葡萄糖 4+，提示血糖控制较差。胰岛细胞抗体阴性，确诊为 2 型糖尿病。HbA1c 值为 6.7%（HPLC 法）几乎正常，检验科提议补充毛细管电泳 C2FP 检测，结果为 8.0%，差别较大。基因测序提示存在血红蛋白变异，经变异基因库网站比对，确诊为 HbE 变异。患者糖尿病加重应属于近期血糖控制较差的情况，需调整降糖方案。尿酮体结果较高，血气分析 pH 值正常，根据以往生化检测，考虑糖尿病酮症酸中毒。最终确定为 2 型糖尿病加重、糖尿病酮症酸中毒、急性胆囊炎。给予头孢哌酮舒巴坦抗感染、降糖治疗、调整胰岛素泵基础量至 14 U，其间检测血糖水平，必要时餐前、餐后追加诺和锐降糖治疗，同时给予静脉纠酮、补液降酮。

2. 检验案例分析

　　检验如何帮助临床诊断和治疗 2 型糖尿病？检验科常通过血糖、胰岛细胞抗体检测初步筛查。但血糖测定只代表即时水平，不能作为控制程度的指标。HbA1c 水平反映的是前 120 天内的平均血糖水平，更有利于对糖尿病的诊断和鉴定。本案例患者空腹血糖波动于 10~14 mmol/L↑（参考值 3.9~6.1 mmol/L），而 HbA1c 值近乎正常。HPLC 法检测 HbA1c，应警惕该患者的情况：HbA1c 的值较低，接近正常值或者在正常范围内。Tosoh HLC-723G8 糖化血红蛋白检测仪标准模式的检查结果是 6.7%（参考值 4%~6%），略高于上限 0.7%，如图 26.1 所示。空腹血糖可能受临时生理状态影响，但 HbA1c 结果易造成患者血糖近 3 个月控制水平尚可的误判。

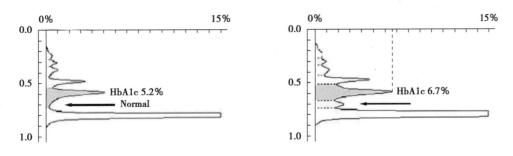

注：左图为正常对照；右图为该患者结果，箭头所示为突变峰。

图 26.1　患者 HbA1c 在 TOSOH HLC-723G8 上的检测结果及色谱峰图

经检验人员仔细查看峰图后发现，疑似变异峰存在，提示 HPLC 法可能受到干扰。基于此，及时联系临床，补充糖化白蛋白（glycated albumin，GA）检测，结果为 24.3%，显著高于参考区间（16%）上限，提示患者近 3 个月的血糖控制水平较差。为进一步核实变异体，采用毛细血管电泳法检测了 HbA1c，结果如图 26.2 所示。提示不典型峰图与异常蛋白峰报警，患者 HbA1c 电泳结果达到 8.0%，显著高于 6% 的检测上限。

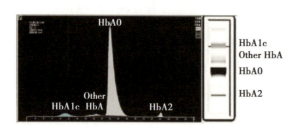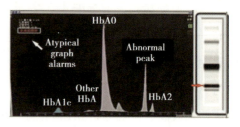

注：左图为正常人对照，右图为患者峰图。

图 26.2　患者 HbA1c 在 Capillary2 FP 毛细管电泳仪上的检测结果

利用相关引物（表 26.1），扩增基因组测序，结果显示：血红蛋白 β 基因外显子 1 的基因发生杂合子突变：c.79G>G/A（GAG 至 AAG），如图 26.3 所示。导致 1 个氨基酸从 Glu 变为 Lys。比对 HbVar 数据库，证实为 HbE 变异。提示 HbA1c 的 HPLC 法检测结果与毛细管电泳结果差距较大时，需要完善对患者 Hb 相关基因的检测，分析是否存在变异位点，这对糖尿病的诊断和明确病因具有重要意义。

表 26.1　基因扩增序列

Gene Name	Sequencing（5′ –3′）	Product Size（bp）
α_1（exon 1 of α gene）	F:TCCCCACAGACTCAGAGAGAACC R:CCATGCCTGGCACGTTTGCTGAG	880
α_2（exon 2 of α gene）	F:TCCCCACAGACTCAGAGAGAACC R:AACAHCCCATTGTTGG CATTCC	880
β_{1-2}（exon 1–2 of β gene）	F:CTAGGGTTGGCCAATCTACTC R:GCAATCATTCGTCTGTTTCC	700
β_3（exon 3 of β gene）	F:AAGGCTGGATTATTCTGAGTC R:TGTATTTTCCCAAGGTTTGA	446
A_γ	F:TGAAACTGTTGCTTTATAGGAT R:GAGCTTATTGATAACCTCAGACG	658
G_γ	F:CTGCTAACTGAAGAGACTAAGATT R:CAAATCCTGAGAAGCGACCT	723

Abbreviations：PCR, polymerase chain reaction；F, forward primer；R, reverse primer.

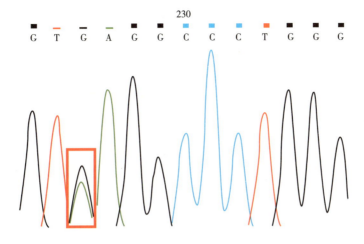

图 26.3　患者糖化血红蛋白测序图

知识拓展

美国临床生化学会 2002 年颁布的指南中指出，当 HbA1c 低于参考值范围下限时，应做进一步的研究。但本案例中，HbA1c 检测值为 6.7%，并不属于低下的情况，但关注 HPLC 峰图则能发现变异体峰的存在。目前，血红蛋白变异体已报道近千种，全球范围内常以 HbS、HbC、HbE 和 HbD 为主。在中国南方地区常以 HbE 为主，其他地域也见 Hb G-Chinese、Hb New York、Hb Q-Thailand 和 Hb D Los Angeles。基于 HPLC 原理的 Tosoh G8 会受一些变异体干扰。根据公式：HbA1c=HbA1c Area/Total Area × 100%，变异体伴随 HbA 或 HbA1c 被洗脱时，都会导致与真实值存在偏差。本案例变异体使被洗脱的公式分母 Total Area 部分值增加，继而导致计算值偏低。基于电泳原理的 Capillary2 FP 全自动血红蛋白毛细管电泳分析仪能更敏感地反应出变异峰并给予警示，对 HbC、HbD、HbE、HbS 变异具有较高的抗干扰能力。

本案例中 Tosoh G8 的 HbA1c 结果虽达 6.7%，但不能真实反映糖化血红蛋白的实际情况，不可用于评估病情，需要核实色谱图。改用 Capillary2 FP 系统以期发现该系统数据库中囊括的变异体类型，但结果仅给予警告并未指出何种变异且未给出 HbA1c 值，提示该变异已属于较罕见变异。通过进一步测序分析并与 Hbvar 数据库比对，最终确认该变异属于杂合子 HbE 变异。对于可引起结果干扰的各种因素需要检验工作者熟知，并能及时与临床医生沟通，说明情况及提出建议，从而能出具准确、真实的检验结果，更好地服务于临床、助力诊断。我国云南地区的地中海贫血突变谱的大型筛查中也发现过包括 HbE 在内的诸多变异体，但与其他类型相比，HbE 仍属于罕见变异。该变异体解答了来源于检验、临床及患者等各方的疑惑。

案例总结

本案例中，患者空腹血糖的结果升高，但 HbA1c 检测值为 6.7%，几乎正常。这一检查结果极易使实验室及临床困惑。一般情况下，糖尿病患者的空腹血糖与 HbA1c 成正相关。本案例中空腹血糖 Glu 与 HbA1c 究竟哪个项目的检测值存在问题？患者近段时间的血糖控制情况是好还是坏？

HbA1c 作为糖尿病诊断、治疗、筛查、监测的重要指标意义重大，其结果的准确性至关重要。但异常糖化血红蛋白色谱峰图与一般样本不同，仪器很难测定出准确的 HbA1c 值。本案例提示不可盲目地信任自动化仪器检测的 HbA1c 值，需关注患者的临床资料，并结合检测结果的峰图进行分析，及时避开血红蛋白变异体对检测的影响，做出进一步的评估。遇到类似情况，可选择其他指标进行综合评估。如选择 GA 或 C2FP 检查等，GA 检查可反映过去 2~3 周血糖控制水平，比 HbA1c 能更迅速、明显地反映血糖的控制情况；C2FP 检查可提醒变异体蛋白的存在，且较少受变异体的影响。通过这两者可更加快速地确认糖尿病治疗效果，有助于用药剂量的及时调整。

专家点评

血红蛋白变异体是影响 HbA1c 检测和结果解读的重要因素之一，可以通过干扰检测方法影响 HbA1c 结果，也可以通过改变红细胞寿命和（或）血红蛋白糖基化速率，影响临床医生和检验人员对 HbA1c 结果的正确解读。随着糖尿病发病率的逐年增高以及血红蛋白变异体分布区域的逐渐扩大，常见血红蛋白变异体对 HbA1c 结果解读的影响越来越重要。

检验人员应充分了解本实验室 HbA1c 检测原理及本地区常见变异体的类型，当HbA1c 结果与平均血糖浓度不匹配时，应仔细观察 HbA1c 的图谱，结合其他检查结果，积极与临床医生沟通，阅读患者详细的病历资料，必要时补充其他相关实验室检查，综合分析 HbA1c 结果与平均血糖浓度不匹配的原因。同时，也要进一步完善相关研究，以期了解在血红蛋白变异体携带人群中，血红蛋白变异体对红细胞寿命和血红蛋白糖化速率的影响，才能更好地解读糖化血红蛋白结果，了解这部分人群的实际平均血糖水平。

参考文献

［1］ 中华医学会糖尿病学分会.中国 2 型糖尿病防治指南（2017 年版）［J］.中华糖尿病杂志，2018，10（1）：4-67.

［2］ 董彩文，陈延锋，李永丽，等.糖化血红蛋白检测方法的最新研究进展［J］.轻工科技，2014，30（9）：103-105.

［3］ 田伟，陈榕方，王毅，等.糖化血红蛋白五种检测方法的评价［J］.实验与检验医学，2014,32（3）：252-253，263.

［4］ WEN D M，XU S N，WANG W J，et al. Evaluation of the interference of hemoglobin variant J-bangkok on glycated hemoglobin（HbA1c）measurement by five different methods［J］. Experimental and Clinical Endocrinology & Diabetes，2017，125（10）：655-660.

［5］ NAKATANI R，MURATA T，USUI T，et al. Importance of the average glucose level and estimated glycated hemoglobin in a diabetic patient with hereditary hemolytic Anemia and liver cirrhosis［J］. Internal Medicine，2018，57（4）：537-543.

［6］ LUO W，YAO N，BIAN Y，et al. A pitfall in HbA1c testing caused by hb long island hemoglobin variant［J］. Laboratory Medicine，2020，51（1）：e1-e5.

［7］ SACKS D B，ARNOLD M，BAKRIS G L，et al. Guidelines and recommendations for laboratory analysis in the diagnosis and management of diabetes mellitus［J］. Clinical Chemistry，2023，69（8）：808-868.

［8］ GIARDINE B，BORG J，VIENNAS E，et al. Updates of the HbVar database of human hemoglobin variants and thalassemia mutations［J］. Nucleic Acids Research，2014，42（Database issue）：D1063-D1069.

［9］ 徐安平，夏勇，纪玲.血红蛋白变异体对不同糖化血红蛋白检测系统的干扰［J］.中华检验医学杂志，2014，37（12）：890-892.

［10］ ZENG Y T，HUANG S Z. Disorders of haemoglobin in China［J］. Journal of Medical Genetics，1987，24（10）：578-583.

［11］ 王彦，张葵，徐志晔，等.糖化血红蛋白 D-Los Angeles 检测差异一例并文献复习［J］.中

华检验医学杂志，2015，38（2）：143-144.

［12］ LIN C N，EMERY T J，LITTLE R R，et al. Effects of hemoglobin C，D，E，and S traits on measurements of HbA1c by six methods ［J］. Clinica Chimica Acta；International Journal of Clinical Chemistry，2012，413（7/8）：819-821.

［13］ ZHANG J，ZHU B S，HE J，et al. The spectrum of α - and β -thalassemia mutations in Yunnan Province of southWestern China ［J］. Hemoglobin，2012，36（5）：464-473.

［14］ OSHIMA Y，IDEGUCHI H，TAKAO M，et al. A patient with a hemoglobin variant（Hb JLome）unexpectedly detected by HPLC for glycated hemoglobin（Hb A1c）［J］. International Journal of Hematology，1998，68（3）：317-321.

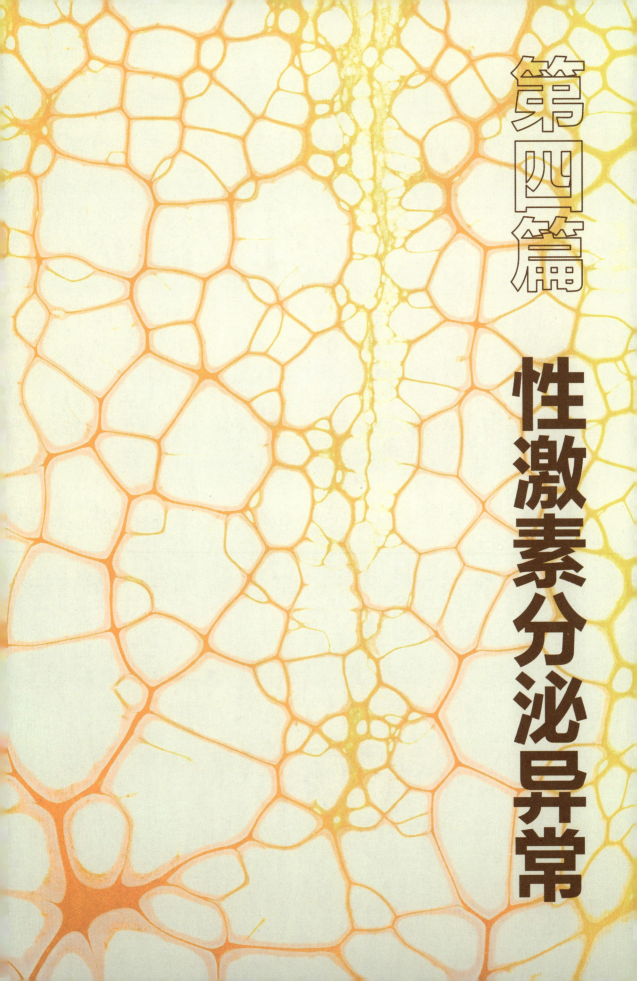

第四篇

性激素分泌异常

伴高雄激素血症儿童 Graves 病 1 例

27

作　者：张静[1]，包薇萍[2]（南京中医药大学附属中西医结合医院、江苏省中医药研究院，1 检验科；2 内分泌科）

点评专家：谢绍锋，王志国（南京中医药大学附属中西医结合医院）

前　言

　　儿童甲状腺功能亢进症以 Graves 病（Graves disease，GD）最常见，临床表现为全身多系统高代谢征候、甲状腺肿大和突眼等。以往研究显示，甲状腺功能亢进患者常伴有一定的性腺功能异常，男性患者多表现为乳房发育、勃起功能障碍、性功能减退、不育等，女性患者则多表现为月经不调、不孕、流产等，实验室检查表现为性激素的紊乱，但基于儿童的研究较少。实验室对于甲状腺功能亢进的诊断和治疗多关注的是甲状腺激素自身水平的变化，检验人员在得到异常高雄激素结果后会产生疑惑和困扰。本文总结一例因甲状腺功能亢进而出现高雄激素的患儿病历资料，以提醒临床和检验人员，正确对待和分析此类案例的实验室结果，同时及早地正确治疗，避免因激素紊乱影响儿童的生长发育而产生严重后果。

案例经过

　　患儿，男，13 岁。因"多食、易饥、体重下降明显 4 个月"于 2024 年 3 月 16 日就诊于我院内分泌科门诊。4 个月前患儿无明显诱因出现多食、易饥、消瘦，体重下降约 12 kg，偶有心慌、心悸不适，运动后明显，怕热多汗，无明显胸闷、胸痛，无明显突眼，无畏光、流泪症状，无体毛减少，无双侧乳腺发育和胀痛不适，无溢乳症状，大便每日 2~3 次，尚成形，小便和睡眠正常。外院门诊查甲状腺功能，结果提示甲状腺功能亢进，心电图显示窦性心动过速，故来我院进一步诊治。

既往史：平素健康状况良好，无高血压、糖尿病、冠心病病史，无酗酒史，无特殊药物服用史，生活规律。父母及兄弟姐妹健康状态良好。体格检查：身高 175 cm，体重 65 kg，脉搏 112 次 / 分，BP 136/68 mmHg；甲状腺 Ⅱ 度肿大，质中，无压痛，未触及明显结节，双手颤抖征阳性。

2024 年 3 月 11 日，外院甲状腺功能检查：游离甲状腺三碘原氨酸（FT3）41.3 pmol/L，游离甲状腺素（FT4）>100 pmol/L，促甲状腺激素（TSH）<0.005 μIU/mL，促甲状腺激素受体抗体（TRAb）>40.00 IU/mL。肝功能：血清总胆红素 32.9 μmol/L，直接胆红素 12.3 μmol/L，血清总蛋白 670 g/L，血清白蛋白 40.5 g/L。心电图：窦性心动过速。

进一步完善实验室检查，结果如下：

2024 年 3 月 18 日，血细胞分析、尿常规正常。血生化：丙氨酸氨基转移酶（ALT）37.1 U/L，天门冬氨酸氨基转移酶（AST）36.4 U/L，直接胆红素 11.4 μmol/L↑（参考值 0~8.0 μmol/L），葡萄糖 4.58 mmol/L，尿酸 467 μmol/L↑（参考值 202~417 μmol/L）；肝肾功能、心肌酶谱、电解质正常。25- 羟维生素 D 16.8 ng/mL。性激素：睾酮（Testo）>52.050 nmol/L↑（参考值 8.64~29.0 nmol/L），促黄体生成素（LH）13.06 mIU/mL↑（参考值 1.70~8.60 mIU/mL），雌二醇（E2）235.5 pmol/L↑（参考值 41.4~159.0 pmol/L），性激素结合球蛋白（SHBG）181.4 nmol/L↑（参考值 18.3~54.1 nmol/L），硫酸脱氢表雄酮（DHEA-S）14.55 μmol/L↑（参考值 0.66~6.70 μmol/L），17α- 羟孕酮 2.17 ng/mL。甲状旁腺激素、血清肾上腺皮质激素、皮质醇、肿瘤标志物 6 项检测结果未见异常。甲状腺彩超：双侧甲状腺肿大伴弥漫性病变，双侧颈部淋巴结肿大。

入院诊断：甲状腺功能亢进；Graves 病；高雄激素血症；维生素 D 不足。

治疗：甲巯咪唑片 10 mg bid 抗甲状腺治疗，盐酸普萘洛尔片 20 mg tid；控制心率，补充维生素 D，低嘌呤饮食，完善睾丸彩超检查：两侧睾丸大小正常范围，阴囊及附睾未见明显异常。

2024 年 3 月 22 日实验室复查血常规，血化学指标正常。

甲状腺功能复查 FT3 13.00 pmol/L↑（参考值 3.93~7.70 pmol/L），FT4 37.97 pmol/L↑（参考值 12.60~21.00 pmol/L），TSH<0.005 μIU/L↓（参考值 0.510~4.300 μIU/L），甲状腺过氧化物酶抗体（TPOAb）164.8 IU/L↑（参考值 0~34.00 IU/L），甲状腺球蛋白（TG）425.3 ng/mL，TRAb 36.48 IU/L↑（参考值 0~1.75 IU/L），促甲状腺激素受体刺激性抗体（TSI）>40.0 IU/L↑（参考值 0~0.55 IU/L）。

诊断：甲状腺功能亢进（Graves 病），进一步治疗后，甲状腺功能亢进控制理想，嘱定期复查，给予出院。

2024 年 4 月 5 日门诊复查，FT3 7.29 pmol/L，FT4 29.76 pmol/L↑，TSH<0.005 μIU/L↓，TSI 34.5 IU/L↑，睾酮（Testo）42.59 nmol/L，维持当前治疗方案。

2024 年 5 月 5 日门诊复查，FT3 2.89 pmol/L↓，FT4 7.77pmol/L↓，TSH 0.273 μIU/L↓，Testo 23.39 nmol/L↑，LH 7.14 mIU/mL，E2 121.4 pmol/L，SHBG 29.32 nmol/L，DHEA-S 10.87 μmol/L↑。

患儿经抗甲状腺药物治疗后，多食、易饥、消瘦，心慌、心悸不适，怕热、多汗等高代谢症状明显缓解，复查甲状腺功能激素和睾酮明显降低，血细胞分析，肝功能正常，且未见皮疹等不良反应。嘱调整甲巯咪唑剂量，继续抗甲状腺治疗，后续定期门诊随访复查。

案例分析

1. 临床案例分析

GD 患者产生的过多的甲状腺激素作用于全身组织，临床表现涉及消化、心血管、神经、内分泌等多系统，因此，GD 的患儿需要及时得到正确的治疗。本案例患儿是一位处于青春期发育的患者，其多食、易饥，体重明显降低，心慌、心悸不适，怕热、多汗，以及双手细颤等为典型的高代谢综合征表现；甲状腺功能检查符合甲状腺功能亢进，Graves 病诊断。根据病情我们获知该患者已有长达 4 个月的此类症状，下丘脑 - 垂体 - 性腺轴已被严重影响，出现了高雄激素血症和高骨形成标志物指标，若长期延误，将给患者的生长发育带来严重的影响。随着甲状腺功能亢进的有效治疗，患儿的高雄激素水平得到了降低，同时骨代谢指标的改善也表明患儿的高代谢状态也得到了缓解。

2. 检验案例分析

本案例患儿的多个检验指标支持临床诊断。初次就诊时，患儿的甲状腺激素水平及甲状腺自身抗体阳性均支持 GD 诊断，而患者 SHBG 和雄激素水平也异常升高。SHBG 是运输性激素的载体，它的生物学功能在于调节性腺激素的生物学利用。有报道称，对于甲状腺功能亢进的患者，其血清 SHBG 的水平显著升高，与甲状腺激素水平成正相关，这也与本案例结果一致。目前竞争免疫法测定血清中的总睾酮存在一定的缺陷，药物、嗜异性抗体以及与 Testo 有类似结构物质的交叉反应均可能对检测结果产生干扰，导致结果假性增高。因此，实验室在实际工作中需注意鉴别，给予临床正确的协助。为了排除假阳性可能，准确识别患者性激素水平，从而为临床治疗提供依据，检验科工作人员采用质谱法检测对患儿血样中 Testo 等雄性激素水平进行验证（表 27.1），结果显示患儿 Testo、DHEA-S 检测结果与免疫法结果一致，排除了假阳性的可能。经过治疗后，随着甲状腺激素水平的降低，Testo、SHBG、双氢睾酮（DHT）水平也随之降低。

知识拓展

SHBG 是体内性激素运输的主要运载蛋白，其与 Testo、双氢睾酮和 E2 有极高的亲和力，可调节循环中游离激素的水平。甲状腺功能亢进患者的 SHBG 和性激素水平会增高，在治疗过程中会下降。因此，SHBG 和性激素的变化趋势在甲状腺功能亢进的控制中可以起到预示意义。甲状腺功能亢进患者过多的甲状腺激素，尤其是三碘甲状腺原激素（T3）可以促进肝脏合成 SHBG 增多。体内过多的 SHBG 与游离睾酮结合，血液和靶器官中具有生物活性的游离睾酮降低，可引起男性患者乳房发育。游离睾酮的相对不足可促进 LH 代偿性增高，进一步促进睾丸合成睾酮激素增加，这是血清总睾酮水平显著增高的重要原因。另有文献显示，甲状腺功能亢进患者中 Testo 的生成不变，但是清除率降低了约 50%，此外转换成 DHT 更多，而 DHT 的清除率较 Testo 更低，这可能是 Testo 水平增高的另一个重要原因。过量的甲状腺激素可能会刺激睾丸内的 17β - 羟类固醇脱氢酶。该酶为脱氢表雄酮转化为雄烯二醇、雄烯二酮转化为 Testo、雌酮转化为 E2 的关键酶，若该酶的活性增高，相应的下游代谢产物可增加，从而导致性成熟提前。

表 27.1 不同时段患儿实验室检查结果汇总

日期	Testo（nmol/L）	双氢睾酮（nmol/L）（参考值 0.55~2.72 nmol/L）	雄烯二酮（nmol/L）（参考值 ≤7.71 nmol/L）	DHEA-S（μmol/L）	LH（mIU/mL）	E2（pmol/L）	FSH（mIU/mL）	SHBG（nmol/L）	FAI（%）	FT3（pmol/L）	FT4（pmol/L）	TSH（μIU/mL）
2024.3.11（外院）	—	—	—	—	—	—	—	—	—	41.3	>100	<0.005
2024.3.18（住院）	>52.05（55.38*）↑	6.20*↑	1.53*	14.55（7.16*）↑	13.06↑	235.5↑	5.78	181.4↑	30.53	—	—	—
2024.3.22（住院）	—	—	—	—	—	—	—	—	—	13.00↑	37.97↑	<0.005↓
2024.4.5（门诊）	42.95↑	—	—	—	—	—	—	—	—	7.29	29.76↑	<0.005↓
2024.5.5（门诊）	23.39↑（21.97*）↑	1.00*	2.11*	10.87↑	7.14	121.4	4.25	29.32	74.93	2.89↓	7.77↓	0.273

注：*数据为质谱法检测。

案例总结

甲状腺功能亢进症是由多种原因引起的甲状腺激素分泌过多所致的一种常见内分泌疾病。Graves 病约占甲状腺功能亢进病因的 80%，女性患者多于男性。

下丘脑 - 垂体 - 甲状腺轴和下丘脑 - 垂体 - 性腺轴是人体最重要的内分泌系统，下丘脑、垂体在对机体甲状腺激素以及性激素的调节中发挥重要作用，下丘脑通过分泌促甲状腺激素释放激素和促性腺激素释放激素刺激垂体产生促甲状腺激素和促性腺激素，进一步使机体产生甲状腺激素和性激素。由于人体机体内各分泌腺之间存在相互调节、相互制约的关系，下丘脑 - 垂体 - 甲状腺轴功能的改变可以影响下丘脑 - 垂体 - 性腺轴的功能。

甲状腺功能亢进在儿童内分泌疾病谱中并不少见，临床上的典型病例多以消瘦、怕热、多汗及甲状腺肿大等表现而就诊，诊断不困难。部分患儿甲状腺功能亢进起病隐匿，临床表现不典型，且由于处在儿童发育的特殊时期，常常被患儿及其家长忽略。因此，甲状腺功能亢进患儿初诊时不仅临床症状较重，且发病可能已存在较长时间。甲状腺功能亢进可进一步导致下丘脑 - 垂体 - 性腺轴紊乱，引起多种性激素分泌异常。甲状腺功能亢进患儿由于处在快速生长发育阶段，部分患儿表现更加明显。因此，我们在甲状腺功能亢进患儿的诊治过程中，不仅需要检测甲状腺激素及相关抗体，明确甲状腺功能亢进及其类型诊断，评估与判断甲状腺功能亢进病情进展、预后及治疗效果等，也要熟悉甲状腺功能亢进容易引起下丘脑 - 垂体 - 性腺轴紊乱，表现为生殖功能和性激素水平的异常，从而避免误诊和不必要的检查给患儿及家庭带来困扰。

本案例中 GD 患儿在甲状腺激素增高的同时，Testo 的异常升高引起了检验医师的注意。对于患儿，激素水平的异常可能带来生长发育的异常，但免疫学检测类固醇激素存在一定的缺陷，是否存在假性增高？检验科医师没有匆忙下结论，而是首先联系了主治医师并查阅病历，在得到孩子生长发育并无异常时，工作人员在征得同意后，使用 LC/MS 法对血样 Testo 及 DHEA-S 水平进行了验证并补充了 DHT 及雄烯二酮的检测，从而排除了假阳性的可能，为患儿高雄激素血症的诊断提供了依据。在治疗过程中，随着患儿的甲状腺激素降低，雄激素及 SHBG 水平也相应地降低，进一步证实了患儿的高雄激素水平与甲状腺功能亢进密切相关。随着 SHBG 的降低，患者的游离睾酮指数（FAI）逐步升高。本案例表明，人体内的激素水平存在平衡，下丘脑 - 垂体 - 靶器官的各类激素存在一定的相关性，检验科对于各类激素的准确测定有助于患者的临床治疗重新获得平衡。

专家点评

本案例是一例因"多食、易饥、体重下降明显 4 个月"入院，完善甲状腺功能激素和抗体等检查，明确诊断为"甲状腺功能亢进症，Graves 病"。患儿入院时查血清睾酮异常升高（大于正常检测值上限），然而未见面部痤疮，毛发增多，男性性欲增强等高雄激素血症临床表现，睾丸彩超检查正常。

临床上，血清睾酮病理性升高主要包括睾丸间质细胞瘤，肾上腺皮质增生或者肾上腺皮质肿瘤等。结合近年来国内外的研究结果，男性甲状腺功能亢进患者睾酮水平异常升高，主要有两个原因：第一，由于过多的甲状腺激素，尤其是三碘甲状腺原激素（T3）可以促进肝脏合成 SHBG 增多。体内过多 SHBG 与游离睾酮结合增加，生物活性睾酮少了，反馈性刺激中的睾酮合成增多。第二，甲状腺功能亢进患者，体内甲状腺激素增多，抑制垂体 TSH 分泌，导致下丘脑分泌促甲状腺激素释放激素（TRH）、促性腺激素释放激素（GnRH）等增加，刺激下丘脑 - 垂体 - 性腺轴分泌性激素增加。本案例为一典型案例，对临床医生诊疗思维具有极大的启发。当患者临床症状、体征与检测结果的提示不一致时，首先要排除甲状腺功能亢进症本身引起的继发性性激素水平异常，以避免不必要的检查和治疗，给患者带来经济上和心理上的负担。

人体内激素处于一个奇妙的、完美的平衡，一旦平衡被打破就会引起相应的疾病。体内多种激素的水平受下丘脑 - 垂体 - 靶器官轴调节，不同激素间存在密切关系，一种疾病导致的代谢紊乱可能会导致其他激素水平的变化。同时，检验医师也要认识到免疫学方法检测类固醇激素的局限性，既要具备一定的临床知识，也要熟练掌握检验技能，练就一双"火眼金睛"。本案例中，对于一名 13 岁 GD 患儿，伴有睾酮水平的极大升高，检验医师没有忽略，首先通过质谱法检测排除了结果的假阳性后，又积极与临床医生联系，了解患儿的病史和其他检查结果，并补充了相关的雄性激素与性激素结合球蛋白的检测，继而提醒医生注意随访，使得患儿的雄性激素水平及相关指标在 GD 治疗的全过程中完整地被监控并恢复平衡。本案例充分说明，在内分泌疾病治疗领域，检验与临床结合大有可为。

参考文献

［1］ LÉGER J, CAREL J C. Diagnosis and management of hyperthyroidism from prenatal life to adolescence［J］. Best Practice & Research Clinical Endocrinology & Metabolism, 2018, 32（4）: 373-386.

［2］ KJAERGAARD A D, MAROULI E, PAPADOPOULOU A, et al. Thyroid function, sex hormones and sexual function: A Mendelian randomization study［J］. European Journal of Epidemiology, 2021, 36（3）: 335-344.

［3］ 罗薇, 侯立安, 禹松林, 等. 女性血清睾酮假性升高案例分析与文献复习［J］. 中华检验医学杂志, 2022, 45（12）: 1275-1278.

［4］ 马婉璐, 王曦, 茅江峰, 等. 青中年男性甲状腺功能亢进症患者治疗前后性激素和性激素结合球蛋白的变化［J］. 中华医学杂志, 2019, 99（24）: 1875-1880.

［5］ 欧倩滢, 莫泽纬, 林乐韦华, 等. 甲状腺功能亢进致高雄激素性男性乳腺发育1例及文献复习［J］. 中国医师杂志, 2022, 24（10）: 1552-1554.

［6］ WAYNE M A. The interrelationships between thyroid dysfunction and hypogonadism in men and boys［J］. Thyroid, 2004, 14（Suppl 1）: S17-S25.

Gitelman 综合征伴低血钾 1 例

28

作　者：闫蔚[1]，李小鸾[2]（青海省人民医院，1 检验科；2 内分泌科）

点评专家：王叶（青海省人民医院）

前　言

　　钾是人体不可缺少的常量元素，当血清钾低于 3.5 mmol/L 时，即为低钾血症，是临床常见的电解质紊乱之一。钾通过口服摄入或静脉输注进入体内，大部分储存于细胞内，经肾脏排泄。低钾血症在临床上分为三种类型：①缺钾性低钾血症，即钾摄入量不足，表现为体内总钾量、细胞内钾和血钾均降低；②转移性低钾血症，即细胞外钾转移至细胞内，表现为体内总钾量正常，细胞内钾增多，血钾降低；③稀释性低钾血症，即细胞外液水潴留，表现为体内总钾量和细胞内钾正常，血钾相对降低。因此，钾摄入减少、向细胞内转运增多，或最常见的经肾脏、胃肠道或汗液丢失增多等都会导致血清钾浓度降低。

　　低钾血症在健康个体中患病率低于 1%，近年来发病率逐渐上升，研究表明，住院患者低钾血症的患病率为 6.7%~16.8%。低血钾的病因通常易于从病史中获悉，在不确定其病因的情况下，诊断性评估主要有两部分：①通过评估尿钾排泄来区分肾性失钾；②评估酸碱状态。

　　低钾血症的病因复杂多样，逐步检验、分析、评估是临床上明确其病因的基本方法，对于部分疑难病例进行基因检测更是提高诊断的重要手段。

案例经过

　　患者，男，46 岁，11 年前突发四肢无力，伴有双下肢疼痛无法行走，症状持续不缓解，遂到当地医院就诊。查血钾 1.8 mmol/L，静脉补钾后症状好转出院。此后上述症状反复发作，多次查血钾，数值在 2.6 mmol/L 左右波动，自行口服氯化钾缓释片可缓解。为进一步诊治来我院就诊，门诊以"低钾血症"收入内分泌科。

　　入院后查体：血压 119/78 mmHg，余未见明显异常。急查血电解质，提示血钾 2.84 mmol/L↓，血镁 0.49 mmol/L↓，余无异常。动脉血气分析：pH 7.474↑，K^+ 2.5 mmol/L↓，总二氧化碳 47.8 mmol/L↑，标准碳酸氢根 28.1 mmol/L↑，全血碱剩余 4.3 mmol/L↑，余无异常。后续相关实验室检查回报显示：血、尿、便常规、凝血、肝功能、骨指标均未见异常；电解质：钾 2.67 mmol/L↓，镁 0.47 mmol/L↓；肾功能：尿酸 453 μmol/L↑；葡萄糖 3.76 mmol/L↓；血脂：高密度脂蛋白胆固醇 1.08 mmol/L↓；促肾上腺皮质激素 31.8 pg/mL；皮质醇 553.9 nmol/L↑；25- 羟基维生素 D 19.81 ng/mL↓；甲状腺功能五项：促甲状腺激素 7.00 mIU/L↑；血钾 2.68 mmol/L 时同步 24 h 尿钾 69.57 mmol/L，尿钙 1.25 mmol/L；心电图、心脏彩超、肾上腺 CT 未见异常。常规补钾治疗中，患者在饮食正常，无呕吐、腹泻等消化道症状的情况下，每日口服补钾 3 g 以上的治疗过程中，血钾仍在 2.6 mmol/L 左右波动，血镁的结果也一直偏低。结合患者其他相关检查：入院血钾 2.68 mmol/L，同步 24 h 尿钾 69.57 mmol/L，尿钙 1.25 mmol/L↓。血气分析：pH 值 7.474，标准碳酸氢根 28.1 mmol/L，全血碱剩余 4.3 mmol/L↑，提示患者 24 h 尿钾增多、低尿钙症伴有代谢性碱中毒，可排除酸中毒的低钾血症。入院后监测血压，其值在 120/80 mmHg 左右波动，卧立位肾素 - 醛固酮轻度增高，24 h 血压监护正常，可排除原发性醛固酮增多症。皮质醇节律及 ACTH 正常，可排除库欣综合征。患者低血钾、低血镁、低尿钙、代谢性碱中毒，提示 Gitelman 综合征（家族性低钾低镁血症）可能性大。氢氯噻嗪试验是辅助诊断 GS 的一种重要的临床功能试验，有助于鉴别肾小管损伤部位，反映肾脏 NCC 功能状态，故向患者说明病情，完善氢氯噻嗪试验及 SLC12A3 基因检测加以明确。计算氯离子排泄分数，Δ EFCl 0.639%<2.86%，相对 Δ EFCl 57.5%<233%。氢氯噻嗪试验提示患者远曲小管对氢氯噻嗪反应性低于正常。基因检测提示受检者所携带的 c.1456G>A（p.Asp486Asn）变异为 SLC12A3 基因编码区错义变异（图 28.1），明确诊断为 Gitelman 综合征。治疗上给予补充氯化钾、门冬氨酸钾镁，并口服醛固酮受体拮抗剂螺内酯 40 mg/d，复查血钾及血镁较入院时改善，嘱患者进食含钾、含镁食物，带药出院。

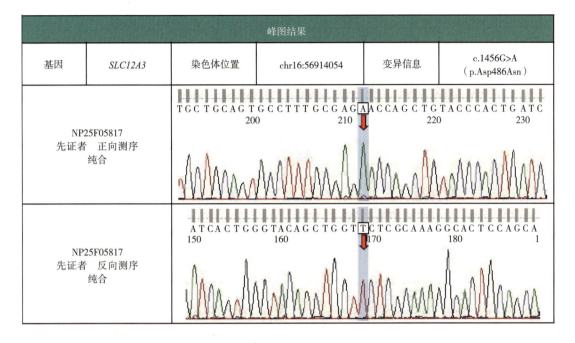

图 28.1　基因检测

案例分析

1. 临床案例分析

本案例患者因低钾血症查因入院，经口服及静脉常规补钾后低血钾仍难以纠正，结合低钾血症诊疗思路（图 28.2）进行诊断与鉴别诊断。本案例为一中年患者，反复乏力，多次血钾结果显示低钾血症，经仔细询问病史、用药史并结合患者的临床表现可基本排除摄入减少、消化道丢失过多或长期使用利尿剂导致的低钾血症。另外，24 h 尿钾结果提示患者存在肾性失钾；患者血压正常或偏低、血气分析提示代谢性碱中毒，可排除肾小管酸中毒；患者的甲状腺功能、性激素、皮质醇节律等检测结果正常，肾素活性、醛固酮轻度增高，ARR<30，可进一步排除库欣综合征、肾素瘤、原发性醛固酮增多症等其他导致低钾的常见内分泌疾病。结合患者同时存在低血镁、低血氯、高尿钾、低尿钙、肾素 - 血管紧张素 - 醛固酮系统活性轻度升高和代谢性碱中毒等特点，高度怀疑 GS。为进一步明确病因，给予氢氯噻嗪试验，*SLC12A3* 基因检测加以明确。

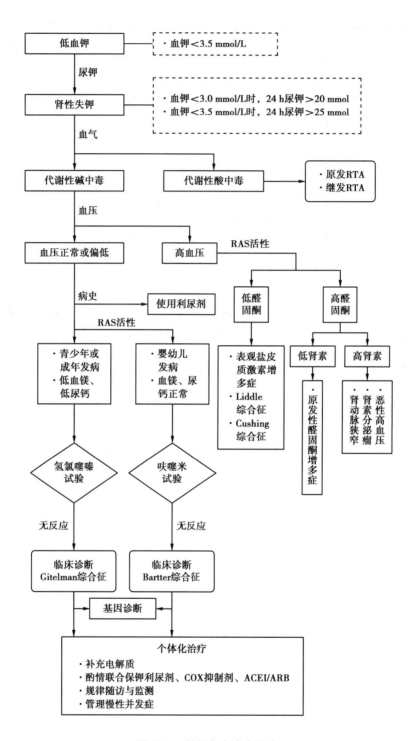

图 28.2　低钾血症诊疗思路

2. 检验案例分析

钾是维持细胞生理活动的主要阳离子，是细胞内液的重要电解质。血清钾的异常对人体生理活动的影响非常明显，血清钾过高可引发严重的肌肉、心肌及呼吸功能抑制性应激紊乱，甚至引发心室颤动、心搏骤停而死亡；血清钾过低可表现为乏力、肌无力、腹胀及心律失常等。

临床上检验结果出现血钾异常时，首先需要排除各种因素导致的检测结果假性异常，可通过以下几个步骤进行检查：①查看标本状态，如溶血状态可导致钾离子测定结果假性升高；②检查当天质控、仪器状态及当天血钾结果总体分布情况；③查看血常规结果，如血小板计数 $>500 \times 10^9/L$ 时，血清假性高血钾发生的比例高；④咨询临床医生抽血时有无输液情况，排除由静脉输液时抽血所导致的血清钾假性升高或降低。

知识拓展

Gitelman 综合征（GS）是一种罕见的遗传性肾小管疾病，其临床特点主要为低钾血症、代谢性碱中毒、低镁血症、低钙尿症。GS 的遗传方式为常染色体隐性遗传，由编码位于肾远曲小管的噻嗪类利尿剂敏感的钠氯共转运蛋白（NCC）基因 SLC12A3 发生变异所致。GS 的患病率约为（1~10）/4 万，亚洲人群可能更高。Gitelman 综合征和 Bartter 综合征（BS）是常染色体隐性遗传病，有一些特征性的代谢异常，包括低钾血症、代谢性碱中毒、高肾素血症、球旁器增生及醛固酮增多，部分患者还存在低镁血症和（或）高水平的前列腺素 E2。GS 在临床表现上与经典 BS 存在较多交叉点，两种疾病均存在低血钾、肾性失钾、低氯性代谢性碱中毒，肾素 - 血管紧张素 - 醛固酮系统（RAAS）激活但是血压不升高的临床表现，故临床上需重点鉴别这两种疾病（表 28.1）。鉴别要点主要根据发病年龄，是否存在低尿钙、低血镁，以及是否合并生长发育迟缓，其中基因检测可以明确诊断。

表 28.1　GS 与经典 BS 的鉴别要点

	GS	经典 BS
发病年龄段	青少年或成年	儿童期
低钾血症	存在	存在
低氯性代谢性综合征	存在	存在

续表

	GS	经典 BS
高肾素活性	存在	存在
低镁血症	存在	无
尿钙	低	正常或高
前列腺素 E 水平	正常	高
生长发育水平	少见发育迟缓	发育迟缓
病变部位	远曲小管	髓袢升支粗段
突变基因	SLC12A3	CLCNKB

目前尚无相关报道表明 GS 会影响患者的寿命，但长期低钾可能会导致代谢综合征、心律失常及慢性肾脏病等。对于 GS 的治疗无特殊的根治性方法，主要为对症治疗，目的是纠正低钾血症和碱中毒。口服或静脉补钾和（或）补镁是 GS 患者最主要的治疗原则，需要个体化治疗及终身补充，遵循"食补 + 药补"的原则。保钾药物主要为螺内酯、阿米洛利、氨苯蝶啶等保钾利尿剂。对伴有前列腺素 E 合成增加的患者，可应用吲哚美辛、阿司匹林、布洛芬等前列腺素合成酶抑制剂。GS 患者疾病管理应做到个体化，推荐每年进行至少 1~2 次随访，对疾病的进展和并发症进行评估。

案例总结

低钾血症是一种较为常见的临床疾病，其致病因素复杂，诊断上存在一定的困难。GS 导致的低血钾病例并不常见，其患病率为 1/40000~10/40000，全球致病基因携带率 >3%。临床上对于存在不明原因低钾血症、代谢性碱中毒且血压正常或偏低的患者，常考虑是否存在 BS 或 GS。

本案例患者有 GS 典型的"五低一高"临床特点：反复低血钾、血压正常或偏低、低尿钙、低血镁、低氯性代谢性碱中毒及 RASS 轻度增高。通过询问患者病史、用药史、症状及一系列的实验室检查排除甲状腺功能亢进症、原发性醛固酮增多症等其他可能导致低钾的疾病后，结合患者的年龄以及上述"五低一高"的临床症状高度怀疑 GS，随后经氢氯噻嗪试验、SLC12A3 基因检测明确诊断。

内分泌疾病的诊疗离不开临床检验，本案例从发现低钾血症到病因的最终确认均是结合临床症状并通过各项检测指标一步一步排查而得。保证检验质量，确保检测的准确性是临床检验的重中之重。实验室内部质控、外部比对、标准操作等只是检验工作日常中正常运行的基本保障，凭此仅能提供一份对标本负责的检验报告单。检验医生需要做的是提供一份对患者负责的检验报告单，面对的不仅是一份标本，还有标本背后的患者。临床检验作为临床诊断疾病的重要辅助手段，需要检验医生通过医学及检验专业知识，在保证实验室内部质量的前提下，综合分析前、中、后相关的影响因素，尽量避免与疾病本身无关的因素干扰检测结果，影响临床医生的诊疗。

专家点评

本文就一例长期低钾血症患者进行分析，通过一系列的实验室检查，找到了明确的病因。Gitelman 综合征是一种常染色体隐性遗传的失盐性肾小管疾病，被收入我国"第一批罕见病目录"。其临床表象复杂多样，极具迷惑性，诊断依据以临床表现结合基因检测结果为主，加之基因检测难度和费用较高，漏诊率高，导致临床医生对该病的认识不够深入，临床诊疗难度大。此病例的诊断过程不仅体现了临床诊疗思维的缜密性，也充分表明了临床与检验的密不可分。规范准确的检验结果可以帮助临床医生排除干扰。检验项目的针对性及准确性对于临床疾病的诊断至关重要，希望未来我们能推动便宜实惠并普及化的基因检测方法，以服务于有慢性低钾血症的患者群体。

参考文献

［1］ 欧鲜梅. 低血钾症的诊断及治疗［J］. 中外健康文摘，2013（33）：137-138.

［2］ 潘亚男，李文斌. 血清钾离子测定的临床应用［J］. 当代医学（学术版），2008，14（16）：54.

［3］ THURLOW V，OZEVLAT H，JONES S A，et al. Establishing a practical blood platelet threshold to avoid reporting spurious potassium results due to thrombocytosis［J］. Annals of Clinical Biochemistry，2005，42（Pt 3）：196-199.

［4］ 周滨，施举红，吴炜，等. 原发性血小板增多症与假性高钾血症一例［J］. 中华内科杂志，

2006，45（10）：856.

［5］ BLANCHARD A，BOCKENHAUER D，BOLIGNANO D，et al. Gitelman syndrome：
Consensus and guidance from a kidney disease：Improving global outcomes（KDIGO）
controversies conference［J］. Kidney International，2017，91（1）：24-33.

［6］ Gitelman 综合征诊治专家共识协作组 . Gitelman 综合征诊治专家共识［J］. 中华内科杂志，
2017，56（9）：712-716.

［7］ 季文，何薇，殷琪淇，等 . 家族性 Gitelman 综合征诊治经验［J］. 中华内分泌代谢杂志，
2015，31（12）：1051-1054.

［8］ LIU T，WANG C，LU J R，et al. Genotype/phenotype analysis in 67 Chinese patients with
gitelman's syndrome［J］. American Journal of Nephrology，2016，44（2）：159-168.

［9］ HSU Y J，YANG S S，CHU N F，et al. Heterozygous mutations of the sodium chloride
cotransporter in Chinese children：Prevalence and association with blood pressure［J］.
Nephrology，Dialysis，Transplantation，2009，24（4）：1170-1175.

［10］ BLANCHARD A，VALLET M，DUBOURG L，et al. Resistance to insulin in patients with
gitelman syndrome and a subtle intermediate phenotype in heterozygous carriers：A cross-
sectional study［J］. Journal of the American Society of Nephrology，2019，30（8）：1534-
1545.

雄激素不敏感综合征1例

29

作　者： 卢鹏¹，宋阳阳²（沧州市中心医院，1 检验科；2 生殖医学科）
点评专家： 张瑞青（沧州市中心医院）

前　言

患者，女，23 岁，因"月经不规律"前来就诊。性激素检查提示睾酮值过高，抗穆勒氏管激素（anti-mullerian hormone，AMH）增高。妇科检查：女性外阴，无阴毛，大小阴唇发育差，阴蒂小，阴道呈盲端，腹股沟处未及包块。经超声、染色体、SRY 基因一代测序、性腺疾病 - 性发育异常（DSD）大片段等检查，考虑为性发育异常（DSD）。

外周血染色体核型分析结果显示：核型 46，XY，根据 SRY 基因及 DSD 大片段分析结果，结合病史，考虑为雄激素不敏感综合征。

雄激素不敏感综合征（androgen insensitivity syndrome，AIS）是一种罕见的性连锁遗传病，在染色体核型为 46，XY 的人群中发病。AIS 的治疗应充分考虑患者的社会性别，患者成长过程中心理、社会性别比生理性别更有实际意义。

案例经过

患者为青年女性，因"月经不规律"前来就诊。性激素检查提示睾酮过高，AMH 增高，妇科检查外阴发育较差，呈幼稚型。女性外阴，无阴毛，大小阴唇发育差，阴蒂小，阴道呈盲端，腹股沟处未及包块。完善血生化、甲状腺功能、皮质醇、超声、染色体、SRY 基因测序、DSD 大片段等实验室检查后，诊断为 AIS。

案例分析

1. 检验案例分析

患者来院后完善各项检查：

性激素六项检测，结果显示睾酮 2.580 ng/mL↑；抗穆勒氏管激素检测，结果显示 AMH79.030 ng/mL↑（图 29.2）；血生化检测，结果显示血脂、血糖正常；甲状腺功能 + 胰岛素检测，结果显示游离甲状腺素稍高（1.72 ng/dL），其余正常；皮质醇检测，结果正常；生殖系统超声检查，结果显示：右侧附件区 2.45 cm × 2.38 cm 实性结节，其旁可见 2.28 cm × 2.21 cm 囊样结构，左侧似可见 2.8 cm × 1.9 cm 实性结节，考虑卵巢？

综合以上结果分析，该患者为女性，但睾酮过高，AMH 增高，说明激素水平与其年龄严重不符。与临床沟通排除采血时间、药物影响等因素后，我们首先怀疑 DSD，与临床沟通说明我们的初步诊断方向，并提出进一步检查的建议。

（1）外周血染色体检测：核型 46，XY，符合男性核型（图 29.1）。

（2）SRY 基因一代测序：SRY（+），无微小变异。相关疾病：46，XY 性反转，1 型（YL）。46，XX 性反转，1 型（XLD）。

（3）性腺疾病 - 性发育异常（DSD）大片段检测：未发现受检者 NR0B1、NR5A1、SOX9、SRY、UTY、WNT4、ZFY 基因存在大片段变异，发现受检者存在 SRY、UTY 基因，且 SRY、UTY 基因位于 Y 染色体上，故受检者存在 Y 染色体（图 29.2）。

2. 临床案例分析

结合病史和检查做出诊断：患者以"月经不规律、发现子宫发育异常"就诊。查体：患者社会性别为女性，身高较一般女性稍高，女性体态，乳房发育但乳头发育差，无腋毛及体毛。妇科检查：女性外阴，无阴毛，大小阴唇发育差，阴蒂小，阴道呈盲端，腹股沟处未及包块。性激素六项特点：促性腺激素升高，睾酮为男性水平，远远高于女性正常睾酮值，雌激素在育龄期女性正常范围内，高于男性水平；AMH 远高于正常女性。超声检查：右侧附件区 2.45 cm × 2.38 cm 实性结节，其旁可见 2.28 cm × 2.21 cm 囊样结构，左侧似可见 2.8 cm×1.9 cm 实性结节，考虑卵巢？染色体结果：46，XY，SRY 正常。综合患者的临床特点及实验室检查结果，诊断为完全型雄激素不敏感综合征。

原始图像：

核型分析图像：

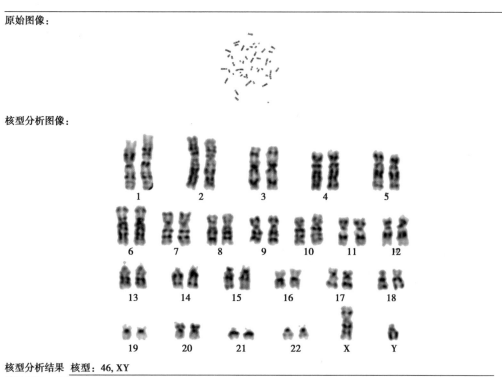

核型分析结果 核型：46, XY
结果解释 此核型符合男性核型。
建议其他检测 建议遗传咨询。

图 29.1 外周血染色体报告

雄激素不敏感综合征（androgen insensitivity syndrom，AIS）归属于性发育异常（disorders of sex development，DSD）。目前临床上根据患者有无男性化表现，将 AIS 分为两大类：完全性雄激素不敏感综合征（complete AIS，CAIS）和部分性雄激素不敏感综合征（partial AIS，PAIS）（图 29.2）。

雄激素不敏感综合征的治疗：雄激素不敏感综合征患者可结婚，不能生育。对于含有 Y 染色体或 Y 染色体成分的 DSD 患者，按女性生活的，切除性腺是必要和重要的处理，因为发育不全或位置异常的睾丸容易发生肿瘤已成为共识。因此，在 CAIS 诊断明确后，因其女性化程度高，无男性化表现，只需切除双侧性腺并行疝修补术即可按女性生活，但手术时机仍有争议。因为在 AIS 中，最早可在 2 个月的新生儿中发现原位癌，在青春期即有浸润性精原细胞瘤的报告。尽早切除性腺，可以消除患者不遵医嘱、不定期随诊的危险性，避免恶性变的可能性。此外，要重视 AIS 的长期管理，AIS 患者在明确诊断和性腺切除后仍会面临阴道发育不良、骨质疏松和心理咨询等许多问题。由于缺乏雄激素对骨骼的保护作用，对性腺切除后的 AIS 患者应进行激素替代治疗，以防治骨质疏松。此外，还要格外注意该类患者的心理治疗和保护。本案例患者于我院就诊时已成年，因此，在诊断明确后建议患者尽早进行手术探查，切除双侧性腺。

一、性染色体异常：包括性染色体数量与结构异常

    1. 特纳综合征

    2. XO/XY 性腺发育不全

    3. 超雌（47，XXX 等）

    4. 真两性畸形（卵睾性 DSD，嵌合型性染色体）

    5. 曲细精管发育不良（Klinefelter）综合征

二、性腺发育异常

    1. XX 单纯性腺发育不全

    2. XY 单纯性腺发育不全（完全型与部分型）

    3. 真两性畸形（卵睾性 DSD，46，XX 或 46，XY）

    4. 睾丸退化

三、性激素量与功能异常

    1. 雄激素过多

      （1）先天性肾上腺皮质增生

          21- 羟化酶缺乏（CYP21A2）

          11β - 羟化酶缺乏（CYP11B1）

          3β - 羟基类固醇脱氢酶 2 缺乏（HSD3B2）

          细胞色素 P450 氧化还原酶缺乏（POR）

      （2）芳香化酶缺乏（CYP19）

      （3）早孕期外源性雄激素过多

      （4）孕母男性化肿瘤（如黄体瘤）

    2. 雄激素缺乏（合成酶缺乏）

      17α - 羟化酶缺乏（完全型与部分型）

      5α - 还原酶缺乏

      Leydig 细胞发育不全

      类脂性先天性肾上腺皮质增生症（StAR 突变）

      胆固醇侧链裂解酶缺乏（CYP11A1）

    3. 雄激素功能异常（雄激素不敏感综合征）

      完全型

      部分型

图 29.2 北京协和医院葛秦生性发育异常分类

知识拓展

雄激素不敏感综合征（androgen insensitivity syndrom，AIS）属于性发育异常（disorders of sex development，DSD），是雄激素靶器官上的雄激素受体出现障碍，引起对雄激素不反应或反应不足而导致多种临床表现，属于性发育异常分类里性激素功能异常。AIS 是一种 X 连锁隐性遗传疾病，发生率为出生男孩的 1/20000~1/64000，在儿科有腹股沟疝而手术的"女孩"中，发生率为 1.2%。患者的染色体为 46，XY，性腺为睾丸，分泌的睾酮为男性正常水平，但不能发挥或不完全发挥雄激素作用。

AIS 的临床特点：CAIS 女性化程度高，自幼按女性生活。由于雄激素受体异常不能刺激中肾管发育形成男性内生殖器，睾丸支持细胞可正常分泌 AMH，副中肾管被抑制而没有阴道上段、宫颈、子宫和输卵管的发育。泌尿生殖窦和外生殖器由于缺乏双氢睾酮的影响，会形成阴道下段与女性外阴。青春期后，由于完全缺乏雄激素的对抗影响，睾丸分泌与外周转化的雌激素可导致乳房发育与女性体态。

性激素的测定：青春期后 AIS 患者的睾酮和雌激素处在男性正常高限或升高，促黄体生成素（LH）水平高于正常男性，促卵泡生成激素（FSH）分泌与正常男性水平相同或升高。超声显示无宫颈和子宫，但可能有抗穆勒氏管遗迹回声，常用性腺回声，性腺可位于大阴唇、腹股沟或腹腔内。

病理检查：AIS 患者的性腺为睾丸，组织学上，在青春期前很难与正常人区别。青春期后，曲细精管呈结节状，曲细精管内仅有支持细胞，精原细胞稀疏散在，缺乏生精现象。

案例总结

本病例性激素测定睾酮过高，AMH 升高，超声及妇科检查提示该患者存在性发育异常。与临床沟通后，提出了进一步检查的建议。根据染色体、SRY 基因测序、DSD 大片段等结果综合分析，考虑 AIS。

由于患者社会性别为女性，当出现睾酮和 AMH 升高时，我们第一时间与临床沟通排除了采血时间和药物影响等因素，进一步根据超声和妇科检查的结果，高度怀疑 DSD。再次和临床沟通后，我们向临床提出了进一步检查的方向建议。再根据染色体等相关检查结果综合分析，最终考虑 AIS。

　　检验人员要有扎实的理论基础和临床工作经验，在工作中不但要学习检验医学的专业知识，更要学习临床医学的相关专业知识，在遇到罕见病例时，我们才能将检查结果结合患者临床表现等进行综合分析。此外，在工作中应积极与临床沟通交流，主动给临床医生提出进一步检查的建议，为临床进一步明确诊断提供帮助，协助临床做出正确的诊断。

专家点评

　　雄激素不敏感综合征是一类临床罕见疾病。笔者通过患者血清睾酮与抗穆勒氏管激素水平的异常，积极与临床医师沟通、查阅文献并参照患者的其他辅助检查结果，最终确诊这一罕见疾病。这种善于在日常工作中发现问题、积极探索的精神值得各位同仁学习。

参考文献

［1］　性发育异常分类与诊断流程专家共识［J］.生殖医学杂志，2022，31（7）：871-875.

［2］　张梅莹，狄文.雄激素不敏感综合征的诊疗进展［J］.上海交通大学学报（医学版），2015，35（12）：1900-1903.

［3］　田秦杰，黄禾.性发育异常疾病诊治［J］.实用妇产科杂志，2017，33（8）：563-565.

［4］　PASTERSKI V，PRENTICE P，HUGHES I A. Impact of the consensus statement and the new DSD classification system［J］. Best Practice & Research Clinical Endocrinology & Metabolism，2010，24（2）：187-195.

［5］　HOUK C P，LEE P A. Consensus statement on terminology and management：Disorders of sex development［J］. Sexual Development，2008，2（4/5）：172-180.

SEMA3A 基因突变所致卡尔曼综合征 1 例

30

作　　者：陈素芸[1]，王慧[2]（武警重庆总队医院，1 检验科；2 内分泌科）
点评专家：廖涌（武警重庆总队医院）

前　言

　　卡尔曼综合征（Kallmann syndrome，KS）是伴有嗅觉缺失或减退的低促性腺激素型性腺功能减退症，是一种具有临床及遗传异质性的疾病。KS 可呈家族性或散发性，其遗传方式有三种：X 连锁隐性遗传、常染色体显性遗传、常染色体隐性遗传。KS 的发病机制尚不十分清楚。目前认为可能是起源于嗅基板的 GnRH 神经元因各种原因不能正常迁徙、定位于下丘脑而导致完全或部分丧失合成和分泌 GnRH 的能力，引起下丘脑 - 垂体 - 性腺轴功能低下，不能启动青春期，而表现为青春期发育延迟。随着对 KS 遗传学研究的深入，陆续发现一些和 KS 发病相关的基因，如 KAL1 基因、成纤维细胞生长因子受体 1 基因（FGFRI）、成纤维细胞生长因子 8 基因（FGF8）、前动力蛋白 2 基因受体（PROKR2）、前动力蛋白 2 基因（PROK2）、SEMA3A，这些基因的功能可能和 GnRH 神经元的正常迁徙、嗅球的发育及 GnRH 神经元轴突向正中隆起的投射过程密切相关。现报道我院一例由 SEMA3A 同义突变导致的 KS 诊疗经过，以提高医务工作者对本病的认识。

案例经过

患者，男，49岁，主因"口干、多饮、多尿8年，乏力、喘累1周"就诊。8年前诊断为糖尿病，未治疗。6年前明确诊断"2型糖尿病、糖尿病肾病、糖尿病周围神经病变、重度骨质疏松症、轻度贫血"，使用"甘精胰岛素10 U qn、二甲双胍0.5 g tid、格列美脲2 mg qn"降糖，血糖控制良好。1周前出现活动后乏力、喘累，5天前出现畏寒、发热，1天前乏力、喘累加重伴全身酸痛，门诊以"2型糖尿病、发热待查"收入院。

既往史：10余年前曾因"甲状腺功能亢进症"于当地医院行I131治疗，术后查甲状腺功能提示甲状腺功能减退症，予以"优甲乐"替代治疗。7年前自行停药至今，未常规随访甲状腺功能。入院查体：体温39 ℃，脉搏112次/分，呼吸24次/分，血压133/84 mmHg，身高174 cm，体重80 kg，腰围92 cm，BMI 26.42 kg/m²，颜面部稍浮肿，巩膜稍黄染，乳晕颜色浅淡，腋毛、阴毛稀疏，右上腹压痛，无反跳痛、肌紧张，双下肢I度凹陷性水肿，阴茎短小，右侧睾丸体积小，左侧未扪及，余查体无明显阳性体征。辅助检查：眼底检查显示糖尿病视网膜病变；神经传导速度测定提示糖尿病周围神经病变；骨密度测定提示重度骨质疏松；腹部彩超：肝大，脂肪肝，肝内低无回声，考虑脓肿？进一步完善上腹部CT增强：肝脏S3段、S7段病灶，考虑肝脓肿可能性大。

案例分析

1. 检验案例分析

患者入院查空腹血糖（FPG）14.14 mmol/L↑，HbA1c 8.5%↑，空腹INs 14.45 μU/mL，空腹C肽5.13 ng/mL↑，符合2型糖尿病诊断。肝功能：谷丙转氨酶（ALT）124 U/L↑，天门冬氨酸氨基转移酶（AST）121 U/L↑，乳酸脱氢酶（LDH）319 U/L↑，碱性磷酸酶（ALP）350 U/L↑，γ-谷氨酸转肽酶（γ-GT）468 U/L↑，总胆汁酸（TBA）39.5 μmol/L↑，总胆红素（TBIL）53.5 μmol/L↑，直接胆红素（DBIL）29.8 μmol/L↑，间接胆红素（IBIL）23.7 μmol/L↑，提示肝功异常。肾功能：肌酐（Crea）104 μmol/L↑，胱抑素C 1.45 mg/L↑，MAU>300 mg/L↑，结合患者病史考虑合并有糖尿病肾脏损伤。血脂：总胆固醇（TC）6.62 mmol/L↑，甘油三酯（TG）

4.30 mmol/L↑，低密度脂蛋白胆固醇（LDL-C）3.75 mmol/L↑，混合型血脂异常。甲状腺功能：血清游离甲状腺素（FT4）0.49 ng/dL↓，促甲状腺激素（TSH）15.48 μIU/mL↑，提示甲状腺功能减退症。

血常规：血红蛋白（Hb）99 g/L↓，正色素轻度贫血。白细胞计数（WBC）10.85×10^9/L↑，中性粒细胞计数（NEU%）78.6%↑，C反应蛋白（CRP）180.59 mg/L↑，考虑细菌感染可能。自发性肝脓肿80%由细菌感染引起，其中肺炎克雷伯菌约占69.4%，且糖尿病患者为其独立感染因素。综上所述，考虑肺炎克雷伯菌感染。血培养报阳时间14小时，双侧报阳，细菌鉴定结果：肺炎克雷伯菌，拉丝试验阳性，考虑为高毒力肺炎克雷伯菌。药敏结果：青霉素类、头孢菌素类、喹诺酮类、氨基糖苷类及碳青霉烯类全敏感。目前，高毒力高耐药肺炎克雷伯菌受到全球广泛关注。

因患者第二性征不明显，激素检测结果如下：催乳素（PRL）9.6 ng/mL，雌二醇（E2）<15 pg/mL↓，睾酮（T）0.11 ng/mL↓，黄体生成素（LH）1.17 mIU/mL↓，促卵泡生成激素（FSH）1.24 mIU/mL↓。PRL由右垂体前叶细胞分泌，并受下丘脑释放的PRL抑制因子和释放因子的控制；在男性，E2由肾上腺皮质和睾丸少量分泌；LH和FSH是在下丘脑所释放的GnRH的作用下，由垂体前叶的促性腺细胞分泌，其功能是影响睾丸间质细胞产生睾丸激素，低浓度的LH和FSH预示垂体功能障碍。T主要由睾丸间质细胞合成，受LH的控制，同时肾上腺也可少量分泌，T主要促进生殖器官的发育和生长，刺激性欲，并促进和维持男性第二性征的发育，维持前列腺和精囊的功能及生精作用；T还可促进蛋白质的合成，促进骨骼生长及红细胞的生成。男性T水平低下预示性腺功能减退，还可导致骨质疏松、肥胖、糖耐量减退、糖尿病等疾病。促肾上腺皮质激素（ACTH）29.21 pg/mL，血浆皮质醇节律试验正常，提示ACTH-皮质醇轴正常。促性腺激素释放激素（GnRH）兴奋试验，结果见表30.1。

表30.1 GnRH兴奋试验结果

	0 h	0.5 h	1 h	1.5 h	2 h
LH（mIU/mL）	<0.2	0.45	0.75	0.79	0.86
FSH（mIU/mL）	0.95	1.46	1.72	1.97	2.29

2. 临床案例分析

患者为中年男性，入院完善相关检查后考虑诊断为"2型糖尿病伴多个并发症，甲状腺功能减退，混合型高脂血症，肝脓肿，轻度贫血，重度骨质疏松，性腺功能减退症？"，院内予以降糖、保肾、降脂、护肝、抗炎、甲状腺素替代、抗骨质疏松等对症支持治疗。在诊疗过程中，体检发现患者性器官呈幼稚型，提示可能存在性腺功能减退。针对该患者我们经过充分沟通以后，患者同意配合检查，着手对性腺展开了经典内分泌诊断流程三部曲，即定性诊断 - 定位诊断 - 定因诊断系列检查。

（1）性腺功能：性激素全套检测结果全线降低；睾丸彩超提示：右侧睾丸缩小，左侧阴囊内未见确切睾丸影像，左侧腹股沟区可疑睾丸回声，考虑隐睾，体积缩小，与性别年龄不相符，结合临床考虑继发性性腺功能减退。需进一步明确病变是在垂体还是下丘脑。

（2）垂体的功能通过以下四个方面评估：① ACTH- 皮质醇功能正常。② TSH- 甲状腺轴，甲状腺功能减退考虑 I131 导致，TSH 升高，基本能排除垂体分泌 TSH 异常。③生长激素呈一个脉冲式分泌，我们采用更加稳定的胰岛素样生长因子 1 来评估生长激素的分泌情况，结果在同年龄段的正常参考范围内。④患者泌乳素水平正常，鞍区 MRI 未见明显异常。综上所述，该患者垂体功能、结构无异常。患者血糖、感染等指标控制后进一步完善 GnRH 兴奋试验，可见 LH、FSH 缓慢升高，应答延迟，但 120 分钟 LH 较基线升高大于 4 倍，FSH 升高大于 2 倍，提示垂体对 GnRH 反应良好，病变位置明确在下丘脑。

（3）病因诊断：GnRH 缺乏所致性腺功能减退的病因，大多和遗传因素有关，基因检测是确定病因的关键，在诊疗过程中我们还获得了一个很关键的信息——患者自幼嗅觉减退，经五官科会诊，嗅觉减退明确，结合 GnRH 缺乏性性腺功能减退，考虑诊断为 KS，完善基因检测。

基因检测结果提示，患者染色体未见异常，存在多个基因突变，其中 *SEMA3A* 基因突变相关疾病是促性腺激素分泌不足的性腺功能低下症，伴或不伴嗅觉丧失，与该患者十分吻合，但该基因突变是同义突变，同义突变一般不会改变编码蛋白质序列，即使有基因突变，也不确定是否具有致病性。通过查阅相关文献，早在 2011 年就有报道 *SEMA3A* 相关信号通路的缺失会影响 GnRH 神经元向下丘脑的迁移，改变犁鼻神经的靶向性，最终导致性腺功能减退及嗅觉异常。既往研究中 *SEMA3A* 基因突变导致 KS 都是错义基因突变，但该患者是同义基因突变，我们该如何解释这个问题？2022 年 6 月，在 *Nature* 上发表的相关研究解答了我们的疑惑：同义突变和非同义突变都经常干扰突变基因的 mRNA 水平，约 3/4 的同义突变显著降低其适应度，都是强 "非中性的"，同义突变也可致病，这打破了我们既往对同义突变的认知。为了进一步验证诊断，完善患者父母基因，检测结果如图 30.1 所示。

检测结果

姓名	基因	变异类型	核酸变异	氨基酸变异
喻　之父	SEMA3A		c.426C 野生型	
喻　之母	SEMA3A	杂合	c.426C>T	p.T142T

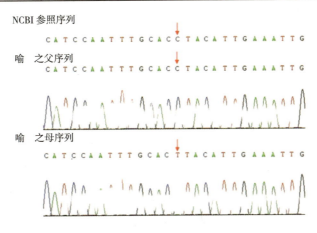

图 30.1　患者父母的基因检测结果

结合患者的所有信息，*SEMA3A* 同义基因突变所致 Kallmann 综合征诊断明确。

知识拓展

卡尔曼综合征早在 1856 年西班牙医生 Aureliano Maestre de San Juan 在尸检时即发现一例 40 岁男性患者同时存在外生殖器幼稚表现及嗅球缺失。到 1944 年 Franz Kallmann 首次报道一个罹患家系，提示该病可能为一种遗传性疾病。治疗上目前 GnRH 脉冲泵治疗是最接近生理效应的治疗方案，还可以采用 HCG 治疗、HCG/HMG 联合治疗，而对于没有生育要求的患者，可予以睾酮替代治疗维持第二性征，同时改善患者部分代谢异常，提高患者的生活质量。

案例总结

卡尔曼综合征为一种罕见病，临床发病率低，容易出现漏诊、误诊。当患者出现青春期无启动或发育迟缓，成年后仍呈现性幼稚或性腺功能低下，且合并嗅觉障碍者应考虑

KS 可能。长期睾酮缺乏，除了造成性腺方面的问题，还会引起一系列性腺以外的症状，如腹型肥胖、代谢综合征、胰岛素抵抗和 2 型糖尿病、骨质疏松、轻度贫血等，而这些综合征恰好是本例患者目前所患有的疾病。因此，在诊治过程中并不是找出了该患者被漏诊的疾病，而是抽丝剥茧地找到了患者大部分疾病的根源。

专家点评

卡尔曼综合征作为特发性低促性腺激素性性腺功能减退症（IHH）经典类型之一，临床表现具有很大的异质性，即使是同一家系中相同基因突变所致，其临床表现及性征发育受累程度也不尽相同。本病多与基因缺陷相关，对于青春期无启动或发育迟缓，成年后仍呈现性幼稚或性腺功能低下，若合并嗅觉障碍者需考虑该疾病。本病诊断除临床表现、病史外，还需结合实验室检测、染色体核型、基因检测及家族史等。本案例患者进一步完善其父母基因检测结果发现，其母亲与该患者存在相同基因突变情况，但其母生长、发育均正常，且育有 3 子 1 女。查阅目前对于 KS 的文献报道发现，该病均为错义基因突变所致，而本案例患者考虑其致病因素为 SEMA3A 同义基因突变，结合其母基因检测结果，进一步证实同义基因突变也可致病。因此，在罕见病及少见病的诊疗过程中，我们要善于发现临床症状，开展多学科合作。临床相关症状为检验提供方向、检验指标为临床诊断提供佐证，疾病诊疗水平的提高，需要临床与检验的双向奔赴，密切配合。

参考文献

［1］ 宁光. 内分泌学高级教程［M］北京：中华医学电子影像出版社，2016.

［2］ 郑浩，王洪剑，刘晶晶. 肺炎克雷伯菌肝脓肿患者临床特征分析［J］. 实用肝脏病杂志，2024，27（1）：121-124.

［3］ CHOBY J E, HOWARD-ANDERSON J, WEISS D S. Hypervirulent Klebsiella pneumoniae-clinical and molecular perspectives［J］. Journal of Internal Medicine, 2020, 287（3）：283-300.

［4］ CARIBONI A, DAVIDSON K, RAKIC S, et al. Defective gonadotropin-releasing hormone neuron migration in mice lacking SEMA3A signalling through NRP1 and NRP2: Implications for the aetiology of hypogonadotropic hypogonadism [J]. Hum Mol Genet, 2011, 20 (2): 336-344.

[5] GACH A, PINKIER I, WYSOCKA U, et al. New findings in oligogenic inheritance of congenital hypogonadotropic hypogonadism [J]. Archives of Medical Science, 2020, 18 (2): 353-364.

[6] SHU M, WU H X, WEI S S, et al. Identification and functional characterization of a novel variant in the SEMA3A gene in a Chinese family with kallmann syndrome [J]. International Journal of Endocrinology, 2022, 2022: 2504660.

[7] SHEN X K, SONG S L, LI C, et al. Synonymous mutations in representative yeast genes are mostly strongly non-neutral [J]. Nature, 2022, 606 (7915): 725-731.

[8] 李焱风, 杨毅坚, 秦国政, 等. 2017版EAU《男性性腺功能减退症指南》解读[J]. 中国性科学, 2018, 27 (1): 5-11.

Gitelman 综合征 1 例

作　　者：李学勤[1]，来楠楠[2]（山西白求恩医院，1 检验科；2 内分泌科）
点评专家：于培霞（山西白求恩医院）

前　言

　　Gitelman 综合征（Gitelman syndrome，GS）是一种罕见的常染色体隐性遗传的失盐性肾小管疾病，由美国医生 Gitelman 等人于 1966 年首先报道，其病因是基因 SLCl2A3 发生突变，从而引起肾远曲小管对钠、氯重吸收障碍，导致低血容量、肾素 - 血管紧张素 - 醛固酮系统（RAAS）激活、低血钾和代谢性碱中毒等一系列病理生理和临床表现。GS 治疗以对症治疗、电解质替代治疗为主，以期达到缓解症状、提高生活质量、避免严重并发症的目标。该病在遗传性肾小管疾病中最为常见，患病率约为 1/40000~1/4000，亚洲人群发病率更高。由于 GS 患者临床表现多不典型，且基因检测开展受限，易被漏诊，从而延误治疗时机。本文就一例辗转求医 20 多年的 GS 病例进行探讨。

案例经过

　　患者，女，31 岁，主因"间断四肢无力 20 余年，加重 2 月"入院。患者 20 年前出现四肢无力，伴双手抽搐、心悸、食欲下降、恶心、腹胀，就诊于当地医院，检验结果显示血钾低，补钾治疗后好转。其间多次四肢无力加重，自行补钾后症状缓解。2017 年，怀孕期间因"羊水过少，胎儿生长受限"入住基层医院，住院期间血钾持续处于低水平状态，补钾效果不理想。近 2 月来四肢无力再次加重，伴心悸、恶心、腹胀，为求进一步诊治入住我院内分泌科。

婚育史：29 岁结婚，妊娠 2 次，第 1 次胎停孕流产；第 2 次胎儿宫内死亡引产。

家族史：母亲患有高血压，否认家族遗传倾向性疾病史。

体格检查：血压在 90~110/65~80 mmHg 波动；发育正常，营养中等，慢性病面容；腹部（–），肠鸣音 2 次 / 分；双下肢肌力 4+ 级，双上肢肌力 5- 级，肌张力正常。膝反射、踝反射减弱。病理征（–）。其余无异常。

入院后完善相关检查，结果如下：

24 h 尿电解质：24 h 尿量 1.95 L，K^+118.3 mmol/24 h↑，Na^+184.28 mmol/24 h，Cl^-206.7 mmol/24 h，Ca^{2+} 0.45 mmol/24 h↓，P 23.95 mmol/24 h，尿肌酐 7353.26 μmol/24 h。

同步血电解质：K^+2.69 mmol/L↑，Na^+138.7 mmol/L，Cl^-96.6 mmol/L↓，Mg^{2+}0.46 mmol/L↓，Ca 2.22 mmol/L↓，血肌酐 56.4 μmol/L。

动脉血气分析：pH 7.461↑，PCO_2 43.9 mmHg，PaO_2 80.7 mmHg，K^+2.9 mmol/L↓，Na^+139.2 mmol/L，Ca^{2+}1.22 mmol/L，Cl^-96.2 mmol/L↓，HCO_3^- 27.3 mmol/L↑，实际剩余碱 2.2 mmol/L。

RAAS 系统筛查：醛固酮 534.5 pg/mL↑，肾素 235.259 pg/mL↑，醛固酮与肾素比值（ARR）2.27，血管紧张素Ⅱ 136.1 pg/mL。

糖耐量试验 + 胰岛素释放试验 + 同步血钾测定，结果见表 31.1。

表 31.1　糖耐量试验 + 胰岛素释放试验 + 同步血钾测定

时间	葡萄糖浓度（mmol/L）	胰岛素浓度（μIU/mL）	钾离子（mmol/L）
空腹	5.35	14.1	2.93
30 min	6.23	43.0	2.90
60 min	7.34	65.8	3.15
120 min	6.86	60.5	2.8
180 min	5.88	35.1	2.95

尿肾早期损伤：α 1-MG 11.8 mg/L↑，β 2-MG 0.30 mg/L，微量白蛋白 / 肌酐 381.7 mg/g↑。

尿常规：pH 7.5，尿比重 1.015，尿蛋白（＋）↑。

自身免疫抗体系列：抗核抗体阳性（＋）↑，1：320 颗粒型；其余（－）。

其他项目：血常规、便常规、肝肾功能、血脂、甲状腺功能、甲状旁腺激素、促肾上腺皮质激素、皮质醇节律、性激素未见异常。

心电图：窦性心律，心率 85 次 / 分，ST 段压低，T 波幅度减低，出现 U 波；心脏超声未见异常。

影像学检查：胸部正侧位片、腹部超声、肾血管超声及泌尿系超声、颅脑 CT 平扫、肾上腺 CT 平扫均未见明显异常。

综合患者年龄、临床表现及实验室检查，高度怀疑 Gitelman 综合征，进一步进行基因检测，结果如图 31.1 所示。

序号	基因	染色体位置	转录本编号 核苷酸变化 （氨基酸变化）	基因亚区	基因型	致病性分类	相关疾病 / 遗传模式
1	SLC12A3	chr16:56912999	NM_000339.2：c.1195C>T （p.Arg399Cys）	EX10	纯合	致病	Gitelman 综合征 （OMIM:263800）/AR

图 31.1　基因检测结果

案例分析

1. 检验案例分析

本案例患者血钾结果过低，触发危急值，引起了检验人员的重视。我们首先回顾分析患者标本状况，患者血常规无明显白细胞升高，且标本放置时间没有超过一个小时，也排除了试剂和质控问题，对标本进行同机和换机复检，结果均同前。随后与护士沟通否定了输液侧采血，最后与临床大夫沟通，了解到该患者多年低钾血症寻因未果的病史，并被邀请共同探索低钾血症的病因。

查阅病史发现，患者平素饮食正常，无腹泻、纳差、呕吐等不适，只自行间断补钾，无其他用药史，由此排除钾摄入不足及肾外排钾。检验结果显示胰岛素高峰与血钾低谷不匹配，甲状腺功能未见异常，故排除细胞转移性低钾。24 h 尿钾增高，考虑该患者多年低钾血症是由于肾性失钾所致。进一步检验提示高肾素、高醛固酮，血气分析提示代谢性碱中毒，24 h 尿电解质提示低尿钙、高尿钾，同步血电解质提示低镁血症、低氯血症。通过查阅文献可知，Gitelman 综合征典型临床表现为"五低一高"和代谢性碱中毒，即低血钾、低血镁、低血氯、低尿钙、低血压和 RAAS 活性增高，特别是低血镁和低尿钙对 GS 有重要的诊断价值。所有结果均指向 GS，于是我们向临床大夫提出诊断建议。

2. 临床案例分析

低钾血症和低镁血症是内分泌疾病常见的临床表现，且二者可互为因果。该患者患有低钾血症 20 余年，病因不明。入住后按照低钾血症诊断流程（图 31.2）完善相关实验室检查，在排除原发性醛固酮增多症、肾小管酸中毒、库欣综合征、Liddle 综合征及肾血管狭窄等病因后，结合患者年龄及临床表现，高度怀疑为 GS，进一步完善相关的基因检测，结果回报 SLC12A3 基因突变，至此，GS 诊断明确。随即根据最新的 GS 诊治共识进行补钠、补钾、补镁治疗，患者乏力症状好转出院。该患者还出现了肾脏早期损害，考虑为长期肾性失钾导致的肾小管空泡性病变、重吸收及浓缩功能下降所致。经随访，该患者半年后再次怀孕，产程中严密监测血电解质，酌情补钾、补镁，顺利诞下一名婴儿，患者家庭皆大欢喜。

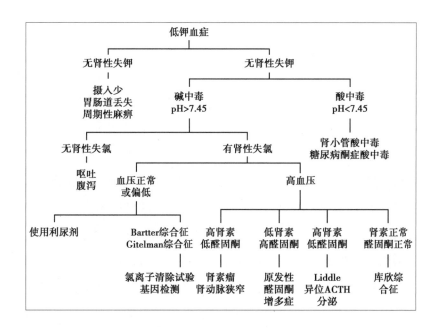

图 31.2　低钾血症诊断流程图

知识拓展

Gitelman 综合征是青少年和成年人低钾血症的一个重要病因，血尿生化异常可早于临床症状出现。多数患者表现为四肢无力、疲劳、口渴、多尿等非特异性症状，对症治疗一般预后良好。但近年来的研究显示，GS 患者生活质量明显下降，少数患者甚至出现生长发育迟缓、软骨钙化、横纹肌溶解、癫痫和心律失常等严重的临床症状。此外，长期低钾、低镁可能导致糖代谢异常、肾功能受损等并发症，因而早期诊断、合理治疗及病情监测非常必要。对于同时合并有低镁血症和低尿钙症的患者要高度警惕此病。有学者建议，对青少年或成人有低钾血症、低镁血症或低尿钙症伴代谢性碱中毒、血压正常时应常规进行 GS 基因筛查。近年来随着测序技术的发展，已能检出正常镁血症、正常尿钙的早发性 GS 病例。

临床上 GS 主要与其他失盐性肾病如 Bartter 综合征相鉴别。Bartter 综合征是 *CLCNKB* 基因突变所致，发病机制与髓袢升支粗段部位的离子重吸收障碍有关，属于常染色体显性遗传，常在儿童期发病，且实验室检查无低镁血症及低尿钙症，据此可鉴别二者。

案例总结

本案例是一位被低钾血症致四肢乏力困扰 20 余年而就诊的年轻女性，多次就诊寻因未果，严重影响其生活质量，还有两次失败的妊娠经历，给患者和家庭带来极大的痛苦。从临床角度来看，患者临床表现符合低钾血症，而探索低钾血症的病因就成了难题。作为检验人，不应该止步于为临床提供冰冷的数据，而要主动思考延伸，在临床诊疗中积极贡献检验的专业力量。在该病例中，低钾血症触发了检验人的职业敏感，主动出击，参与临床会诊讨论，与临床医生一起综合分析患者的临床症状及检验结果，最终使 GS 这一罕见病得以确诊，为患者的漫漫求医之路画上圆满的句号。该病例提醒我们，不管是检验医师还是临床大夫，要有广博的专业知识积累，要"心里有病"，要在临床实践中强化综合诊断的能力和意识，这对减少罕见病的漏诊误诊、并对其早期识别、早期干预都具有重要意义。

专家点评

　　这是一个罕见病例，患者并无特异的临床表现和疾病特点，仅呈现出低钾血症，作者本着对患者高度负责的职业道德，凭借过硬的专业知识积累，对低钾血症进行了探秘、揭秘，抽丝剥茧，层层递进，使得一个辗转求医二十多年的疑难病例得到了明确、正确的诊治。该案例不仅对低钾血症相关的诊断路径做了示范，也充分体现了检验参与临床诊断、服务临床的重要性。

参考文献

［1］ GITELMAN H J，GRAHAM J B，WELT L G. A familial disorder characterized by hypokalemia and hypomagnesemia［J］. Annals of the New York Academy of Sciences，1969，162（2）：856-864.

［2］ MATSUNOSHITA N，NOZU K，SHONO A，et al. Differential diagnosis of bartter syndrome，Gitelman syndrome，and pseudo-Bartter/Gitelman syndrome based on clinical characteristics［J］. Genetics in Medicine，2016，18（2）：180-188.

［3］ Gitelman 综合征［J］.中国实用乡村医生杂志，2023，30（8）：9-10，12.

［4］ Gitelman 综合征诊治专家共识协作组 . Gitelman 综合征诊治专家共识［J］.中华内科杂志，2017，（9）：712-716.

［5］ 穆妮热·阿塔吾拉，郭艳英 . Gitelman 综合征并发症及常见合并症的研究进展［J］.医学研究杂志，2023，52（5）：177-179，114.

［6］ LI N，GU H F. Genetic and biological effects of SLC12A3，a sodium-chloride cotransporter，in gitelman syndrome and diabetic kidney disease［J］. Frontiers in Genetics，2022，13：799224.

［7］ JIANG L P，PENG X Y，MA J，et al. Normomagnesemic gitelman syndrome patients exhibit A stronger reaction to thiazide than hypomagnesemic patients［J］. Endocrine Practice，2015，21（9）：1017-1025.

［8］ CUNHA T D S，HEILBERG I P. Bartter syndrome：Causes，diagnosis，and treatment［J］. International Journal of Nephrology and Renovascular Disease，2018，11：291-301.

［9］ 秦岭，陈楠 .Gitelman 综合征［J］.肾脏病与透析肾移植杂志，2008，17（1）：72-75.

青少年性激素异常1例

32

作　　者：王永斌[1]，黄燕妮[1]（昆明医科大学第三附属医院，1 核医学科）

点评专家：邓智勇（昆明医科大学第三附属医院）

前　言

人类绒毛膜促性腺激素（HCG）主要见于怀孕女性，其生理功能是维持妊娠黄体及影响类固醇产生。在未怀孕妇女中，滋养层肿瘤、含滋养层成分的生殖细胞肿瘤和某些非滋养层肿瘤也可产生 HCG。某些男性 HCG 异常增高常提示可能患有生殖细胞肿瘤，较为常见的有睾丸精原细胞。甲胎蛋白（AFP）是来源于胚胎期卵黄囊、未分化肝细胞和胎儿胃肠道的糖基化白蛋白。AFP 联合 β-HCG，有助于在妊娠早期评价 21-三体综合征（唐氏综合征）的风险。AFP 增高的肿瘤主要有原发性肝细胞癌、卵巢内胚窦瘤、睾丸精原细胞瘤等生殖细胞肿瘤。血清肿瘤标志物 AFP+β-HCG 联合检测对于肿瘤的辅助诊断至关重要，也是评价治疗效果和判断预后的重要指标。而下面这个案例则与以上疾病不相关，原因值得认真分析。

案例经过

患者，男，11 岁 5 月，身高 143 cm，体重 43 kg。自述间断头痛伴头晕、恶心、呕吐

2 周余，头痛位于左侧额顶部，呈胀痛，每次持续数小时后缓解，无发热、意识障碍、肢体活动障碍等症状。2023 年 2 月 8 日，至某市人民医院就诊，行头颅 MRI 检查，结果提示左侧脑室占位，考虑室管膜瘤、中枢神经细胞瘤等，脑积水。建议转上级医院治疗，患者于 2023 年 2 月 9 日就诊于某三甲医院，为了完善相关检查，了解颅内病变是否影响垂体内分泌轴，进行甲状腺功能、性腺激素等入院常规检查，结果如图 32.1、图 32.2 所示。

姓名：　　　　　　　　病人编号：　　　　　　　　　　　　病人类型：住院
性别：男　　　　　　　科　　别：神经外科住院　　　　　　标本种类：血清
年龄：　　　　　　　　床　　号：　　　　　　　　　　　　诊　　断：颅内占位性病变

序号		检验项目	结果	单位	参考区间 / 值
1	T3	三碘甲状腺原氨酸	1.25	ng/mL	0.8~1.9
2	T4	甲状腺素	6.31	μg/dL	5~13
3	TSH	血清促甲状腺激素	2.71	μIU/mL	0.27~4.20
4	TG	甲状腺球蛋白	37.86	ng/mL	3.5~77.0
5	TGAb	抗甲状腺球蛋白抗体	17.42	IU/mL	<115
6	TPOAb	抗甲状腺过氧化物酶抗体	<2.00	IU/mL	<40
7	FT3	游离三碘甲状腺原氨	5.94	pmol/L	3.5~7
8	FT4	游离甲状腺素	15.98	pmol/L	8.5~22.5
9	rT3	血清反 T3	80.24	ng/dL	45~95

图 32.1　患者入院甲状腺功能报告

姓名：　　　　　　　　病人编号：　　　　　　　　　　　　病人类型：住院
性别：男　　　　　　　科　　别：神经外科住院　　　　　　标本种类：血清
年龄：　　　　　　　　床　　号：　　　　　　　　　　　　诊　　断：颅内占位性病变

序号		检验项目	结果	单位	参考区间 / 值
1	FSH	促卵泡刺激素	0.03	mIU/mL	00~12
2	E2	雌二醇	105.09↑	pg/mL	21~62
3	LH	促黄体生成素	<0.10↓	mIU/mL	1.1~25
4	T	睾酮	1004.15	ng/dL	240~1250
5	PRGE	孕酮	0.62	ng/mL	0.1~2.8
6	PRL	泌乳素	32.79↑	ng/mL	2~20

图 32.2　患者入院性腺激素报告

结果显示患者甲状腺功能激素正常，而性腺激素中 FSH、LH 异常降低，E2 轻度增高，PRL 轻度增高，原因不明。

案例分析

1. 检验案例分析

患者性腺激素 T 异常增高，FSH、LH 低于下限，E2 和 PRL 轻度升高，不符合 11 岁男孩发育的激素水平。查看实验室性腺激素六个项目室内质控，未发现异常，标本复查后结果变化不大，排除实验室随机误差的可能。与临床沟通、交流，因患者睾酮和雌二醇增高，排除垂体功能抑制，考虑患者是否有肾上腺相关疾病及生殖系统异常可能。建议临床加做血清肿瘤标志物检测、生殖系统超声检查。结果如图 32.3 所示。

姓名： 性别：男 年龄：		病人编号： 科　　别：神经外科住院 床　　号：		病人类型：住院 标本种类：血清 诊　　断：颅内占位性病变	
序号	检验项目	结果	单位	参考区间
1 CEA	癌胚抗原	1.42	μg/L	≤ 3.4
2 AFP	甲胎蛋白	25.90↑	μg/L	≤ 7.0
3 CA-125	糖类抗原 125	7.95	kU/L	0~35
4 CA15-3	糖类抗原 15-3	13.20	kU/L	≤ 25
5 CA19-9	糖类抗原 19-9	5.62	kU/L	≤ 27
6 CA-242	糖类抗原 242	7.71	kU/L	0~20
7 CA-724	糖类抗原 724	1.50	kU/L	0~6.9
8 NSE	神经元特异性烯醇化酶	13.00	μg/L	0~16.3
9 CYFRA21-1	细胞角蛋白 19 片段	3.38↑	ng/mL	<3.3
10 FER	铁蛋白	11.40↓	μg/L	30~400
11 SCC	鳞状上皮细胞癌抗原	1.10	μg/L	0~1.5
12 B-HCG	β - 人绒毛膜促性腺激素	161.00↑	IU/L	0~2.6

图 32.3　患者血清肿瘤标志物检测报告

腹部 B 超显示：膀胱壁连续、光滑，其内未见明显异常，前列腺形态大小正常，包膜完整，回声均匀，内外腺比例正常，其内未见明显异常回声。双侧睾丸、附睾切面形态大小正常，轮廓规则整齐，内部回声细小均匀，未见明显异常声像。影像结论：膀胱、前列腺未见明显异常，两侧睾丸、附睾未见明显异常。

2. 临床案例分析

患者 11 岁 5 个月，身高 143 cm，位于同年龄、同性别身高 P25，体重 43 kg，无身高快速增长，喉结发育、变声、阴茎和睾丸发育等第二性征发育迹象。患者性腺激素异常，血清肿瘤标志物 AFP 和 β-HCG 增高，考虑可能患有生殖胚胎细胞来源的肿瘤，倾向为睾丸精原细胞瘤，但超声检查睾丸和附睾无异常。睾丸精原细胞瘤除常发病于睾丸外，也可能发生于纵隔和松果体等部位，结合患者 FSH、LH 低于下限的实验室结果以及病史，考虑颅内生殖胚胎性肿瘤。常规进行胸片纵隔检查，脑部 CT、MR 检查，并和检验科沟通进行脑脊液 AFP、β-HCG 检测，检验报告如图 32.4 所示。

姓名:	病人编号:		病人类型: 住院	
性别: 男	科 别: 神经外科住院		标本种类: 脑脊液	
年龄:	床 号:		诊 断: 颅内占位性病变	

序号	检验项目	结果	单位	参考区间
1 AFP	甲胎蛋白	1.39	μg/L	≤ 7.0
2 B-HCG	β-人绒毛膜促性腺激素	21.40↑	IU/L	0~2.6

图 32.4 患者脑脊液 AFP、β-HCG 检测报告

DR 影像检查提示：双侧胸廓对称，气管及纵隔居中。双肺门影未见增大、增浓。双肺野透过度正常，肺纹理清晰，走行自然，肺内未见异常密度灶。心影大小、形态未见异常。双膈面光整，双侧肋膈角锐利。诊断意见：双肺、心影、双膈未见异常。

CT 检查提示：双侧侧脑室、鞍上池占位，良性可能，病灶由左侧大脑前动脉分支供血，请结合颅脑 MRI 检查。

脑 MRI 检查提示：①左侧侧脑室中线旁占位伴出血，鞍上池占位，上述考虑中枢神经细胞瘤可能，其他待排，请结合临床；②幕上脑室扩张积水。

术后病检确诊：患者于 2023 年 2 月 18 日进行侧脑室病损切除术，打开脑室可见肿瘤，大小约 5 cm×4 cm×3 cm，向下鞍上池探查可见肿瘤，大小约 1.2 cm×1 cm×1 cm，超声吸引系统辅助切除肿瘤，脑室内留置脑脊液分流器及其组件，标本送病检。

术后病检结果：①镜下见管腔样结构，待免疫组化协助诊断；②结合 HE 及免疫组化结果，考虑为成熟性畸胎瘤；③结合 HE 及两次免疫组化结果，考虑为混合性生殖细胞肿瘤，大部分符合成熟性畸胎瘤，小灶考虑为胚胎性癌。

知识拓展

颅内生殖细胞肿瘤是一种少见的胚胎源性肿瘤，约占颅内肿瘤的 0.3%~0.8%，好发于儿童及青少年，发病高峰年龄为 10~12 岁，多见于男性患者，男女比例为 3：1。颅内生

殖细胞肿瘤分为生殖细胞瘤和非生殖细胞瘤性生殖细胞肿瘤，后者又可分为畸胎瘤、内胚窦瘤、胚胎癌、绒癌和混合性生殖细胞肿瘤。颅内生殖细胞肿瘤的发病部位以松果体区、鞍区最常见，也可发生于基底节、丘脑、大脑半球及四脑室底部等。颅内生殖细胞肿瘤的主要症状常表现为：颅内压增高症状如头痛、恶心、呕吐、视力下降等；内分泌障碍；垂体前叶功能不足，生长激素不足，少见性早熟；活动障碍症状如肢体无力、偏瘫、截瘫等。

儿童及青少年松果体区生殖细胞肿瘤临床表现缺乏特异性，其 CT 和 MR 表现多样化，但部分肿瘤的肿瘤标志物具有一定的特征性，如出现绒毛膜促性腺激素（HCG）和甲胎蛋白（AFP）的升高等。血清 AFP 和 β-HCG 不仅能够辅助诊断颅内生殖细胞肿瘤，以及作为制订治疗方案的参考依据，同时也是评估疗效的重要手段。目前用于辅助颅内生殖细胞肿瘤早期诊断的公认参考值范围是：脑脊液 AFP ≥ 3.80 ng/mL，血清 AFP ≥ 25 ng/mL；脑脊液 β-HCG ≥ 8.20 IU/L，血清 β-HCG ≥ 2.50 IU/L。上述参考值不仅提高了诊断的敏感性和特异性，而且减少了误诊、漏诊。颅内生殖细胞肿瘤主要通过手术切除肿瘤，并辅以放、化疗，可延长疾病进展，延长生存期。

案例总结

本案例中检验医师发现了异常的性腺激素结果（FSH、LH 偏低，E2 增高），通过和临床医生沟通后进一步检查发现患者 AFP 和 β-HCG 表达异常。当排除肝脏异常后，考虑患者存在原始生殖胚胎细胞肿瘤，经过影像学检查排外睾丸和纵隔，结合患者现病史，考虑颅脑生殖胚胎性肿瘤，经手术切除肿瘤后病检，最终诊断为罕见的肿瘤颅内生殖细胞肿瘤。在整个过程中，检验严把审核关，不放过任何异常结果，紧密结合临床，与临床通力合作，抽丝剥茧，寻找病例真相。这是检验工作的价值所在——来源于患者，服务于临床。

专家点评

颅脑生殖胚胎性肿瘤较为罕见，疾病较为隐蔽，初期无明显症状，仅表现为头痛、头昏，容易误诊，Sawamura 曾对其起源问题做了总结，最普遍接受的观点是胚芽移行异常学说。影像检查有较好的颅脑诊断价值，对于颅内占位部位确定，肿瘤良恶性区别灵敏度和特异度较高。实验室相关性激素检测与肿瘤标志物检测，虽然不能确定病变部位，但可以提供临床一个从实验室出发的思路，以实验室病理为角度，重新分析疾病的可能方向，避免临床的漏诊与误诊，意义重大。

参考文献

［1］ SHINODA J, SAKAI N, YANO H, et al. Prognostic factors and therapeutic problems of primary intracranial choriocarcinoma/germ-cell tumors with high levels of HCG［J］. Journal of Neuro-Oncology, 2004, 66（1/2）: 225-240.

［2］ SAWAMURA Y. Strategy of combined treatment of germ cell tumors［J］. Progress in Neurological Surgery, 2009, 23: 86-95.

［3］ SAWAMURA Y, SHIRATO H, DE TRIBOLET N. Recent advances in the treatment of central nervous system germ cell tumors［J］. Advances and Technical Standards in Neurosurgery, 1999, 25: 141-159.

［4］ 宋烨，方陆雄，漆松涛，等，颅内原发性非松果体区绒癌的诊治［J］. 分子影像学杂志，2016, 39（2）: 158-162.

血清 HCG 持续低水平升高 1 例

33

作　　者：郭永聪[1]，卢颖[2]（广东省妇幼保健院，1 检验科；2 妇科）
点评专家：赖有行（广东省妇幼保健院）

前　言

　　第十一届（2001）世界滋养细胞疾病（GTD）学术大会首次报道了持续性低水平 HCG，临床对其认识较少，主要特点为：血清 HCG 持续呈低水平升高（HCG 值一般低于 250 IU/L）、体格检查及影像学检查未发现肿瘤存在、多数病例确诊前曾接受过治疗，但（化疗及手术）不能使血清 HCG 水平降低，可分为假性低水平 HCG 升高和真性低水平 HCG 升高。前者为患者血清 HCG 测定值呈低水平升高，但实际并非真正存在异常水平的 HCG，常见于测定方法或干扰因素导致的一种假象。后者包括：①静止期滋养细胞疾病，凡患有 GTD 者均属此类；②无法解释的 HCG 升高，此类患者无 GTD 病史；③垂体来源的低水平 HCG 升高；④家族性 HCG 综合征，甚为罕见，男性也可存在，考虑是遗传性疾病，一级亲属中也同样可出现。

　　近年来血清 HCG 持续低水平升高患者临床时有所见，多数妇女可能因此接受了不必要治疗，在诊断及随访中应予以鉴别。

案例经过

患者，女，33 岁，已婚，平素月经周期规则，LMP：2021-03-31。2021 年 5 月 10 日，因月经推迟 10 余天至外院就诊，查 β-HCG 29.9 IU/L，孕酮 22.55 nmol/L，5 月 14 日患者月经仍未来潮，于该院复查血清 β-HCG 30.5 IU/L，孕酮 64.88 nmol/L，5 月 24—29 日予以黄体酮口服。5 月 30 日患者月经来潮，经期 6 天，经量如平素，无腹痛、下腹坠胀感等不适。6 月 10 日于该院复查血清 β-HCG 35.0 IU/L，孕酮 1.03 nmol/L。为进一步诊疗来我院，6 月 15 日我院查血清 β-HCG 78.25 IU/L，孕酮 8.1 nmol/L，患者定期在我院门诊检测血清 β-HCG，其间发现血清 β-HCG 持续低水平升高。

辅助检查结果如下。2021-06-18 血清 β-HCG 85.27（IU/L）；2021-06-21 血清 β-HCG：92.78（IU/L）；2021-06-24 血清 β-HCG：82.72（IU/L）；2021-06-27 血清 β-HCG：75.71（IU/L）；2021-06-30 血清 β-HCG：78.83（IU/L）；2021-07-06 血清 β-HCG：86.96（IU/L）；2021-07-20 血清 β-HCG：70.73（IU/L）；2021-08-02 血清 β-HCG：88.85（IU/L）；2021-08-09 血清 β-HCG：89.73（IU/L）

案例分析

1. 临床案例分析

患者月经正常来潮，周期规律，月经量少，无不适。随访期间妇科检查无明显异常，阴道 B 超检查未发现子宫病灶，体格检查及影像学检查未发现肿瘤存在，尿妊娠试验阴性，月经正常来潮，周期规律。目前仍在随访中，血清 β-HCG 维持在 70~90 IU/L。相关检查结果如图 33.1—图 33.4 所示。

项目	结果	单位	参考值		检测方法
标本备注：结果已复查					
1　β人绒毛膜促性腺激素（β-HCG）	85.27↑	IU/L	4~5 周 75~2600 6~7 周 4000~10 万	5~6 周 850~20800 非怀孕妇女 0~5	化学发光法

图 33.1　患者 β-HCG 检查结果

	项目	结果	单位	参考值		检测方法
标本备注：HCG 结果已复查						
1	β人绒毛膜促性腺激素（β-HCG）	78.29↑	IU/L	4~5 周 75~2600 6~7 周 4000~10 万	5~6 周 850~20800 非怀孕妇女 0~5	化学发光法
2	孕酮（Prg）	8.1	nmol/L	滤泡期 0.2~0.95 黄体期 3.82~50.56	排卵期 6.1~52 绝经期 0~0.64	化学发光法

图 33.2　患者 β-HCG 和孕酮检查结果

	项目	结果	单位	参考值		检测方法
1	游离三碘甲状腺原氨酸（FT3）	4.09	pmol/L	成人 2.63~5.70 29d~18y 3.69~7.68	新生儿 4.45~10.44	化学发光法
2	游离甲状腺素（FT4）	12.51	pmol/L	成人 9.01~19.05 29d~18y 11.84~22.52	新生儿 16.73~42.34	化学发光法
3	促甲状腺激素（TSH）	2.613	mIU/L	成人 0.35~4.94 29d~18y 0.35~4.94	新生儿 0.52~7.9	化学发光法
4	β人绒毛膜促性腺激素（β-HCG）	89.73	IU/L	4~5 周 75~2600 6~7 周 4000~10 万	5~6 周 850~20800 非怀孕妇女 0~5	化学发光法
5	孕酮（Prg）	0.3	nmol/L	滤泡期 0.2~0.95 黄体期 3.82~50.56	排卵期 6.1~52 绝经期 0~0.64	化学发光法

图 33.3　患者甲状腺功能三项、β-HCG 和孕酮检查结果

	项目	结果	单位	参考值	检测方法
1	尿液 HCG（HCG）	阴性（－）		阴性（－）	金标法

图 33.4　患者尿液 HCG 检查结果

　　该患者血清 β-HCG 呈持续低水平升高，尿妊娠试验阴性，月经正常来潮，周期规律，无其他不适。临床医生推断有两种可能原因：第一，该患者血清 β-HCG 为假性升高，例如，患者体内存在嗜异性抗体，其是大分子，无法通过肾小球的机械屏障不能经尿排出，患者血清检测到的其实是幻影 HCG；第二，患者尿液 HCG 浓度偏低，低于检验科目前使用的试纸条检测下限，故尿妊娠试验阴性。临床医生与检验科工作人员进行沟通，共同查找原因。

2. 检验案例分析

　　根据临床医生的反馈，检验科工作人员进行了如下分析：

　　（1）再次确认当天血清 β-HCG 检测项目室内质控在控，当日其他患者血清标本β-HCG 检测结果无异常。于是把患者原始血清管标本复查，结果与已经报告的结果差别

不大。

（2）电话联系患者重新留取晨尿，用不同厂家尿妊娠试纸条重测，按照说明书要求的观察时间，尿妊娠试验结果仍为阴性。

（3）针对血清 β-HCG 检测过程中可能出现的干扰因素，我们设计并进行了如下试验。

①排除嗜异性抗体的干扰试验：我们将患者样本用嗜异性抗体阻断剂（HBT）处理后，β-hCG 回收率为 97.4%，基本排除嗜异性抗体干扰的可能，结果见表 33.1；②排除同源干扰试验：查阅试剂说明书，当血液中 LH<150 IU/L，FSH<250 IU/L，TSH<100 nIU/L 时，对血清 β-HCG 检测干扰 <10%，根据试验结果基本可以排除 LH、FSH、TSH 的干扰，LH 和 FSH 结果正常，也能基本排除垂体 HCG 的可能，结果见表 33.2；③排除免疫球蛋白干扰试验：该患者免疫球蛋白 IgM 轻度升高，其余免疫球蛋白指标正常，基本排除免疫球蛋白影响，结果见表 33.3。

表 33.1　嗜异性抗体阻断试验结果

试验	原血清 β-HCG（IU/L）	HBT 试验（IU/L）
结果	89.73	87.46

表 33.2　血清 LH、FSH、TSH 检测结果（与 β-HCG 具有同源性）

检查项目	检查结果
LH	5.48 IU/L
FSH	6.64 IU/L
TSH	2.613 μIU/L

表 33.3　血清 RF、C4、C3、ASO、IgA、IgM、IgG 检测结果

检查项目	检查结果	参考范围
RF	<20 U/mL	0~20 U/mL
ASO	78.9 U/mL	0~116 U/mL
C3	1.26 g/L	0.79~1.52 g/L
C4	0.36 g/L	0.16~0.38 g/L
IgA	1.32 g/L	0.70~5.0 g/L
IgM	3.26 g/L	0.40~2.80 g/L
IgG	10.8 g/L	7.0~16.0 g/L

为了进一步排除 IgM 的干扰，我们进行聚乙二醇沉淀试验，配制 25% PEG6000 溶液，将血清样本和 PEG 溶液按 1 ∶ 1 的比例混合，然后将混合后的样品在室温下孵育 10 min，离心后检测上清液中的 β-HCG，并将检测结果 ×2 即为最终结果。回收率（%）=（PEG 处理后的检测值 ×2/PEG 处理前的检测值）× 100=99.4%>60%，说明不存在大分子物质干扰，结果见表 33.4。

表 33.4　PEG6000 聚乙二醇沉淀试验

试验	原血清 β-HCG（IU/L）	PEG 试验（IU/L）
试验结果	89.73	44.6

排除因检测系统导致假性升高：我们将患者血清送至其他实验室，使用不同的检测平台（雅培、贝克曼、西门子和罗氏）进行检测，所有检测结果均证实 β-HCG 升高，基本排除因检测系统导致的假性升高，结果见表 33.5。

表 33.5　同一份血清标本在不同检测平台上的检测结果

检测平台品牌	雅培	西门子	贝克曼	罗氏
检测结果（IU/L）	89.73	82.2	150.82	108.2

综合以上试验结果，基本可以排除同源性物质、大分子物质、嗜异性抗体等的干扰，提示该患者血清 β-HCG 检测结果可靠。

基于以上试验结果，检验人员再次与临床医生沟通，告知该患者血清 β-HCG 检测结果是可靠的。但临床医生对该结果还是比较疑惑：患者血清 β-HCG 持续低水平升高，数值稳定在 70~90 IU/L，而且持续时间较长，同期多次检测尿液 HCG 结果均为阴性，患者也没有相应的临床症状，具体原因是怎样的呢？

我们通过血清 β-HCG 和尿液妊娠试验检测原理向临床医生解释，按照我们的操作规程，血清 β-HCG 上机检测前都利用试纸条先定性检测血清 HCG，根据检测带颜色的深浅，经过与质控带比较来选择合适稀释倍数，我们发现每次用试纸条检测该患者血清 HCG，结果都是阴性，我们推测是两种方法检测的位点可能不一样，并且检测血清 HCG 使用的是化学发光方法，尿液妊娠试验是用金标法检测尿液中的 HCG，化学发光方法检测准确性会高于金标法。

为了彻底解答临床医生的疑惑，我们再次查找与血清 β-HCG 持续低水平升高相关的文献资料。根据美国 HCG 参考服务中心的数据，该中心收到的 425 例排除妊娠的且无妊娠滋养细胞疾病或恶性肿瘤病史的 HCG 持续阳性病例中，最常见的病因是静止型滋养细胞疾病（32%）、分析干扰（25%）和垂体来源 β-HCG（23%），其次是其他恶性疾病（15%）和外源性摄入（1%）。然而，根据患者的病史、大量的检验结果、影像学检查结果以及我们的试验结果，患者不太可能出现上述情况，我们也将申请购买检测试剂测定患者血清中的高糖基化 HCG 进一步排除静止型滋养细胞疾病。在查阅文献资料的过程中，发现该患者的血清 HCG 在不同平台检测结果和排除干扰试验的结果跟国内首次报道的一例家族性 HCG 综合征患者检测情况相似，国外也有类似报道。该类患者血清中 HCG 以游离 β 亚基和缺失 C 端肽的 β 亚基占主导地位，这两种形式在生物学上都是无活性的，这也可以解释为何患者持续低水平升高，但是患者无相关临床表现，这些不常见的 HCG 变体存在可能导致不同检测平台和不同检测方法之间的 HCG 结果存在差异。于是检验科医生再次跟临床医生沟通，建议临床医生通知患者直系亲属检测血清 HCG，患者下次来我院随访监测血清 β-HCG 时，同时留取尿液样本，用化学发光方法检测尿液 β-HCG，可能会对血清 β-HCG 持续低水平升高的表现提供进一步的解释证据，临床医生也表示赞同。

知识拓展

家族性 HCG 综合征罕见，2009 年首次发现，现有文献报道数量有限。该类患者的家族成员可持续产生低水平的 HCG（通常是多种 C-末端突变的 HCG 变体），这些 HCG 不是来源于滋养层细胞，也不是来源于垂体。

家族性 HCG 综合征是血清 HCG 升高的罕见且良性原因。家族性 HCG 综合征的具体病因尚不清楚，可能是因为显性基因突变所致，但具体突变位点尚未发现。尽管分子机制尚不明确，但已观察到家族性 HCG 综合征是一个基因的异常引起的常染色体显性遗传病，这类患者通常无临床症状也不会影响生育，所以也不需要治疗。

2021 年，有文献报道中国家庭首例家族性 HCG 综合征，1 例在香港华人家庭中诊断出的家族性 HCG 综合征病例，38 岁女性偶然发现 HCG 持续升高，尿液和血液同时升高，进行了广泛的放射学和生化检查，排除妊娠和恶性肿瘤。对另一名无症状家庭成员的检测显示血清 HCG 出现无法解释的升高，证实了家族性 HCG 综合征的诊断。

2023 年，有文献报道 1 例血清 HCG 水平持续升高的女性，由于检测干扰、怀孕或癌症无法解释 HCG 水平升高，研究人员使用特定检测方法测量了血清和尿液中的

HCG 浓度及构成，以了解 HCG 升高的性质和水平。在连续 5 年的研究期间，血清浓度在 150~260 IU/L 范围内，但峰值为 1200 IU/L，与自然流产同时发生；血清中的免疫反应性由 β 亚基（β-HCG）组成，尿液中同时存在其 β 亚基（β-HCG）及其核心片段（β-HCG cf）。实验室检查结果考虑判断为家族性 HCG 综合征。到目前为止，该患者家庭成员的 HCG 情况仍有待确定。在没有任何解释的情况下 HCG 水平升高是有健康风险的，因为它们会引起对癌症或异位妊娠的怀疑，并可能导致有害的治疗。此处使用的特定测定将有助于诊断此类病例。

目前，在这些家族性 HCG 综合征病例中，仅检测到 HCG 的无生物学活性的变体。可以推断，在家族性 HCG 综合征中，HCG 基因表达不会干扰生育能力。临床医生对家族性 HCG 综合征的了解和认识还比较有限，缺乏针对家族性 HCG 综合征的可靠标志物或诊断测试，诊断较为困难，其诊断可依赖于通过测定家族其他成员如父母、子女等是否有相同情况存在，另外要排除其他原因引起的 HCG 升高。

案例总结

本案例患者的实验室检查血清 HCG 呈持续低水平升高，同期尿液妊娠试验阴性，但是患者临床表现为：月经正常来潮，周期规律，月经量少，无其他不适。临床医生怀疑有其他因素干扰了血清 β-HCG 检测，导致其检测结果假性升高。检验人员经过查阅文献资料，设计排除干扰因素的试验，根据试验结果基本可以排除免疫蛋白、嗜异性抗体等的干扰，提示该患者血清 β-HCG 检测结果可靠。最后检验人员通过查阅大量文献资料发现，发现该患者的血清 β-HCG 检测结果和排除干扰试验的结果跟国内首次报道的一例家族性 HCG 综合征患者检测情况相似。再次跟临床医生沟通，建议临床医生通知患者直系亲属检测血清 β-HCG，可能会对血清 β-HCG 持续低水平升高的表现提供进一步的解释证据，临床医生也表示赞同。

作为一名合格的检验人员，充分掌握检测系统中可能存在的干扰因素，不仅要为临床提供准确的检验报告，更要充分了解必要的临床专业知识，懂得用临床思维，把实验室的数据放在临床大背景去看待和讨论，积极从实验室的角度帮助临床解决疑难问题，更要努力培养临床思维，真正做到检验与临床相结合，以患者为中心，更好地为临床及患者服务。

专家点评

2002 年 11 月，美国妇产科学院（ACOG）妇科实践委员会以"避免假阳性 HCG 试验导致的不必要治疗"为题，发表 278 号委员会意见，指出虽然现代试验测定方法几乎可排除试验错误，但假阳性和假阴性结果可能存在于任何标本中。因此，在临床发现和试验结果不一致时，可能存在因试验结果假阳性导致的不必要治疗。回顾本案例，临床医生遇到患者血清 β-HCG 检测结果持续低水平升高，但尿液妊娠试验结果为阴性，临床医生怀疑有其他因素干扰了血清 β-HCG 检测，导致其检测结果假性升高，遂与检验人员沟通，检验科采用 PEG 沉淀法或 HBT 法对样本进行处理，也采用不同的平台检测，消除或降低干扰因素的影响，通过合理的试验设计，证实检测结果准确可靠。检验人员通过查阅文献并和临床医生充分沟通后找到了合理的解释。同时我们也建议当临床医生遇到持续低水平HCG 疾病且需要制订诊疗方案时，应适当考虑检测尿 HCG 以及血清嗜异性抗体。医院检验科和临床科室是相辅相成的整体，在日常工作中要加强检验科与临床科室的沟通，以便更好地为患者服务。

参考文献

［1］ GONZÁLEZ AGUILERA B，SYRIOS P，GADISSEUR R，et al. Persistent low levels of serum hCG due to heterophilic mouse antibodies：An unrecognized pitfall in the diagnosis of trophoblastic disease［J］. Gynecological Endocrinology，2016，32（6）：439-441.

［2］ Cole L A，Butler S .Familial hCG syndrome：production of variable，degraded or mutant forms of hCG［J］.Journal of Reproductive Medicine，2014，59（9-10）：435-442.

［3］ COLE L A，BUTLER S A，KHANLIAN S A，et al. Gestational trophoblastic diseases：2. Hyperglycosylated hCG as a reliable marker of active neoplasia［J］. Gynecologic Oncology，2006，102（2）：151-159.

［4］ HUNG L Y，LEUNG M T，CHAN T C，et al. Case Report：The first familial hCG syndrome in a Chinese family［J］.F1000Research，2021，10：458.

［5］ COLLAZO ABAL C，FERNÁNDEZ MARCOS M C，CASADO REY P，et al. Persistently elevated serum concentrations of human chorionic gonadotropin（hCG）［J］. Clinical Chemistry and Laboratory Medicine，2023，61（11）：2028-2032.

［6］ TAN A，VAN DER MERWE A M，LOW X，et al. Familial HCG syndrome：A diagnostic challenge［J］. Gynecologic Oncology Reports，2014，10：47-48.

女性高水平睾酮1例

34

作　　者：张伟[1]，付真真[2]（江苏省人民医院，1 检验学部；2 内分泌科）
点评专家：徐华国（江苏省人民医院）

前　言

化学发光法是目前临床实验室睾酮检测的常用方法，然而，其检测过程存在多种不同类型的干扰，可引起结果差异，进而导致临床决策错误。本文就本院诊治的一例罕见女性高水平睾酮病例进行报道。

案例经过

患者，女，40 岁，因"月经不规律 9 个月，伴脱发 1 月余"就诊。曾于 2017 年 7 月 26 日于外院 1 检查性激素水平，结果提示：睾酮显著升高，硫酸脱氢表雄酮、雌二醇、孕酮、泌乳素、促卵泡生成素、黄体生成素、性激素结合蛋白等均在正常范围。

2017 年 8 月 22 日，患者至我院内分泌门诊复查睾酮，仍提示结果显著升高。

2017 年 9 月 6 日，患者至外院 2 复查性激素，提示睾酮显著升高，其余正常范围。子宫附件超声提示：子宫内膜回声不均匀。肾上腺超声提示：两侧肾上腺区未见明显异常包块。

为求病因，患者入住我院治疗，于 2017 年 9 月 19 日收治于本院内分泌科。既往史、个人史、家族史均无特殊。有庆大霉素过敏史，否认食物过敏史。

入院后体格检查无异常；三大常规及生化检查未见明显异常；内分泌激素检查：促肾上腺皮质激素、皮质醇、硫酸脱氢表雄酮、雌二醇、孕酮、泌乳素、促卵泡生成素、黄体生成素、性激素结合蛋白、甲状腺功能全套及甲状旁腺素检测结果均正常，睾酮结果仍显著升高；物理检查：心电图、胸部 CT、腹部及心脏彩超均未见异常。结合患者病史、临床表现及实验室检查，初步诊断为"睾酮水平升高原因待查；多囊卵巢综合征？卵泡膜细胞增殖综合征？先天性肾上腺皮质增生？"

患者外院及我院异常睾酮结果见表 34.1。

表 34.1　患者内分泌激素检测结果汇总表

时间	医院	FSH（IU/L）	LH（IU/L）	E2（pmol/L）	Testo（nmol/L）	PRL（mIU/L）	Prog（nmol/L）	DHEA（μmol/L）	SHBG（nmol/L）
2017-7-26	外院 1	13.58	18.56	970	29.13	237.56	2.13	6.8	57.9
2017-8-22	本院	未测	未测	未测	30.82	未测	未测	未测	54.7
2017-9-6	外院 2	—	—	—	22.24	—	—	—	—
2017-9-20	本院	6.36	2.96	563	32.17	167.72	2.05	6.2	59.5

注：—表示结果不详。

案例分析

1. 临床案例分析

本案例患者为中年女性睾酮检测结果异常增高。患者于 2017 年 2 月 27 日开始减肥，三餐食用代餐和水，3 月 10 日后逐渐停早餐，至 2017 年 4 月 19 日体重减少 11 kg。2017 年 4 月 19 日—9 月 5 日体重减少 2.5 kg，减肥至今体重共减少 13.5 kg（减肥前 77.5 kg，减肥后 64 kg）。今年 1 月份开始，患者月经周期不规律，近 3 个月经期延长 4~5 天，一月前无明显诱因下脱发，发量日渐减少。患者既往因脱发就诊相关科室，铁蛋白 7.3 ng/mL，医嘱予以长期口服多糖铁复合物胶囊。追溯其病史，无血常规、血红蛋白相关检查报告，故暂不予缺铁性贫血诊断。患者入院前睾酮水平异常升高，目前考虑诊断为多囊卵巢综合征？卵泡膜细胞增殖综合征？先天性肾上腺皮质增生？患者入院后完善相关检查，结果显示肾上腺功能未见明显异常，先天性肾上腺皮质增生可能性小；患者既往子宫附件超声未见明显异常，卵巢功能未见明显异常，多囊卵巢综合征可能性较小；口服葡萄糖耐量试验（OGTT）结果提示胰岛功能未见明显异常；戈拉瑞林试验结果未见明显异常；HCG 兴奋试验无明显反应，故患者体内存在睾丸可能性小；中剂量地塞米松抑制试验结果提示未见明显异常表现。

考虑该患者的病史、临床表现、对药物治疗的反应性均和实验室检查不符，初步推测实验室结果可能存在干扰。

2.检验案例分析

接到临床对检测结果的质疑后，检验科专业组负责人组织专业组团队对患者历次数据进行认真分析。回顾患者两个月以来在包括我院在内的 3 家医院（本院及外院 1、2）进行过的睾酮检测结果，三个实验室数据结果较为一致，基本可以排除分析中的检测错误。进一步调查发现，我院与外院（1、2）三个实验室全部使用 A 检测系统，故考虑将患者标本送至两个使用 B 检测系统的实验室检测，睾酮结果均在正常范围。鉴于此，我们将标本送至使用 C 检测系统的实验室检测，睾酮结果也在正常范围。由此引发我们思考，患者血清中是否存在针对 A 检测系统未知的特定干扰？我们决定将该患者血清送回 A 检测系统生产厂家国内实验室进行干扰物分析，在使用嗜异性受体阻滞剂和碱性磷酸酶阻滞剂对样品进行预处理后，睾酮结果仍是高水平，未发现导致高睾酮结果的干扰源。因此，样品最终被送到参考实验室，在那里使用液相色谱串联质谱法（LC-MS/MS）测量睾酮。LC-MS/MS 检测睾酮水平正常，结果与患者的临床表现一致。

至此，根据睾酮检测"金标准"结果，患者睾酮水平在正常范围，且患者无明显高雄激素血症的临床表现，患者得到结果正常的诊断。

知识拓展

女性的睾酮主要由卵巢和肾上腺产生。目前检验科常采用化学发光法检测睾酮，商品化的睾酮免疫检测由几种抗体反应组成，并基于每个抗体对一种独特抗原具有强烈和特异性亲和力的假设，但事实并非如此。因此，基于商品化的睾酮免疫检测可能会受其他物质的干扰，如患者血液中的蛋白质（如嗜异性抗体和结合蛋白）、雄激素化合物、药物等。这些干扰物质，往往与睾酮具有高度的结构相似性。睾酮检测干扰也会出现在男性，但却很少影响结果，原因是男性的睾酮水平更高。女性因嗜异性抗体干扰而导致睾酮水平异常升高的报道较少。有关雄激素化合物的研究主要集中在达那唑（一种具有雄激素和抗雌激素特性的促性腺激素抑制剂）和米非司酮。内源性化合物，如玛咖（lepidium meyenii），是一种植物产品，被怀疑会引起雌性睾酮免疫测定干扰。相对较高的性激素结合球蛋白（SHBG）与硫酸脱氢表雄酮（DHEA）循环浓度，可能与睾酮测量交叉反应，也会导致女性睾酮水平增高。此外，还应高度重视睾酮检测的分析前问题。在本案例中，患者的 DHEA 和 SHBG 水平正常，也没有任何这类药物的摄入史，同时也排除了嗜异性抗体的干扰。

案例总结

本案例"患者"的诊治经过对临床医师的启示是：当临床表现与实验室检查不符时，须及早考虑检验干扰物的存在，错误的睾酮升高可能导致误诊，进而导致严重的后果；明确干扰物的存在，减少误诊和过度诊疗，可避免产生不良的临床后果。此外，睾酮的日变化、标准化的参考范围较差，以及免疫测定法无法准确检测低浓度睾酮，有时，异常升高的检测结果可能仅仅是基于检测的局限性。检验工作者应关注包含分析中的全过程，对于不能解释的结果，应通过阅读文献，及时与临床医生交流，必要时进行验证，积极查找原因，避免发出不正确报告。

专家点评

本案例是一例因"患者"体内存在干扰物质导致睾酮结果异常，易引起误诊的典型案例，对临床医生的诊疗思维有极大的启发和促进。当患者的体征及各项检查与检验结果的提示不一致时，首先要排除检验结果受干扰带来的结果错误，以避免不必要的检查和治疗，给患者带来经济上和心理上的负担。

当患者实验室检验结果与临床表现不一致时，检验工作者应对分析中的全过程进行分析、查找原因，如仍然不能解释结果的异常，应积极查阅文献，发现潜在的影响因素，包括药物使用、饮食或环境等可能因素，分别进行验证，确认影响因素，确保发出正确的报告单。本案例中检验科人员在接到临床质疑后，由易到难，抽丝剥茧地进行了认真分析，采用多种方法验证，查找原因，最终获得了正确的检验结果，这对日常检验工作有较强的指导意义。

参考文献

［1］RAMAEKER D，BRANNIAN J，EGLAND K，et al. When is elevated testosterone not testosterone?When it is an immunoassay interfering antibody［J］. Fertility and Sterility，2008，90（3）：886-888.

［2］KANE J，MIDDLE J，CAWOOD M. Measurement of serum testosterone in women；what should we do?［J］. Annals of Clinical Biochemistry，2007，44（Pt 1）：5-15.

［3］SRIKUGAN L，SANKARALINGAM A，MCGOWAN B. First case report of testosterone assay-interference in a female taking maca（Lepidium meyenii）［J］. BMJ Case Reports，2011，2011：bcr0120113781.

［4］MIDDLE J G. Dehydroepiandrostenedione sulphate interferes in many direct immunoassays for testosterone［J］. Annals of Clinical Biochemistry，2007，44（Pt 2）：173-177.

［5］MASTERS A M，HÄHNEL R. Investigation of sex-hormone binding globulin interference in direct radioimmunoassays for testosterone and estradiol［J］. Clinical Chemistry，1989，35（6）：979-984.

［6］SLAATS E H，KENNEDY J C，KRUIJSWIJK H. Interference of sex-hormone binding globulin in the "Coat-A-Count" testosterone no-extraction radioimmunoassay［J］. Clinical Chemistry，1987，33（2 Pt 1）：300-302.

［7］RAFF H，SLUSS P M. Pre-analytical issues for testosterone and estradiol assays［J］. Steroids，2008，73（13）：1297-1304.

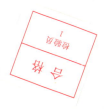

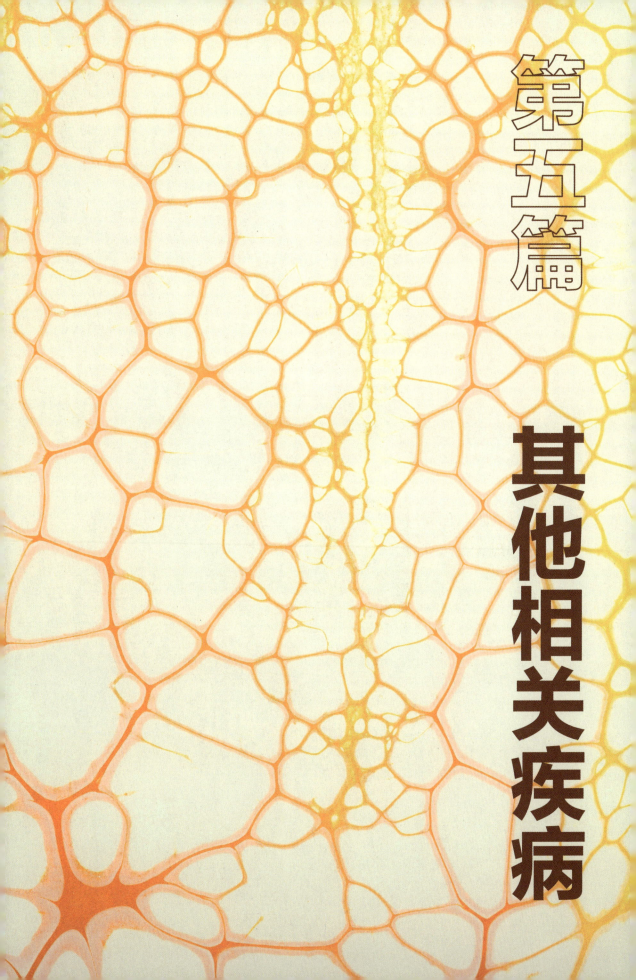

第五篇

其他相关疾病

合并高钙血症的急性胰腺炎1例

35

作　　者：代光艳[1]，黄专专[2]（贵州医科大学附属医院，1 临床检验中心；2 胰腺炎专病中心）

点评专家： 韦四喜（贵州医科大学附属医院）

前　言

　　重症胰腺炎常出现低钙血症，血钙水平降低程度与疾病严重程度密切相关，那么急性胰腺炎时血钙水平高了是怎么回事？本文是一例合并高钙血症的急性胰腺炎病例，百转千回后终于锁定了罪魁祸首。

案例经过

　　患者，女，43岁，因"腹痛8天"就诊于胰腺炎专病中心。8天前患者无明显诱因出现腹部疼痛，以上腹部疼痛明显，呈持续性疼痛，腹胀，无腹泻，伴恶心、呕吐少量胃内容物，就诊于某医院，完善腹部CT提示急性胰腺炎，诊断为"急性胰腺炎"。予以抗炎、补液、抑酸、抑制胰酶分泌治疗（具体诊疗不详），腹痛较前缓解。现为求进一步治疗就诊于我院急诊科，急诊科以"急性胰腺炎"收治入胰腺专病中心。发病以来，患者精神、睡眠、饮食欠佳，二便自解，体重无明显减轻。

　　既往史：类风湿性关节炎20余年，平素不规律口服止痛药物；糖尿病病史1年，平素口服阿卡波糖，餐前胰岛素 8 个单位、睡前甘精胰岛素 1 U 单位皮下注射，血糖控制在 5~10 mmol/L；高血压 2 年，平时口服硝苯地平缓释片；17 年前行剖宫产手术；2 个月前因胃穿孔于院外行手术治疗。

实验室检查：患者住院期间多次查电解质：血钙在 3.34~3.85 mmol/L 波动（正常值 2.11~2.52 mmol/L），血磷正常。血常规：白细胞 11.09×10⁹/L↑（图 35.1）。血沉：87 mm/h↑（图 35.2）。生化：淀粉酶（AMY）197 U/L↑（图 35.3）；白细胞介素 -6（IL-6）73.39 pg/mL↑（图 35.4）；葡萄糖（GLU）8.54 mmol/L↑，尿素（Urea）8.07 mmol/L↑，肌酐（Cr）：113.00 μmol/L↑（图 35.5）。免疫：抗环瓜氨酸肽抗体（CCP）125 AU/mL↑（图 35.6）。

序号	项目名称	结果	单位	参考区间
黔 HR 1	白细胞计数（WBC）	11.09↑	10^9/L	3.5~9.5
2	中性粒细胞百分比（NEU%）	67.70	%	40~75
3	淋巴细胞百分比（LYM%）	19.70	%	20~50
4	单核细胞百分比（MON%）	6.90	%	3~10
5	嗜酸性粒细胞百分比（EOS%）	5.20	%	0.4~8
6	嗜碱性粒细胞百分比（BAS%）	0.50	%	00~1
7	中性粒细胞绝对值（NEU#）	7.49↑	10^9/L	1.8~6.3
8	淋巴细胞绝对值（LYM#）	2.19	10^9/L	1.1~3.2
9	单核细胞绝对值（MON#）	0.77↑	10^9/L	0.1~0.6
10	嗜酸性粒细胞绝对值（EOS#）	0.58↑	10^9/L	0.02~0.52
11	嗜碱性粒细胞绝对值（BAS#）	0.06	10^9/L	0~0.06
黔 HR 12	红细胞计数（RBC）	4.17	10^{12}/L	3.8~5.1
黔 HR 13	血红蛋白量（Hgb）	89.00↓	g/L	115~150
黔 HR 14	红细胞比积（HCT）	28.70↓	%	35~45
黔 HR 15	平均红细胞体积（MCV）	68.80↓	fL	82~100
黔 HR 16	平均红细胞血红蛋白量（MCH）	21.30↓	pe	27~34
黔 HR 17	平均红细胞血红蛋白浓度（MCHC）	310.00↓	g/L	316~354
18	红细胞体积分布宽度（RDW-CV）	19.10↑	%	12.2~14.8
黔 HR 19	血小板计数（PLT）	541.00↑	10^9/L	125~350

图 35.1 患者白细胞计数结果

序号项目名称	结果	单位	参考区间
1 红细胞沉降率（ESR）	87.00↑	mm/h	0~26

图 35.2 患者血沉结果

序号	项目名称	结果	单位	参考区间
32	总胆汁酸（TBA）	4.10	μmol/L	≤ 10.00
黔 HR 33	淀粉酶（AMS）	197.00↑	U/L	35~135

图 35.3　患者血淀粉酶结果

序号	项目名称	结果	单位	参考区间
1	降钙素原（PCT）	1.29	ng/mL	1.95% 的健康人群 PCT<0.05 ng/mL； 2. PCT<0.50 ng/mL，排除脓毒血症，可能有其他原因的全身感染或局部感染； 3. 0.50 ≤ PCT<2.00 ng/mL，脓毒血症不能确诊，建议 12~24 小时后再次检测 PCT； 4. PCT ≥ 2.00 ng/mL，脓毒血症能确诊，同时应注意是否存在器官灌注不全。
2	白介素 -6	73.39↑	pg/mL	0.00~7.00

图 35.4　患者白细胞介素 -6 结果

序号	项目名称	结果	单位	参考区间
黔 HR 1	钾（K）	4.03	mmol/L	3.50~5.30
黔 HR 2	钠（Na）	133.92↓	mmol/L	137.00~147.00
黔 HR 3	氯（Cl）	103.56	mmol/L	96.00~108.00
黔 HR 4	钙（Ca）	3.65↑	mmol/L	2.11~2.52
黔 HR 5	镁（Mg）	0.68↓	mmol/L	0.75~1.02
黔 HR 6	无机磷酸盐（IP）	1.19	mmol/L	0.85~1.51
7	二氧化碳结合力（CO2CP）	18.80↓	mmol/L	22.00~29.00
8	阴离子间隙（AG）	11.56		8.00~16.00
黔 HR 9	尿素（Urea）	8.07↑	mol/L	2.60~7.50
黔 HR 10	肌酐（Cr）	113.00↑	μmol/L	41.00~73.00
11	尿素 / 肌酐（Urea/Cr）	0.07		/
黔 HR 12	尿酸（UA）	230.00	μmol/L	155.00~357.00
黔 HR 13	葡萄糖（GLU）	8.54↑	mol/L	3.90~6.10
14	总渗透压（OSM）	274.70↓	mOsm/L	280.00~320.00
黔 HR 15	丙氨酸氨基转移酶（ALT）	6.30↓	U/L	7.00~40.00
黔 HR 16	天冬氨酸氨基转移酶（AST）	40.00↑	U/L	13.00~35.00
17	谷草 / 谷丙（AST/ALT）	6.349		/
黔 HR 18	总胆红素（TBIL）	6.60	μmol/L	≤ 23.00
黔 HR 19	直接胆红素（DBIL）	4.80	μmol/L	≤ 8.00
20	间接胆红素（IBIL）	1.80↓	μmol/L	3.00~17.00
黔 HR 21	总蛋白（TP）	73.10	g/L	65.00~85.00
黔 HR 22	白蛋白（ALB）	32.10↓	g/L	40.00~55.00
23	球蛋白（GLOB）	41.00↑	g/L	20.00~40.00
24	白蛋白 / 球蛋白（A/G）	0.78↓		1.20~2.40

图 35.5　患者血糖、尿素及肌酐果结

序号	项目名称	结果	单位	参考区间
1	抗环瓜氨酸肽抗体 (anti-CCP)	125 ↑	AU/mL	<17.00

图 35.6　患者抗环瓜氨酸肽抗体结果

影像学检查结果如下。全腹部 CT 平扫（含盆腔）可见患者急性胰腺炎征象：胰头部肿胀，周围渗出、多发稍大淋巴结，主胰管扩张（约 22 mm）。左侧输尿管盆段结石（直径约 7 mm，平对 S2 椎体），并以上输尿管、左肾盂扩张积水，建议治疗后复查；双肾结石（较大者位于右肾，直径约 8 mm）。

案例分析

1. 检验案例分析

患者，女，43 岁，因"腹痛 8 天"来我院胰腺炎专病中心就诊。检验人员发现血钙结果升高时，立即核对当日室内质控、核查仪器状态和标本，当天仪器正常，生化质控在控（图 35.7），血清透亮，无溶血、黄疸（图 35.8）。再次复查血钙，结果变化不大，以危急值通知临床。

高钙血症是一种常见的电解质紊乱，多种疾病或药物因素（如甲状旁腺功能亢进、维生素 D 中毒等）导致血钙超过正常水平。

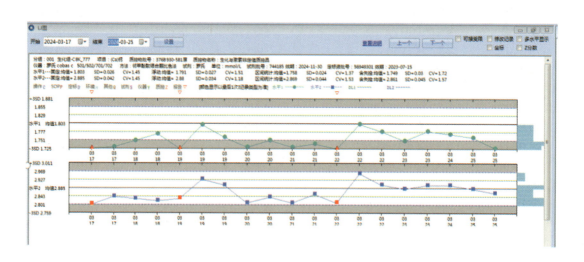

图 35.7　当日血钙室内质控结果

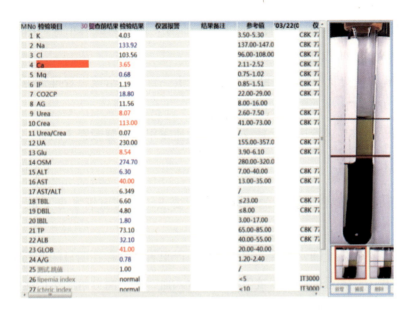

图 35.8　患者标本状态

高钙血症是临床常见的急症之一，根据血钙升高的程度分为轻度、中度和中度。轻度是指血钙在 2.75~3.00 mmol/L，中度是指血钙在 3~3.5 mmol/L，重度是指血钙大于 3.5 mmol/L。高钙危象处理不及时可能会危及生命。

本案例患者的检查结果显示为重度高血钙（3.65 mmol/L）。

患者入院诊断为急性胰腺炎，为何会有如此高的血钙呢？

血钙和血磷水平的恒定有赖于降钙素（CT）、甲状旁腺激素（PTH）以及 1，5- 二羟维生素 D_3 等激素的调节（表 35.1）。是患者激素水平紊乱还是其他原因？

表 35.1　PT、CT 和 1，5- 二羟基维生素 D3 对血钙、血磷代谢的调节

调节因素	血钙	血磷
1，5- 二羟基维生素 D_3	↑	↑
PTH	↑	↓
CT	↓	↓

目前临床上常见的高钙血症病因包括：甲状旁腺功能亢进所引起的高钙血症；恶性肿瘤所导致的高钙血症；药物性高钙血症，如应用噻嗪类利尿剂可加重甲状旁腺功能亢进症从而导致高钙血症；其他原因。

本案例患者一直没有找到高钙血症的原因，查询该患者以往的检验结果，维生素 D

检测结果正常，排除维生素 D 中毒引起的高钙血症；碱性磷酸酶正常，ECT 未见异常，排除骨肿瘤等引起的高钙血症。

结合患者的病史及现有检验结果，临床医生一直没有给该患者排查甲状旁腺功能，检验科医生高度怀疑该患者甲状旁腺功能亢进。

经过沟通，向该患者管床医生建议给患者抽血查甲状旁腺激素（PTH）。

2. 临床案例分析

血钙降低是重症急性胰腺炎的诊断的一大要点，但高血钙本身又是导致胰腺炎的原因。

急性胰腺炎在临床上通常表现为血钙降低，严重者还会存在明显的低钙血症。因为胰腺炎在发病过程中，大量的脂肪酶被破坏，释放入血，脂肪酶分解脂肪产生脂肪酸，脂肪酸与血液中的钙离子形成脂肪酸钙，会大量消耗体内的钙离子，从而出现低钙血症。

本案例患者自第 1 次入院起，血钙就一直增高，管床医生也关注到了异常增高的血钙。

经检验科工作人员电话沟通后，双方一致考虑该患者为原发性甲状旁腺功能亢进（PHPT）导致的高钙血症诱发的急性胰腺炎。

进一步完善甲状旁腺激素（PTH）检查：甲状旁腺激素（PTH）137.90 pg/mL（参考值 15~65 pg/mL），明显升高（图 35.9），结合生化结果表现高血钙，考虑为原发性甲状旁腺功能亢进（PHPT）。PHPT 引起高血钙，但高血钙本身又是导致胰腺炎的原因。最终考虑该患者为原发性甲状旁腺功能亢进（PHPT）导致的高钙血症从而诱发的急性胰腺炎。

序号	项目名称	结果	单位	参考区间
1	甲状旁腺素（PTH）	137.90↑	pg/nL	15.00~65.00

图 35.9　患者甲状旁腺激素（PTH）结果

知识拓展

高钙血症是血钙高于正常的一种常见的电解质紊乱，原发性甲状旁腺功能亢进和恶性肿瘤是高钙血症最常见的原因。原发性甲状旁腺功能亢进症（primary hyperparathyroidism，PHPT）的临床症状并不典型，经常被漏诊。以急性胰腺炎为首发症状的 PHPT，其发生机制一般认为是高钙血症所诱导发生的，是 PHPT 的罕见表现。

PHPT 可归因于一个或多个甲状旁腺激素分泌过多，引起高钙血症而导致机体功能失调。PHPT 主要包括三种临床表型：PHPT 导致的明显的靶器官受累；轻度无症状的高钙血症；高甲状旁腺激素水平伴持续正常的白蛋白校正和游离血清钙值。

案例总结

一般而言，PHPT 诱发的急性胰腺炎在临床上罕见，但其引起的高钙血症在急性胰腺炎的发病机制中起着重要的作用。

其发生机制有三种可能：① PHPT 诱导的高血清钙水平，使胰腺内钙盐沉积、激活胰蛋白酶原，使胰液分泌、促进血管钙化、胰腺腺泡内钙超载和钙毒性，从而导致胰腺炎的发生。②钙的积累可导致导管阻塞、胰腺结石的形成，从而诱发急性胰腺炎。③人体丝氨酸蛋白酶抑制剂 Kazal 1 型和囊性纤维化跨膜电导调节基因的基因变异结合高钙血症显著增加了 PHPT 患者发生急性胰腺炎的风险。

血清总钙浓度异常升高，通常高于 2.75 mmol/L。高钙血症可能会导致多种健康问题，其中包括胰腺炎。此外，高钙血症还可能导致胃肠功能紊乱，包括恶心、呕吐、消化不良等症状，这些症状可能会加重胰腺炎的病情。因此，如果患有高钙血症，应及时就医，并积极控制血钙水平，以预防胰腺炎等并发症的发生。同时，如果已经患有胰腺炎，应积极治疗，并查找出高钙原因，对症治疗，注意控制血钙水平，以减轻病情和促进康复。

作为检验人员在日常工作中，如遇到泌尿系结石、骨骼系统疾病的患者血钙异常升高，应建议临床加做甲状旁腺激素（PTH）以排除甲状旁腺亢进。同时提示临床关注患者有无罹患肿瘤风险，争取早诊、早治。同时，检验人员应加强与临床的沟通，在疾病的诊断与鉴别诊断中为临床提供更多专业的建议，更好地为患者服务。

专家点评

高钙血症的临床表现可以累及人体多个系统，大多数症状不典型，临床上很容易误诊为风湿性疾病、消化道疾病和骨科疾病。虽然高钙血症最常见的病因是原发性甲状旁腺功能亢进症，但是恶性肿瘤相关性高钙血症也是高钙危象的常见原因之一，却往往被临床忽视。本案例提供了一例因原发性甲状旁腺功能亢进引起的高钙血症从而诱发急性胰腺炎的诊疗过程，从检验和临床两个角度出发，完整叙述了该病例的案例经过，充分体现了检验在临床诊断中的重要性，提供了一例检验与临床融合得很好的案例。

参考文献

［1］ AMMORI B J, BARCLAY G R, LARVIN M, et al. Hypocalcemia in patients with acute pancreatitis: A putative role for systemic endotoxin exposure［J］. Pancreas, 2003, 26（3）: 213-217.

［2］ KUNDU P K, BASU S, CHAKRABORTY U, et al. Hypercalcaemia in primary hyperparathyroidism: A rare cause of recurrent acute pancreatitis［J］. BMJ Case Reports, 2020, 13（12）: e237875.

［3］ MA Y B, HU J, DUAN Y F. Acute pancreatitis connected with hypercalcemia crisis in hyperparathyroidism: A case report［J］. World Journal of Clinical Cases, 2019, 7（16）: 2367-2373.

［4］ BILEZIKIAN J P. Primary hyperparathyroidism［J］. The Journal of Clinical Endocrinology and Metabolism, 2018, 103（11）: 3993-4004.

［5］ HAVERBACK B J, DYCE B, BUNDY H, et al. Trypsin, trypsinogen and trypsin inhibitor in human pancreatic juice［J］. The American Journal of Medicine, 1960, 29: 421-433.

［6］ COPE O, CULVER P J, MIXTER C G Jr, et al. Pancreatitis, a diagnostic clue to hyperparathyroidism［J］. Annals of Surgery, 1957, 145（6）: 857-863.

［7］ FELDERBAUER P, KARAKAS E, FENDRICH V, et al. Pancreatitis risk in primary hyperparathyroidism: Relation to mutations in the SPINK1 trypsin inhibitor（N34S）and the cystic fibrosis gene［J］. The American Journal of Gastroenterology, 2008, 103（2）: 368-374.

非小细胞肺癌导致的抗利尿激素分泌失调综合征1例

36

作　　者：刘茜辉[1]，谭惠文[2]（四川大学华西医院，1 实验医学科；2 内分泌科）
点评专家：宋昊岚（四川大学华西医院）

前　言

患者，男，69 岁。反复纳差、乏力、恶心 1 个月，外院生化检查提示低钠、低氯，血钠 123.4 mmol/L（参考范围 137.0~147.0 mmol/L），血氯 94.1 mmol/L（参考范围 99.0~110.0 mmol/L），为求进一步治疗入住我院。检查结果显示血渗透压低于尿渗透压，尿钠 >30 mmol/L，甲状腺功能、醛固酮、促肾上腺皮质激素、皮质醇激素未见明显异常。

同时患者疑似前列腺癌；肺部可疑结节伴有肿瘤标志物的升高，穿刺病理显示非小细胞肺癌，其低钠血症是否与肿瘤相关？需对低钠血症进行鉴别诊断。

案例经过

患者，男，69 岁，因"反复纳差、乏力 20 天"入院。20 天前患者无明显诱因出现乏力、纳差、恶心，无呕吐，无头晕、头痛，遂至当地医院就诊，完善检查后考虑电解质紊乱（低钠、低氯），住院输液治疗后症状好转。住院期间查 PSA 升高，进一步于外院行前列腺 MRI 检查，提示前列腺右侧尖部移行带后部最大直径约 1.5 cm 病灶，PIRADS 评分 4 分。患者症状缓解后出院，现再次出现乏力、纳差症状，遂来我院就诊，门诊以"前列腺肿瘤"收入泌尿外科。既往史：冠心病支架植入术后。基本体征：体温 36.6 ℃，心率 53 次 / 分，呼吸 19 次 / 分，血压 95/61 mmHg，身高 178 cm，体重 56 kg。体格检查：无异常。

实验室检查结果及诊疗经过如下。

患者入院后首先予以补液、纠正电解质紊乱及对症治疗。完善实验室检查：生化检查提示低钠、低氯，血钠 123.4 mmol/L（参考范围 137.0~147.0 mmol/L），血氯 94.1 mmol/L（参考范围 99.0~110.0 mmol/L），血糖 3.97 mmol/L（参考范围 3.90~6.10 mmol/L），尿素 3.4 mmol/L（参考范围 3.6~9.5 mmol/L），肌酐 49 μmol/L（参考范围 68.0~108.0 μmol/L）。肿瘤标志物检查提示：总前列腺特异性抗原（T-PSA）3.58 ng/mL（参考范围 <4 ng/mL），游离前列腺特异性抗原（F-PSA）0.627 ng/mL（参考范围 <0.75 ng/mL），癌胚抗原 11.30 ng/mL（参考范围 0~5 ng/mL），糖类抗原 199 为 62.10 ng/mL（参考范围 0~30 ng/mL），鳞状细胞癌相关抗原 4.16 ng/mL（参考范围 <2.7 ng/mL）。

患者补液、纠正电解质紊乱效果不明显，血钠持续降低，出现危机值 117.1 mmol/L，同时仍有乏力、纳差等不适。查尿液渗透压 345 mOsm/kg（参考范围 50~1200 mOsm/kg），血渗透压 257 mOsm/kg（参考范围 275~305 mOsm/kg），尿钠 124 mmol/L。促肾上腺皮质激素 175.20 ng/L（5.00~78.00 ng/L），皮质醇 49.50 nmol/L（参考范围 133.0~537.0 nmol/L），醛固酮 7.17 ng/dL（参考范围 3.00~23.60 ng/dL），甲状腺功能检查正常。内分泌科会诊：患者低钠血症为稀释性低钠血症，考虑原发疾病所致的抗利尿激素分泌不适当综合征（SIADH）可能性大。将每日的液体摄入量限制在 1000 mL 以下后，患者自身将逐渐调整恢复；适当多进食含盐多的饮食。恶性肿瘤相关的 SIADH 可能会引起顽固性低钠血症，若经过严格限液多日后血钠仍持续低于 125 mmol/L，可小剂量使用托伐普坦 3.75~7.5 mg 缓慢纠正。每日血钠升高不超过 12 mmol/L，注意避免血钠升高太快引起脑神经脱髓鞘改变。

后患者继续补充高钠液及对症治疗，加用托伐普坦治疗，治疗后患者尿量明显增加，精神、食欲较前明显好转，血钠 125.2 mmol/L，继续目前治疗方案。患者血钠变化如图 36.1 所示。患者肺部结节穿刺病理诊断：查见肿瘤，形态学提示为非小细胞癌，待免疫组化染色协助诊断。

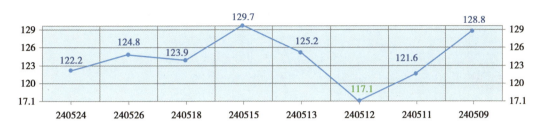

图 36.1 患者血钠变化示意图

案例分析

1. 临床案例分析

患者，男，69 岁，因"反复纳差、乏力 20 天"入院，外院完善检查后考虑电解质紊乱（低钠、低氯），住院输液治疗后症状好转，同时 PSA 升高、前列腺 MRI 提示前列腺右侧尖部移行带后部最大直径约 1.5 cm 病灶，怀疑前列腺肿瘤。同时右肺结节，伴有癌胚抗原、鳞状细胞癌相关抗原升高，择期穿刺活检明确结节性质。

患者纳差、乏力症状再次出现，遂于我院就诊。患者临床症状属于中度低钠血症，对症治疗、补充电解质未能纠正，入院第 10 天血钠降至危急值 117.1 mmol/L，目前仍有乏力、纳差等不适。需对患者低钠血症进行鉴别诊断，完善相关检查，请内分泌科会诊。

患者疑似存在前列腺肿瘤（未病理确诊），确诊肺部肿瘤（病理诊断非小细胞癌）。因此，结合检验结果，内分泌会诊考虑原发疾病所致的抗利尿激素分泌不适当综合征（SIAD）可能性大。后临床加用托伐普坦治疗，补充高钠溶液，患者血钠水平上升，症状好转。

2. 检验案例分析

患者持续性低钠血症，血糖 3.97 mmol/L（参考范围 3.90~6.10 mmol/L），排除高血糖导致的非低渗性低钠血症。尿渗透压 345 mOsm/kg>100 mOsm/kg，排除各种原因导致的盐摄入不足。尿钠浓度 124 mmol/L>30 mmol/L，且患者无心衰、肝硬化、肾病综合征、腹泻、呕吐的症状，排除有效动脉血容量不足导致的低钠血症。患者肾功能正常，未使用利尿剂，醛固酮水平正常，排除利尿剂、肾性失钠、原发性肾上腺功能减退导致的低钠血症。患者甲状腺功能正常，促肾上腺皮质激素（ACTH）水平偏高，排除继发性肾上腺功能减退。因此，患者低钠血症最可能的病因为不适当抗利尿综合征（SIAD）。

知识拓展

低钠血症是临床中常见的电解质紊乱，多数症状较轻，相关症状不明显，但仍有重要的临床意义，低钠血症与骨质疏松、骨折、跌倒、认知缺陷、肝功能异常、心力衰竭等相关。因此，明确低钠血症的病因，及时纠正低钠血症非常重要。

《低钠血症的中国专家共识（2023 版）》将低钠血症定义为血钠 <135 mmol/L，根据临床症状可分为轻度、中度和重度低钠血症。轻度低钠血症是指任何程度的血钠降低伴轻度低钠血症症状，包括注意力不集中、易怒、性格改变、抑郁；中度低钠血症是指任何程度的血钠降低伴中度低钠血症症状，包括恶心不伴呕吐、意识模糊、头痛；重度低钠血症是指任何程度的血钠降低伴重度低钠血症症状，包括呕吐、呼吸窘迫或呼吸停止、异常和深度嗜睡、癫痫、昏迷。

低钠血症的评估需迅速判断病程、严重程度及收集病史，结合病史、症状、体征、辅助检查等，综合分析患者目前的容量状态和低钠血症的病因，图 36.2 为《低钠血症的中国专家共识（2023 版）》的低钠血症诊断流程。

本案例患者被认为是肿瘤相关的抗利尿激素分泌失调综合征（syndrome of inappropriate secretion of antidiuretic hormone，SIADH），SIADH 的主要表现为体内水分潴留、稀释性低血钠以及尿钠和尿渗透压升高。恶性肿瘤异位分泌 AVP 或类 AVP 物质，如肺小细胞癌、支气管类癌、胸腺瘤、胰腺癌、淋巴肉瘤、网状细胞肉瘤、十二指肠癌、霍奇金病、泌尿生殖系统肿瘤等，可导致 SIADH。本例患者病理穿刺确诊非小细胞肺癌，同时符合美国 2013 年 SIADH 诊断标准：血浆渗透压 <275 mOsm/kg，尿渗透压 >100 mOsm/kg，正常水、盐摄入情况下，尿钠 >30 mmol/L，血容量正常，无肾功能、甲状腺、肾上腺、垂体功能不全，未使用利尿剂，因此，被诊断为肿瘤相关的 SIADH。SIADH 是因内源性抗利尿激素（ADH）或类似物分泌过多，从而导致体内水潴留、尿钠排出增多，引起稀释性低钠。肿瘤相关的 SIADH 由 Schwartz 等人在 1957 年首次报道，肿瘤细胞诱导了 ADH 的分泌，由于水的重吸收而出现低钠血症。肿瘤相关的 SIADH 在小细胞肺癌的发生率为 10%~16%，而在非小细胞肺癌中仅为 2%~4%，其机制存在争议。有的学者认为是由于肿瘤细胞异位产生精氨酸加压素（AVP），或抗肿瘤药物增强 AVP 作用的结果；但约 1/3 肺癌伴发低钠血症患者并未异位产生 AVP，而是显示出心磷酸酯的增加。

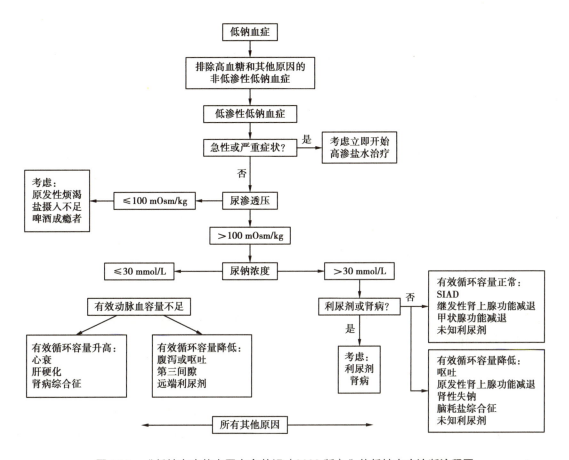

图 36.2　《低钠血症的中国专家共识（2023 版）》的低钠血症诊断流程图

案例总结

本案例患者为罕见的非小细胞肺癌导致的肿瘤相关的 SIADH，且 SIADH 导致的低钠血症症状发生于病理穿刺确诊为肺癌之前。因此，当患者出现不明原因的低钠血症时，应考虑肿瘤相关的 SIAD，并及时进行肿瘤筛查，同时针对病因补充浓钠、使用托伐普坦纠正低钠血症，改善患者的预后。

专家点评

本案例属于罕见的肿瘤相关的 SIADH。确诊 SIADH 前患者低血钠 1 个月，伴乏力 /

纳差、恶心，补充电解质后症状仍然反复。入院后通过一系列检验，确诊为 SIADH。值得注意的是，在诊断为 SIADH 后患者才通过病理穿刺确诊了肺部结节的性质——非小细胞肺癌，从而最终确诊为肿瘤相关的 SIADH。本案例提示临床，患者发生不明原因的低钠血症时应积极寻找原发病因，排除肿瘤的发生，方能改善低钠血症的症状，提高预后。

参考文献

［1］ 中华医学会内分泌学分会电解质紊乱学组. 低钠血症的中国专家共识［J］. 中华内分泌代谢杂志，2023，39（12）：999-1009.

［2］ 陈适，顾锋，张力，等. 初诊表现为低钠血症的肺癌 27 例临床特点分析［J］. 中国实用内科杂志，2010，30（9）：803-804，857.

［3］ 潘龙赐，曹晨，万茜，等. 小细胞肺癌合并低钠血症 1 例病例汇报及相关文献复习［J］. 上海医药，2022，43（19）：39-41，78.

［4］ SUN N H. The productions of atrial natriuretic peptide and arginine vasopressin in small cell lung cancer with brain metastases and their associations with hyponatremia［J］. 2017：4104-4112.

全外显子组测序协助家族性高胆固醇血症诊断1例

37

作　　者：张丽[1]，高姚怡[1]，林寰东[2]，郭玮[1]（复旦大学附属中山医院，1 检验科；2 内分泌科）

点评专家：林寰东（复旦大学附属中山医院）

前　言

　　患者，男，27岁，因"血脂异常2年余"来我院内分泌科就诊。患者体重指数（body mass index，BMI）为20.83 kg/m²，此前采用瑞舒伐他汀治疗，因降脂疗效不佳，加用依折麦布后治疗效果仍不明显。患者近来反复左侧胸闷、胸痛，每次持续数分钟，伴心悸。患者父亲也有血脂异常病史，行冠状动脉支架植入术。

　　结合病史需进一步完善检查进行诊断与鉴别诊断，开展后续治疗。

案例经过

　　患者，男，27岁，因"血脂升高"来我院内分泌科就诊。患者BMI为20.83 kg/m²（中国参考标准：18.5 ≤ BMI<24），既往血脂异常2年余，近来反复左侧胸闷、胸痛，每次持续数分钟，伴心悸。患者父亲也有高脂血症病史，46岁时因冠心病曾行冠状动脉支架植入术。患者本次实验室检测结果提示血脂异常升高（图37.1）。

项目	结果	参考值	单位
总胆红素	18.9	3.4-20.4	μmol/L
直接胆红素	4.0	0.0-6.8	μmol/L
总蛋白	72	65-85	g/L
球蛋白	23	20-40	g/L
白蛋白	49	35-55	g/L
丙氨酸氨基转移酶	25	9-50	U/L
门冬氨酸氨基转移酶	22	15-40	U/L
碱性磷酸酶	100	45-125	U/L
γ-谷氨酰转移酶	26	10-60	U/L
总胆固醇	6.38 ↑	适宜 <5.20 增高 5.20-6.20 很高 >6.20	mmol/L
甘油三酯	2.13 ↑	适宜 <1.70 增高 1.70-2.30 很高 >2.30	mmol/L
低密度脂蛋白胆固醇	4.38 ↑	适宜 <3.40 增高 3.40-4.10 很高 >4.10	mmol/L
非高密度脂蛋白胆固醇	5.35 ↑	适宜 <4.10 增高 4.10-4.90 很高 >4.90	mmol/L
高密度脂蛋白胆固醇	1.03 ↓	>1.04	mmol/L
载脂蛋白A-1	1.24	1.10-1.70	g/L
载脂蛋白B	1.52	0.80-1.55	g/L

图 37.1　患者实验室检测结果

鉴于患者的实验室检查结果和家族史，根据《家族性高胆固醇血症筛查与诊治中国专家共识》，建议符合下列任意 1 项者需进入家族性高胆固醇血症（familial hypercholesterolemia，FH）的筛查流程：①早发动脉粥样硬化性心血管疾病（ASCVD）（男性 <55 岁或女性 <65 岁即发生 ASCVD）；②成人血清 LDL-C ≥ 3.8 mmol/L（146.7 mg/dL）儿童血清 LDL-C ≥ 2.9 mmol/L（112.7 mg/dL），且能除外继发性高脂血症者；③有皮肤 / 腱黄色瘤或脂性角膜弓（<45 岁）；④一级亲属中有上述 3 种情况。

患者个人史和家族史符合共识的筛查要求，且共识指出 FH 作为遗传性疾病。检测到低密度脂蛋白受体（low densitylipoprotein receptor，LDLR）、载脂蛋白 B（apolipoprotein B，ApoB）、前蛋白转换酶枯草溶菌素 9（proprotein convertasesubtilin/kexin type 9，PCSK9）和 LDL 受体衔接蛋白 1（LDL receptor adaptor protein 1，LDLRAP1）等基因致病性变异是诊断 FH 的"金标准"。因此，临床医生为患者开具了全外显子组测序（whole exome sequencing，WES）进行明确诊断。

案例分析

1. 检验案例分析

本案例患者经 WES 检测，在 LDLR 基因 3 号内含子上检测到杂合 c.313+1G>A 变异，该变异将导致 LDLR 基因 mRNA 剪接异常，低密度脂蛋白受体功能因此受损，而 LDLR 基因的致病 / 疑似致病变异与家族性高胆固醇血症的发生相关。

该变异位于 LDLR 基因的第 3 号内含子区。变异可能导致 mRNA 剪接异常（PVS1_Strong）。RT-PCR 结果表明该变异会导致剪接异常，且流式细胞实验显示突变细胞表面的 LDLR 含量为正常水平的 33%（PS3_Moderate）。根据 ESP 数据库、千人数据库、gnomAD 数据库分析，该变异位点的最高人群频率为 0.000028（PM2_Supporting）。至少 11 名患者携带此变异（PS4）。曾有报道称 1 个 26 人家系，8 名患者携带此变异（PP1_Strong）。结合受检者的临床症状、相关疾病特点及基因变异结果，根据《ACMG 基因变异解读指南》，此受检者检测到的变异位点与其临床表型可能相关，现有证据支持判断为致病变异。WES 检测结果最终帮助临床鉴别诊断了患者表型背后真正的疾病，也找到了其血脂异常升高不能缓解的原因。

2. 临床案例分析

FH 是一种常染色体显性 / 隐性遗传病，由低密度脂蛋白受体介导的 LDL 代谢相关基因发生致病性变异所引起。其主要临床症状包括总胆固醇和低密度脂蛋白胆固醇（low-density lipoprotein cholesterol，LDL-C）水平显著升高、广泛的黄色瘤及早发、多部位、进展迅速的动脉粥样硬化性心血管疾病（atherosclerotic cardiovascular disease，ASCVD）。

正常情况下，细胞外的 LDL- 胆固醇复合体，通过细胞膜正常的 LDL 受体进入细胞内，然后 LDL 被降解，胆固醇被细胞代谢利用，LDL 受体本身一部分也被降解，一部分重新回到细胞膜，开启下一个循环，如图 37.2 所示。而 FH 患者特异性的 LDL 受体数目显著减少或根本没有，导致细胞对血液循环中 LDL- 胆固醇的清除能力极度下降甚至缺失，大量胆固醇不能进入细胞内，堆积在细胞外的胆固醇越来越多，引起血液循环中 LDL- 胆固醇水平的过度积累，最终导致全身性疾病。

WES 检测结果最终帮助临床鉴别诊断了患者表型背后真正的疾病，也找到了其血脂异常升高不能缓解的原因。

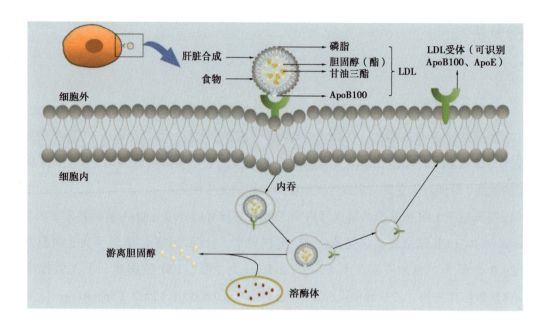

图 37.2　低密度脂蛋白胆固醇代谢过程

知识拓展

全外显子组测序也叫外显子组测序（exome sequencing，ES），是对人类基因组中外显子区域进行测序，涵盖约 25000 个基因的所有外显子。检测范围包括单核苷酸变异（SNV），50 bp 以内的小的插入缺失，全外显子组范围内的大片段缺失、重复。外显子区虽仅占全基因组序列长度的 1% 左右，但约 80% 的遗传性疾病相关变异均在该区域中。

FH 根据基因变异类型可分为杂合子家族性高胆固醇血症（heterozygote FH，HeFH）、纯合子家族性高胆固醇血症（homozygote FH，HoFH）、复合杂合子和双重杂合子 4 种类型，前两类多见。根据罕见病注册登记系统估算，中国 HoFH 患者有 2000~5000 人，而潜在的 HeFH 患者有 300~700 万人，早发心肌梗死患者中 FH 的患病率可高达 23.6%。目前已经明确 FH 致病性变异主要发生在 LDLR、Apo B、PCSK9 和 LDLRAPl 基因上。中国 FH 诊断标准基于 2018 年《家族性高胆固醇血症筛查与诊治中国专家共识》，以临床诊断为主，以基因诊断确诊作为"金标准"。

本案例患者经 WES 检测已确诊了 FH，患者此次就诊前已接受瑞舒伐他汀 10 mg/d 联合依折麦布 10 mg/d 降血脂治疗，而 LDL-C 仍未达标，根据基因检测结果临床启动强化降低密度胆固醇治疗，给予加用依洛尤单抗。同时对患者进行健康宣讲，鼓励患者戒烟、低脂饮食、积极参加体育锻炼。FH 的发病呈现明显的家族聚集性，患者父亲也有血脂异常病史，已行冠状动脉支架植入术，经过 Sanger 测序验证，父亲也检出了杂合 LDLR 基因致病性变异（图 37.3）。FH 患者易出现严重的动脉粥样硬化和主动脉瓣狭窄，可能会导致心绞痛、晕厥，乃至猝死，而本案例患者已出现胸闷、胸痛症状，因此，建议患者及其父亲在体育活动开始前仔细评估心血管风险。同时考虑到患者正处青年，后续有生育需求时，可经过遗传咨询选择是否需要通过产前诊断或胚胎植入前单基因病检测等方法有效避免新生儿缺陷的发生。

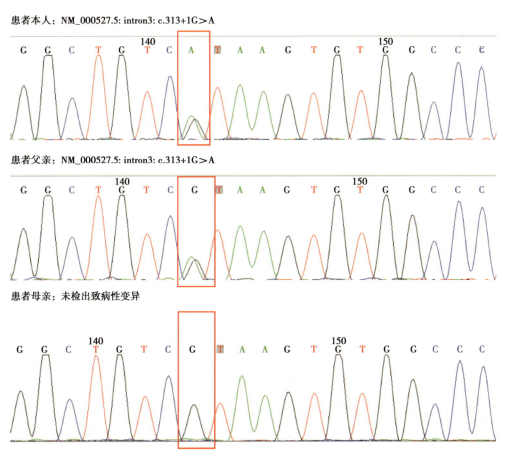

图 37.3　患者家系 Sanger 测序验证结果

案例总结

目前，WES 凭借特有的临床意义以及经济高效的检测优势，已广泛应用于多种遗传性疾病的辅助诊疗领域。在家族性高胆固醇血症的基因诊断和精准治疗中，WES 主要有以下检测优势：

（1）精准诊断：FH 存在发病率高、诊断率低的现状，基因检测可以发现部分未达到临床诊断标准的 HeFH 患者，早筛早诊对疾病的全面控制、预防动脉粥样硬化、降低 ASCVD 危险、减少致死性和致残性心血管事件的发生具有重要的临床意义。WES 基因检测通过检测 FH 疑诊患者相关基因是否存在致病 / 疑似致病变异的情况，助力 FH 的精准诊断。与未发现突变的患者相比，LDLR、APOB 或 PCSK9 突变患者患冠心病的比值比（odds ratio，OR）分别为 1.84、3.4 和 19.9。

（2）遗传咨询：FH 的常见遗传模式为常染色体显性遗传，绝大部分 FH 患者的致病变异遗传自其父母，新发变异罕见，FH 患者的孩子有 50% 的患病可能。建议对患者及其家庭成员提供必要的遗传咨询，同时对高风险胎儿进行产前诊断，为家系优生优育提供理论基础。

（3）生育指导：WES 检测结果提示家系中携带该变异的成员每次生育均有 1/2 的概率生育患儿，在有生育需求时可基于 WES 检测结果进行胎儿的产前诊断，或通过胚胎植入前遗传学检测为将来的生育对策提前做好预防准备。

（4）个体化治疗：遗传因素决定了个体对治疗的反应，检出 LDLR 等基因变异的 FH 患者，可以给予强化的降脂治疗措施，包括联合治疗以及 PCSK9 抑制剂等新型治疗药物。此外通过基因检测及后续研究，深入了解基因的作用通路和致病机理，对相关药物与基因疗法的研发有着不可或缺的作用。

考虑家族性高胆固醇血症易存在误诊、漏诊的情况，根据本案例的分析，建议出现以下症状且经医生判断怀疑为家族性高胆固醇血症的人群，可通过 WES 检测辅助临床鉴别诊断：①早发性心绞痛、心梗、卒中等动脉粥样硬化性疾病，发病年龄早、进展快；②在排除其他原因引起的 LDL-C 水平升高的情况下，LDL-C 出现显著升高（成人 LDL-C ≥ 3.8 mmol/L，儿童 LDL-C ≥ 2.9 mmol/L）；③家族史：有 FH 家族史的人群，推荐进行该项检测；④ 45 岁前肘关节、膝关节、臀部、手部皮肤或者肌腱出现黄色瘤，或者眼睛角膜旁边出现宽 1~1.5 mm 的灰色或黄色浑浊区（又叫角膜弓）。

本案例患者在基因检测确诊后，困扰他多年的血脂异常升高问题终于找到原因，通过家系验证也了解了患病原因，根据病因的精准治疗也有效缓解了疾病进展，患者的身心健康都有了极大的改善，同时也可以通过遗传咨询阻断该疾病在家系中的传递。

专家点评

随着测序成本的持续下降和国产化设备的进一步推广，运用全外显子组测序（WES）进行临床疑难病例检测将逐渐成为未来的大趋势。当前各种单基因遗传病 Panel 的不断迭代，增加研发成本，也存在不兼容性和不可比性，给临床医师及患者造成困扰。而全外显子组测序相对标准化，可以在一定程度上解决上述问题，并且在 SNV 和 CNV 的计算分析上，比单基因遗传病 Panel 更加稳定。本案例通过 WES 协助临床对一例不明原因 "血脂异常升高" 患者进行了明确的基因诊断，指导了个体化精准治疗，较以往大大缩短了临床明确诊断的时间，同时为整个家系的遗传咨询提供了强有力的理论基础，具有极大的临床应用价值。

参考文献

［1］中华医学会心血管病学分会动脉粥样硬化及冠心病学组，中华心血管病杂志编辑委员会. 家族性高胆固醇血症筛查与诊治中国专家共识［J］. 中华心血管病杂志，2018，46（2）：99-103.

［2］DEFESCHE J C, GIDDING S S, HARADA-SHIBA M, et al. Familial hypercholesterolaemia［J］. Nature Reviews Disease Primers，2017，3：17093.

［3］GIDDING S S, CHAMPAGNE M A, DE FERRANTI S D, et al. The agenda for familial hypercholesterolemia：A scientific statement from the American heart association［J］. Circulation，2015，132（22）：2167-2192.

［4］BROWN M S, GOLDSTEIN J L. A receptor-mediated pathway for cholesterol homeostasis［J］. Science，1986，232（4746）：34-47.

［5］NORDESTGAARD B G, JOHN CHAPMAN M, HUMPHRIES S E, et al. Familial hypercholesterolaemia is underdiagnosed and undertreated in the general population：Guidance for clinicians to prevent coronary heart disease：Consensus statement of the European Atherosclerosis Society［J］. European Heart Journal，2013，34（45）：3478-390a.

［6］CHEN P P, CHEN X, ZHANG S Y. Current status of familial hypercholesterolemia in China：A need for patient FH registry systems［J］. Frontiers in Physiology，2019，10：280.

颅咽管肿瘤患儿病情回顾 1 例

38

作　　者：徐佳音[1]，程若倩[2]（复旦大学附属儿科医院，1 临床检验中心；2 内分泌代谢科）
点评专家：徐锦教授（复旦大学附属儿科医院）

前　言

　　颅咽管肿瘤是起源于原始口腔外胚叶形成的颅咽管残余上皮细胞的先天性良性肿瘤，多发生于儿童及青年。患儿常表现为视觉障碍、颅内高压。由于肿瘤好发于鞍区，临近脑垂体，因此会对内分泌系统产生影响。本文以本院收治的 1 例咽管肿瘤患儿为例，主要观察其术后血钠、尿量、激素指标及诊疗过程中用药情况，以探讨颅咽管肿瘤患儿术后因内分泌系统受影响而产生的一系列病理、生理变化，并通过药物控制治疗并发症的过程，现报道如下。

案例经过

　　患儿，女，1 岁 4 个月，体重 10.5 kg。主诉"视物不清"，外院查 CT 提示鞍上囊性肿块，伴囊壁钙化，考虑颅咽管肿瘤。收入我院神经外科后进行"鞍区病损切除"手术，术后即入我院 ICU，术后 15 天转出 ICU 转入外科病房。

　　入院完善影像检查结果如下。

　　眼 MRI 结果提示：患儿鞍区及鞍上区囊性为主占位，大小 3.3 cm×4.6 cm×4 cm，向颅前窝、桥前池延伸，如图 38.1 箭头所示。

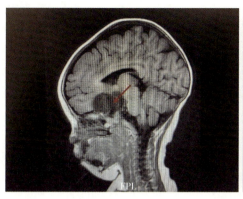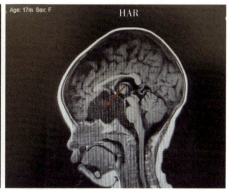

图 38.1　患儿眼 MRI 影像资料

案例分析

1. 检验案例分析

颅咽管肿瘤患儿术后会影响到内分泌系统，引起相关激素的变化。

（1）术前与术后主要激素指标比较。皮质醇（CORT）术后较术前显著升高（图 38.2）。促肾上腺皮质激素（ACTH）术后较术前显著下降（图 38.3）。患儿术前外院查甲状腺功能指标未见异常。术后甲状腺功能类激素低于正常参考区间（表 38.1）。患儿性激素水平：术前外院辅助检查黄体生成素（LH）0.06 mIU/mL，雌二醇（E2）小于检测下限；术后卵泡刺激素（FSH）0.49 U/L，LH 0.43 U/L，泌乳素（PRL）48.78 mIU/L，绒毛膜促性腺激素（β-HCG）<0.5 mIU/mL，E2 小于检测下限，孕酮（PROG）<0.32 nmol/L。

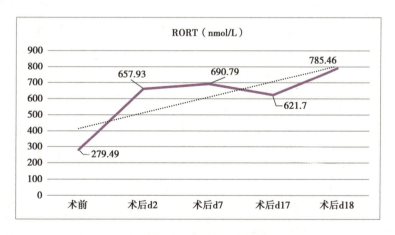

图 38.2　CORT 术前、术后变化趋势图

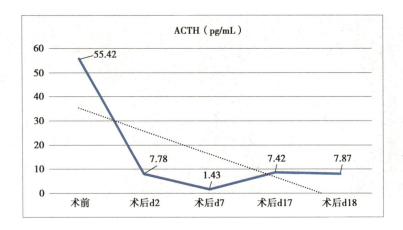

图 38.3　ACTH 术前、术后变化趋势图

表 38.1　甲状腺功能激素术后水平

甲状腺功能指标	TT3 1.08~3.38 nmol/L	TT4 57.92~198.2 nmol/L	FT3 2.73~8.6 pmol/L	FT4 6.44~29.6 pmol/L	TSH 0.25~7.31 mIU/L
术后 d2	0.4	48.15	2.77	10.15	0.46
术后 d7	0.2	33.67	2.2	4.68	0.03

（2）术后动态监测指标。术后血钠水平监测：患儿术后第 6 天出现低钠血症，术后第 15 天逐渐恢复正常水平（图 38.4）。

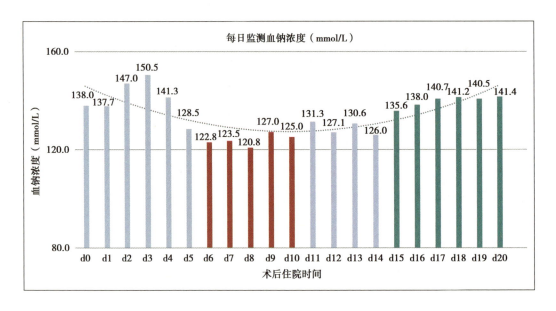

图 38.4　术后血钠浓度监测

2. 临床案例分析

颅咽管肿瘤患儿术后易出现中枢性尿崩（central diabetes insipidus，CDI）并发症，临床表现为排出大量低渗、低比重尿液，多尿，烦渴，多饮。其中多尿定义为尿量超过 2 L/（m²·d）。因此，患儿术后需每日监测尿量。CDI 是下丘脑 - 神经垂体系统对渗透压刺激的反应时，抗利尿激素（ADH）分泌或合成不足所造成的。通常是一种获得性疾病，由神经垂体的损害（特别是对产生 ADH 的大细胞神经元损伤）引起，临床常采用 ADH 替代治疗减少肾脏水排泄。

术后尿量监测：术后第二天（d2）出现尿量异常增多，d3—d15 在 PICU 住院期间尿量波动于 490~1260 mL/d（图 38.5）。

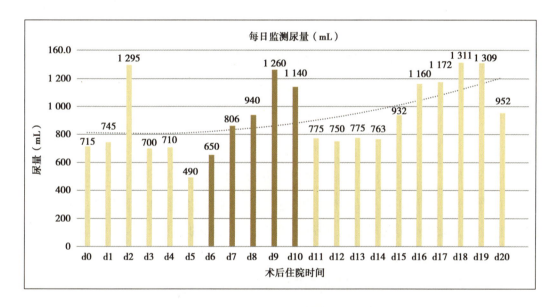

图 38.5 术后尿量监测

术后主要用药：患儿术后主要使用氢化可的松琥珀酸钠针（氢考）、左甲状腺素钠片（优甲乐）、浓氯化钠针。术后第二天（d2）开始应用弥凝药物替代治疗，d3~d15 期间根据实验室血钠水平及尿量指标，弥凝药物剂量有调整；至 d15 转出 PICU 时剂量已比较稳定（图 38.6）。

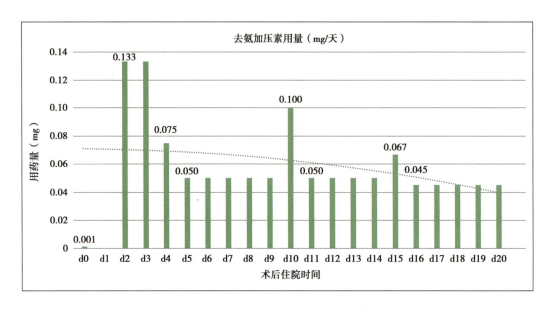

图 38.6　术后使用去氨加压素片用量

知识拓展

颅咽管瘤属于神经外科常见疾病，临床症状以下丘脑 - 垂体功能紊乱、颅内压增高、视力及视野障碍、尿崩症、神经精神症状为主，头颅 CT 有钙化的典型表现。下丘脑 - 垂体是人体至关重要的内分泌轴，由下丘脑 - 垂体 - 肾上腺轴、下丘脑 - 垂体 - 甲状腺轴、下丘脑 - 垂体 - 性腺轴组成。本例患儿术后病情变化均与这三条轴分泌的激素密切相关。

（1）下丘脑 - 垂体 - 肾上腺轴（HPA 轴）。肾上腺是位于肾脏顶部的三角形器官。每侧肾上腺由外部的皮质和内部的髓质组成。肾上腺皮质分泌盐皮质激素（mineralocorticoid）、糖皮质激素（glucocorticoid）和雄激素（androgen）。皮质由外至内分为三层（带）：球状带（外层）、束状带（中层）和网状带（内层）。球状带分泌盐皮质激素醛固酮（ALD）；醛固酮主要促进肾脏保钠、保水、排钾，以维持水盐平衡。束状带主要分泌糖皮质激素皮质醇（CORT）；下丘脑分泌促肾上腺皮质激素释放激素（CRH）进入垂体前叶，促进促肾上腺皮质激素（ACTH）的分泌，ACTH 则可以促进皮质醇的分泌。网状带主要分泌脱氢表雄酮（DHEA）、硫酸去氢表雄酮（DHEA-S）、雄烯二酮（AND）。

（2）下丘脑 - 垂体 - 甲状腺轴（HPT 轴）。下丘脑 - 垂体 - 甲状腺轴调节系统中的分级调节和负反馈调节是甲状腺激素分泌调节的重要机制，下丘脑释放的促甲状腺激素释放激素（TRH）刺激垂体的促甲状腺细胞分泌 TSH，TSH 刺激甲状腺腺体的增生以及甲状腺素（T3、T4）的合成与分泌。

（3）下丘脑 - 垂体 - 性腺轴。下丘脑释放促性腺激素释放激素（GnRH）刺激垂体分泌黄体生成素（LH）、卵泡刺激素（FSH），LH 和 FSH 对性腺均有刺激作用。

案例总结

颅咽管肿瘤术后常见并发症的核心为水盐代谢紊乱，临床表现为中枢性尿崩（central diabetes insipidus，CDI）。临床主要表现为排出大量低渗、低比重尿及不同程度高钠血症。临床通常采用 ADH 替代治疗，同时通过控制静脉液体速度及调整 ADH 替代剂量，以维持机体血钠水平的相对稳定。本案例患儿术后当天（d0）、第一天（d1）血钠仍能维持在正常范围之内与贮存于垂体内的 ADH 有关，即所谓鞍区占位术后"蜜月期"。术后 d2 血钠升高、尿量增加，存在发生 CDI 的风险。观察每日出入量，临床积极给予去氨加压素片（弥凝）替代 ADH 治疗方案，减少尿量排出，起保护容量、防止血钠快速升高的作用。在 PICU 摸索剂量的过程中（d2—d15），临床根据血钠水平的高低以及尿量多少，动态调整弥凝剂量，使血钠及容量水平维持在较为恒定的范围。患儿于术后 d11 尿量、血钠逐步恢复，药量逐渐减量，患儿病情得到控制。

肾上腺轴中的另一类激素——糖皮质激素，在应激反应中可升高。如果因为中枢手术引起 ACTH 降低导致皮质激素分泌不足，将会出现肾上腺危象，患者会表现为脱水、血压下降、昏迷乃至危及生命。为防止肾上腺危象的发生，临床予以本例患儿术后立即给予松琥珀酸钠针（氢考）替代治疗，因此，CORT 术后的水平较术前升高。因 ACTH 无法替代治疗，故术后处于较低水平。

本案例患儿术前甲状腺功能类激素处于正常水平，术后 d2 即出现 TSH 降低的情况，因此，临床给予左甲状腺素钠片（优甲乐）治疗。术后 d7 仍存在甲状腺功能减低的情况，可能与术后机体原有内源性的激素与后补充外源性的激素并存，尚未调节至稳定状态有关。因此，患儿出院后仍需监测甲状腺功能指标并调节药物剂量。

患儿术后性激素基本维持在正常参考区间内，因此，临床暂不做处理。

综上所述，本案例患儿术后发生水盐代谢紊乱为颅咽管肿瘤主要并发症。中枢性水盐代谢紊乱所致的综合征应对患者的血钠、容量状态、激素水平等进行严密监测，并对血电解质进行严密监测，综合监护，及时纠正中枢性血钠紊乱；同时，实验室激素类检测仍局限于垂体、外周内分泌腺分泌的指标，若能开发、开展下丘脑分泌的激素检测（如抗利尿激素），将更直接、更准确、更快速地提示临床患者病情，及时治疗，改善预后，降低病死率。

专家点评

鞍区占位术后管理是神经外科难点之一，需要多学科参与。其手术部位较为特殊，术后常会影响多种激素分泌，对全身各器官功能影响较大。较为显著的影响为水钠代谢轴、下丘脑垂体肾上腺轴、下丘脑垂体甲状腺轴等，影响机体皮质激素、甲状腺素、性激素及抗利尿激素等多种激素分泌及代谢。因此，需要实验室检查对上述指标进行动态监测，同时结合临床症状及体征，才能在围手术期保证激素替代治疗的顺利实施。另外，对于上述激素检测影响因素及一些特殊激素常规检测的开展（如 ADH）是未来需要开展的研究方向。

参考文献

［1］ ROUMELIOTI M E, GLEW R H, KHITAN Z J, et al. Fluid balance concepts in medicine：Principles and practice［J］. World Journal of Nephrology, 2018, 7（1）: 1-28.

［2］ ARIEFF A I, GABBAI R, GOLDFINE I D. Cerebral salt-wasting syndrome：Diagnosis by urine sodium excretion［J］. The American Journal of the Medical Sciences, 2017, 354（4）: 350-354.

［3］ 徐剑，李春德，郭莹，等 . 儿童颅咽管瘤水钠失衡与下丘脑垂体功能异常的关系［J］. 中华神经外科杂志，2020，36（8）：814-817.

［4］ 郭莹，钟历勇 . 儿童与青少年期颅咽管瘤患者神经内分泌功能受损特点比较研究［J］. 中华内分泌代谢杂志，2016，32（7）：579-583.

［5］　任洁，刘成军. 血管加压素在儿科的临床应用［J］.中国小儿急救医学，2018，25（3）：186-189.

［6］　MUTTER C M，SMITH T，MENZE O，et al. Diabetes insipidus：Pathogenesis，diagnosis，and clinical management［J］. Cureus，2021，13（2）：e13523.

肢端肥大症 1 例

39

作　　者：李思翼[1]，李飞飞[2]（牡丹江医学院附属红旗医院，1 检验科；2 内分泌科）
点评专家：金英玉（哈尔滨医科大学附属第一医院）

前　言

　　患者，女，64 岁，主因"血压升高 10 年，控制不佳 1 个月"就诊，于 2024 年 3 月 3 日入院。患者 10 年前发现血压增高，最高 200/100 mmHg，病初口服降压药（具体药物名和剂量不详），血压控制尚可。4 年前无明显诱因出现下颌前突、牙齿稀疏、鼻翼增厚肥大、唇舌肥大、手足增大、皮肤粗糙、多汗。2 年前改为硝苯地平缓释片 30 mg/ 次、1 次 / 日口服，血压控制在 150/105 mmHg，近 1 个月血压控制欠佳，改为琥珀酸美托洛尔缓释片 47.5 mg/ 次、1 次 / 日口服；厄贝沙坦氢氯噻嗪片 150 mg/ 次、1 次 / 日口服；非洛地平缓释片 5 mg/ 次、2 次 / 日口服降压治疗，血压控制在 190/110 mmHg。因患者出现手足增大及下颌前突、牙齿稀疏、鼻翼增厚肥大、唇厚舌大、皮肤粗糙等特殊面容，初步怀疑为肢端肥大症，需进一步完善检查进行诊断与鉴别诊断，开展后续治疗。

案例经过

　　如前所述，患者"血压升高 10 年，控制不佳 1 个月"就诊，在病程中无肢体麻木，无视物模糊，近 1 个月自觉头晕，无头痛，无视野缺损，无咳嗽、咳痰、发热，无腹痛、腹泻、恶心、呕吐，时有胸闷、心悸，饮食睡眠尚可。入院查体：体温 36.3 ℃，脉搏 80 次 / 分，呼吸 18 次 / 分，血压 188/105 mmHg。下颌前突、牙齿稀疏、鼻翼增厚肥大、唇厚舌大、手足增大、皮肤粗糙；结膜无苍白，皮肤巩膜无黄染，浅表淋巴结未触及肿大；双侧甲状腺未触及肿大；双肺呼吸音清，未闻及干、湿性啰音，无病理性杂音及额外心音；腹型平坦，触诊腹软，全腹无压痛及反跳痛，肝脾未触及，亦未触及腹部异常肿块，双下肢无水肿。入院时自带辅助检查：2024 年 1 月 16 日（本院）血管紧张素 Ⅱ 96.1 pg/mL，醛固酮 181.226 pg/mL，肾素 7.432 pg/mL，醛固酮 / 肾素 24.38，皮质醇 8.69 μg/dL，促肾上腺皮质激素 80.008 pg/mL。双肾上腺 CT 回报：①双侧肾上腺改变，建议增强 CT 进一步检查；②肝多发囊肿。2024 年 1 月 19 日（外院门诊）双肾彩超提示：右肾低回声包块（建议复查），双侧肾上腺回声欠均匀。2024 年 2 月 25 日（本院）葡萄糖 6.73 mmol/L↑，血钾 3.38 mmol/L↓。2024 年 2 月 18 日（外院）颅脑 MRI 回报：垂体信号不均，请结合临床病史。

入院后完善相关检查及结果回报如下。

2024-03-07 肺 CT 回报：①双肺多发结节，建议年度复查；②主动脉干增宽，心影增大，请结合临床；③肝内多发囊肿；④左乳内结节，建议结合超声检查。

2024-03-08 肿瘤标志物：糖类抗原 CA-50 39.94 U/mL↑，鳞状细胞癌相关抗原 1.72 ng/mL↑，细胞角蛋白 19 片段 3.96 ng/mL↑。生化检验：总蛋白 59.6 g/L↓，白蛋白 33.6 g/L↓，尿酸 370 μmol/L↑，葡萄糖 6.54 mmol/L↑，钾 3.41 mmol/L↓。胰岛素样生长因子 -1 671.87 ng/mL↑，25- 羟基维生素 D 14.13 ng/mL。高血压五项：醛固酮 110.047 pg/mL，肾素 1.176 pg/mL，皮质醇（8∶00）5.05 μg/dL，促肾上腺皮质激素 37.533 pg/mL。血管紧张素 Ⅱ 89.151 pg/mL。血浆皮质醇（16∶00）4.08 μg/dL。血清促肾上腺皮质激素 28.448 pg/mL。尿常规：隐血（+−），尿胆原（+），尿蛋白（++），细菌计数 82.00/μL↑，红细胞 24.50/μL↑，结晶检查 337.00/μL↑，类酵母菌 207.50/μL↑。血常规、肝功、肾功、血脂大致正常。垂体六项 + 甲状腺功能三项：卵泡生成素 27.97 mIU/mL，促黄体生成素 14.17 mIU/mL，垂体泌乳素 12.13 ng/mL，生长激素 29.56 ng/mL↑，血清游离三碘甲状原氨酸 3.51 pmol/L，血清游离甲状腺素 12.17 pmol/L，血清促甲状腺激素 3.29 μIU/mL。GH 抑制试验如表 39.1 所示。

表 39.1　GH 抑制试验

GH 抑制试验	0 min	30 min	60 min	90 min	120 min	180 min
葡萄糖（mmol/L）	5.67	11.73	13.54	10.34↑	8.75↑	4.58
生长激素（ng/L）	27.07↑	24.18↑	20.67↑	18.28↑	17.26↑	22.97↑

心脏彩超提示：左室壁增厚；三尖瓣、主动脉瓣、二尖瓣轻度反流。双肾输尿管、肾动脉、颈部血管、四肢血管、肝胆胰脾彩超：双侧颈动脉内中膜增厚；肝多发囊肿；双肾皮质回声增强，结合临床；右侧股总静脉瓣反流；左侧股总静脉瓣功能不全；左侧大隐静脉反流。

2024 年 3 月 11 日电解质测定：血钾 3.32 mmol/L↓。

2024 年 3 月 13 日电解质测定、甲状旁腺激素测定正常。

2024 年 3 月 14 日垂体增强 MRI：检查见垂体窝增大，鞍隔上抬，鞍底略下陷，其内可见结节状不规则异常信号，TW1 及 TW2 呈稍高及稍低混杂信号，增强扫描不均匀强化，大小约 13 mm × 12 mm × 17 mm（前后径 × 左右径 × 上下径），垂体柄尚居中，病灶局部包绕右侧颈内动脉海绵窦段。检查结论：垂体异常信号，考虑垂体瘤可能。

综合患者的病史、实验室检查以及影像学检查，考虑诊断为肢端肥大症、垂体瘤，患者肢端肥大症以及血压控制不佳与垂体瘤相关。

案例分析

1. 检验案例分析

患者入院后，临床医生根据患者的病史特点，完善患者相关检查及检验。

一般检验结果中，血常规、肝功、肾功、血脂大致正常。尿常规结果显示：隐血（+−），尿胆原（+），尿蛋白（++），细菌计数 82.00/μL↑，红细胞 24.50/μL↑，结晶检查 337.00/μL↑，类酵母菌 207.50/μL↑，提示存在泌尿系统感染。

继续完善相关检查：胰岛素样生长因子 -1（IGF-1）671.87 ng/mL，患者 IGF-1 明显增高，结合患者面容改变，可初步考虑为肢端肥大症。

为进一步明确诊断，完善患者 GH 抑制试验（表 39.2）。

表 39.2　GH 抑制试验

GH 抑制试验	0 min	30 min	60 min	90 min	120 min	180 min
葡萄糖（mmol/L）	5.67	11.73	13.54	10.34↑	8.75↑	4.58
生长激素（ng/L）	27.07↑	24.18↑	20.67↑	18.28↑	17.26↑	22.97↑

GH 抑制试验的原理：GH 作为一种升糖激素，正常情况下低血糖时 GH 分泌增多，

而血糖升高时 GH 分泌受抑制。肢端肥大症患者 GH 分泌为自主性，血糖增高但 GH 分泌不受抑制，甚至可能反常性增高。方法：体重 <80 kg，用 75 g 葡萄糖；体重 >80 kg，给予葡萄糖 1.25 g/kg，口服葡萄糖 0 min、30 min、60 min、90 min、120 min、180 min，分别测定血糖及 GH 水平。服用葡萄糖后血糖峰值超过空腹值的 50%，且血 GH 水平谷值 ≤ 1.0 ng/mL，即为 GH 被抑制，反之则为未被抑制。该患者血糖峰值为 13.54 mmol/L，超过空腹葡萄糖值的 50%，GH 谷值为 17.26 ng/mL，GH 水平未被抑制，肢端肥大症诊断明确，进一步完善垂体增强 MRI。

本案例患者具有经典的下颌前突、牙齿稀疏、鼻翼增厚肥大、唇舌肥大、手足增大、皮肤粗糙特征性改变，逐步完善 IGF-1 检测以及 GH 抑制试验后可明确诊断为肢端肥大症，对于该患者的病变溯源是来自垂体还是来自垂体外，需完善垂体增强 MRI 后再做定论。当患者完善垂体增强 MRI 后，其结果明确指向患者肢端肥大症病变源自垂体病变。因患者未在我院做基因相关检查，无法明确患者病变是否涉及相关基因改变。

2. 临床案例分析

患者高血压病史 10 年，近 1 月血压控制欠佳，4 年前出现下颌前突、牙齿稀疏、鼻翼增厚肥大、唇舌肥大、手足增大、皮肤粗糙。因患者特殊的面容改变，入院后不仅针对患者高血压方面进行检查，也将检查的重点放在肢端肥大症相关的检查上。

肢端肥大症相关检查：胰岛素样生长因子 -1（IGF-1）671.87 ng/mL↑，该检查异常增高，考虑肢端肥大的可能。为进一步明确诊断对患者进行 GH 抑制试验（其结果判断为：服用葡萄糖后血糖峰值超过空腹值的 50%，且血 GH 水平谷值 ≤ 1.0 ng/mL 为被抑制，反之则为未被抑制）：患者血糖峰值为 13.54 mmol/L，超过空腹葡萄糖值的 50%，GH 谷值为 17.26 ng/mL，GH 水平未被抑制，肢端肥大症诊断明确。后续完善的垂体 MRI 提示垂体信号异常，考虑垂体腺瘤可能。结合患者病史、实验室检查以及影像学检查，可以明确患者为肢端肥大症、垂体瘤。

知识拓展

肢端肥大症（以下简称"肢大"）是一种起病隐匿的慢性进展性内分泌代谢性疾病。肢大的病因是体内产生过量的生长激素（GH），其中超过 95% 的肢大患者是由分泌 GH 的垂体腺瘤所致。GH 刺激肝脏产生胰岛素样生长因子 -1（IGF-1），肢大患者长期过量分泌的 GH 和 IGF-1 促进全身软组织、骨和软骨过度增生，导致患者出现典型的肢大症状、体征，并可引起呼吸系统、心血管系统、消化系统和糖代谢等多器官 / 系统并发症。垂体腺瘤（以下简称"腺瘤"）局部压迫或侵袭可致患者头痛、视觉功能障碍和腺垂体功能减退等。肢大及相关并发症严重影响患者健康、生活质量和寿命。

实验室检查：当临床怀疑肢大时，应检测患者空腹或随机血清 GH、IGF-1 水平，必要时进行口服葡萄糖生长激素抑制试验（OGTT-GH 抑制试验）明确诊断。不推荐空腹或随机 GH 作为诊断肢大指标（正常人应激情况下 GH 分泌也会增高）；IGF-1 是检测肢大的重要生化指标；葡萄糖生长激素抑制试验（OGTT-GH 抑制试验）可明确诊断，专家共识推荐：肢大诊断标准为 OGTT-GH 谷值 ≥ 1.0 μg/L。如 OGTT-GH 谷值 <1.0 μg/L，但 IGF-1 水平升高，仍建议进一步评估肢大诊断的可能性，必要时密切随诊。

影像学检查：建议首选鞍区增强 MRI。

其他评估：如腺垂体功能、视力视野检查，肢大相关并发症如糖尿病、高血压、心脏和呼吸系统疾病、骨骼和骨关节病变、甲状腺结节、肠道息肉及恶性肿瘤。另外也要注意评估是否合并高催乳素血症和中枢性甲状腺功能亢进症。

手术、放疗和药物是肢大的治疗方法。需兼顾治疗的安全性、疗效的最大化及垂体功能的保护，结合患者的具体情况制订个体化治疗方案。

案例总结

本案例患者以"血压升高 10 年，控制不佳 1 个月"入院，患者主诉及既往史在诊疗初期会让人只关注到患者的血压控制不佳方面，该患者除特殊的面容改变外，其他器官 / 系统并发症并不明显。相关的实验室检查以及影像学检查指导临床医生对患者做出正确的诊断：肢端肥大症、垂体瘤。明确诊断后患者要求转往上级医院治疗。电话回访患者，患者自诉已在上级医院完成垂体瘤手术治疗，后续治疗方案患者未明确说清，现患者血压控制较好。

这个案例提示我们，在日常的诊疗过程中不应该被简单的思维固化，应该拓宽思路，善于从细微的病变中发现疾病的真正所在，适宜的检查检验是帮助临床医生明确诊断的重要依据，同时，检验与临床的有效沟通也非常重要。

专家点评

　　高血压患者往往就诊于心血管内科或神经内科，通过检查脂代谢、糖代谢、促肾上腺皮质激素、皮质醇、血管紧张素及醛固酮等分析病因。本案例患者在检验结果中，仅有生长激素和 IGF-1 升高，血糖偏高，血钾轻微降低，口服葡萄糖生长激素抑制试验未抑制，但垂体六项 + 甲状腺功能三项（除生长激素外）均正常，与临床沟通后得知患者具有特殊面容，但其他器官/系统并发症并不明显，检验结果及临床表现提示临床需要结合影像检查。通过实验室检查及影像学检查，确定患者肢端肥大症以及血压控制不佳与垂体瘤相关。本案例具有一定的临床典型性，提示检验科医生要有良好的临床思维，开拓思路，与临床良好的沟通才能更好地为临床服务。

参考文献

［1］ 中国垂体腺瘤协作组.中国肢端肥大症诊治共识（2021 版）［J］.中华医学杂志，2021，101（27）：2115-2126.

［2］ 段炼，王诗蕊，朱惠娟，等.《中国肢端肥大症诊治共识（2021 版）》更新要点解读［J］.中华医学杂志，2021，101（27）：2111-2114.

［3］ MELMED S. Pituitary-tumor endocrinopathies［J］. New England Journal of Medicine，2020，382（10）：937-950.

［4］ AKIROV A，MASRI-IRAQI H，DOTAN I，et al. The biochemical diagnosis of acromegaly［J］. Journal of Clinical Medicine，2021，10（5）：1147.

Prader–Willi 综合征 1 例

40

作　者： 张利改 [1]，雷小添 [2]，陈刘 [2]，何远 [1]，裴妤 [1]（陆军军医大学第一附属医院，1 检验科；2 内分泌科）

点评专家： 唱凯，隆敏（陆军军医大学第一附属医院）

前　言

　　患儿为 12 岁女童，因"多食、肥胖 10 年"入院。病程中以"贪食、体重进行性增加、阶段性反复发热、发育迟缓、智力低下"为主要临床表现。入院后查体见患儿体型矮小，严重肥胖，第二性征发育不良。进一步完善检查，患儿垂体影像学及妇科超声提示无明显异常，但垂体促性腺激素水平低下，性腺发育未启动，类胰岛素样生长因子水平低下，合并骨质疏松。完善 OGTT 试验，提示患儿存在血糖升高，胰岛素高峰延迟；GnRH 兴奋试验显示垂体反应低下，提示低促性腺功能减退；低血糖兴奋试验提示生长激素缺乏。进一步完善染色体核型分析，提示为 46，XX，完善 MS-MLPA 检测，提示患儿 15q11-q13 缺失，缺失片段来源于父链，明确诊断为 Prader-Willi 综合征（PWS）。

案例经过

　　患儿，女，12 岁，主诉多食、肥胖 10 年。患儿系第一胎过期产，出生顺利，婴儿期母乳吸吮无力，喂养困难。婴幼儿期反复发热未明确病因。2 岁后出现暴饮暴食，无饱腹感，体重进行性增长。3 岁才可平稳行走，平素性格偏激、倔强、成绩差，8 岁智力量表检查提示智力低下。患儿因无饱腹感，持续进食，父母控制其饮食后，也会偷偷进食，导致体重持续增加。

查体：生命体征平稳，身高 141 cm，体重 87 kg，BMI 43.8 kg/m²。腹围 119 cm，左上臂围 28 cm，左小腿围 51.5 cm。矮胖体型，言语少。颜面无畸形，左眼外斜视，齿列不齐。全身皮肤无紫纹，心肺（－）。双侧乳房女性外观，未扪及明显腺体，乳头乳晕无增大，未见腋毛，幼稚外阴，阴毛 Tanner Ⅰ 期，X 型腿，双足并拢站立时左膝关节过伸。手足短小，四肢肌张力正常，肌力Ⅳ—Ⅴ级。

家族史：本患儿为 G1P1，母孕期体健。父母、祖父母、外祖父母身体健康。G2P2 的弟弟身高、智力发育正常。

月经史：患儿母亲诉患儿 9 岁开始每 1~2 个月可见内裤染血 1 天，颜色偏深。近 1 年 3~4 个月一次出血。

入院后完善相关检查：电解质、肝肾功能、血脂、大小便常规、甲状腺功能未见异常。心脏超声、颈血管超声、胸部 CT、肾上腺 CT 及垂体 MRI 未见明显异常。动态血压昼夜节律正常，最高血压可达 227/159 mmHg，整体血压负荷正常。腹部超声提示脂肪肝。乳腺超声提示双侧胸壁脂肪层增厚，仅见少许腺体回声。妇科超声：子宫及右侧卵巢未见明显异常，左侧卵巢显示不清。骨龄 11 岁 11 月。骨密度 Z 值为 –2.8。促肾上腺皮质激素（ACTH）正常，皮质醇节律检测结果见表 40.1。

表 40.1　皮质醇节律检测结果

检测项目	检测时间		
	16：00	24：00	次日 8：00
皮质醇（nmol/L）	313.23	506.03	730.04

小剂量地塞米松抑制试验：促肾上腺素测定（ACTH）2.20 pg/mL↓，血浆皮质醇测定（COR）36.42（9：00）nmol/L；提示可被抑制，排除库欣综合征。生长激素（GH）0.68 ng/mL，类胰岛素生长因子 -1 测定 109.20 ng/mL↓；吡啶斯的明与左旋多巴胺联合兴奋试验结果见表 40.2，提示生长激素缺乏。糖化血红蛋白 7.70%↑；OGTT 及胰岛素释放试验结果见表 40.3。

表 40.2　吡啶斯的明与左旋多巴胺联合兴奋试验结果

检测项目	检测时间				
	0 min	30 min	60 min	90 min	120 min
生长激素（ng/mL）	0.51	0.65	0.66	1.21	0.87

表 40.3　OGTT、胰岛素和 C 肽释放试验结果

检测项目	检测时间			
	0 h	1 h	2 h	3 h
血糖（mmol/L）	6.01	12.59	13.69	12.09
INS（μIU/mL）	27.63	87.87	124.36	113.76
C-P（ng/mL）	1.25	1.99	2.84	2.83

性激素：血雌二醇（E2）7.31 pg/mL，血促卵泡生成素（FSH）0.51 mIU/mL，血促黄体生成素（LH）0.05 mIU/mL，血泌乳素（PRL）13.15 ng/mL，血睾酮（T）0.28 ng/mL。促性腺激素释放激素（GnRH）兴奋试验结果见表 40.4。

表 40.4　GnRH 兴奋试验结果

检测项目	检测时间					
	0 min	15 min	30 min	60 min	90 min	120 min
LH（mIU/mL）	0.02	0.02	0.06	0.03	0.05	0.04
FSH（mIU/mL）	0.31	0.95	0.83	0.91	0.78	0.86

染色体核型分析提示为 46，XX。相关检查结果提示患儿存在低促性腺激素性性腺功能减退症及生长激素缺乏，结合发育迟缓、智力低下、贪食、肥胖等典型临床特征，高度怀疑 PWS。进一步完善 MS-MLPA 检测，提示患儿 15q11-q13 缺失，缺失片段来源于父链，明确诊断。

案例分析

1. 检验案例分析

本案例患者入院辅助检查提示，肝肾功能未见明显异常，类胰岛素生长因子 -1（IGF-1）降低。为明确是否存在生长激素缺乏，进行吡啶斯的明与左旋多巴胺联合兴奋试验。

当有一项生长激素激发试验 GH 峰值 ≥ 10 ng/mL 时，即排除生长激素缺乏症（GHD）；当两项 GH 激发峰值 <5 ng/mL 时，提示 GH 完全缺乏；GH 激发峰值介于 5~10 ng/mL 时，为部分缺乏 GH 激发试验，是诊断 GHD 的重要依据。虽然任何一种药物激发试验都存在一定的假阳性率，但是必须在作用机制不同的两种药物激发试验结果都不正常时，方可作为诊断 GHD 的标准之一。根据临床表现及皮质醇节律试验结果，不排除库欣综合征（CS）可能。进行小剂量地塞米松抑制试验，其结果显示小剂量地塞米松可被抑制，排除库欣综合征。同时根据临床症状，考虑 PWS，送检 MS-MLPA 测序，结果显示 15q11-q13 缺失的片段来源于父链（图 40.1），支持 PWS 诊断。

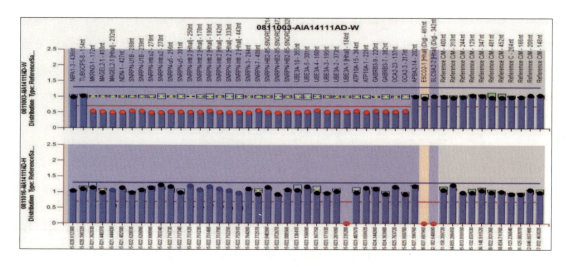

图 40.1 MS-MLPA 测序结果

2.临床案例分析

患儿入院查体显示体型均匀性肥胖，皮质醇夜间水平高，但小剂量地塞米松可抑制，排除库欣综合征。性腺发育不良，检验结果提示 LH、FSH、雌激素水平低下，性腺未启动发育，GnRH 兴奋实验提示，曲普瑞林刺激后 LH 及 FSH 无明显高峰，提示低促性腺激素性性腺功能减退。类胰岛素样生长因子 -1 水平低，行吡啶斯的明与左旋多巴胺联合兴奋试验后生长激素未能大于 5 ng/mL，提示存在儿童生长激素完全缺乏。糖化血红蛋白异常，OGTT 提示葡萄糖负荷后血糖超过正常值，胰岛素高峰延迟，胰岛素数值高，存在胰岛素抵抗，倾向于 2 型糖尿病。

患儿第二性征发育不良，染色体正常，排除性染色体疾病。妇科超声子宫卵巢可见，性激素水平提示低促性腺激素水平，排除性腺原发疾病。肾上腺及垂体形态正常，甲状腺功能、ACTH 正常，小剂量地塞米松抑制试验结果提示皮质醇偏高，考虑与单纯性肥胖有关。通过 GnRH 兴奋试验及吡啶斯的明与左旋多巴胺联合兴奋试验，提示存在垂体促性腺激素及生长激素完全缺乏，但垂体其他激素水平正常。但无法用单一垂体疾病解释患者所有症状。

患儿以肥胖、贪食、智力低下为主要临床表现，同时出现多种类分泌激素异常分泌，检查提示脂肪肝、高血糖等代谢综合征表现，临床高度怀疑 PWS，经基因检查验证证实。

PWS 是最常见的肥胖综合征，该患者的临床表现及基因结果均符合 PWS 诊断。患儿胰岛素释放试验未提示胰岛素缺乏，仅有胰岛素高峰延迟，C 肽高峰不足，糖尿病考虑系继发于肥胖的并发症。值得注意的是，患儿目前陈述病史提到可疑月经情况，但入院后性腺激素检查结果评估性腺发育未启动，不可能出现月经来潮。针对此情况，告知父母 PWS 患者可能出现搔抓肛门、外阴等异常行为，血迹可能来源于皮肤或黏膜破损。另外，因该类儿童智力低下，强调对患儿的性教育和家庭保护的重要性。

知识拓展

根据患儿为 12 岁女孩，病史较长，以贪食、肥胖、发育迟缓、智力低下为主要临床表现，合并高血糖、脂肪肝代谢异常，临床诊断为 PWS，最终经过基因检测证实。

PWS 是最常见的肥胖综合征，但与非综合征性肥胖相比仍较罕见。其患病率约为 1/15000 例活产，发病无性别倾向。绝大多数病例呈散发性。成人和儿童的主要临床表现为无法自控地多食、早发性肥胖、性腺功能减退、发育迟缓、特征性行为（脾气暴躁、强迫倾向、抓挠等）、认知功能减退或智力低下、学习障碍等；婴儿期主要表现为肌张力低下和喂养困难；胎儿期可出现胎动减少、羊水过多、臀位特点。该病属于基因印记缺陷的遗传性疾病，65%~75% 的个体系 15q11.2-q13 父源缺失，20%~30% 系染色体 15 母源单亲二体或 1%~3% 的印迹缺陷。与缺失型 PWS 相比，母源单亲二体身体特征通常不太明显，且智商较高、行为异常问题较轻，但更易出现孤独症和精神病性症状。

PWS 患者寿命较普通人群显著缩短，平均死亡年龄为 20~30 岁。主要死亡原因是呼吸衰竭、心脏疾病、消化道穿孔或梗阻、感染等，其中呼吸衰竭几乎都与肥胖有关。PWS 的治疗需要从婴幼儿期开始进行生活方式的调节，控制食欲，适当限制食物摄入。除了预防体重过度增长，限制摄食还可降低多食的急性消化道并发症风险。因其无法自控地摄食、异常行为、智力低下等情况，PWS 患者家庭有较大的情绪及经济负担。因该病较罕见，目前临床治疗上针对 PWS 尚没有较多证据，尚无某种特定药物或物质能够证明完全消除多食。既往研究 GLP-1 受体激动剂被应用于治疗 PWS，结果提示可降低 BMI 和糖化血红蛋白，但对体重的改善劣于非 PWS 患者。重组人生长激素治疗是 PWS 的常规治疗方法，无论何种年龄使用生长激素均有利于改善身体成分、身体机能、骨密度，减少心血管危险因素，青少年用药可改善成年终身高，婴幼儿用药可改善认知和运动发育。但用药过程中需由内分泌专科随访身高、体重、发育情况，监测 IGF-1 水平并调整剂量。此外，针对其他内分泌异常、睡眠和呼吸障碍等问题均需要进行密切监测和积极处理，以降低后期并发症及死亡风险。

案例总结

从检验的角度来看，患儿主要存在糖化血红蛋白、性激素以及 IGF-1 水平异常。因我国不同机构糖化血红蛋白的规范化质控工作参差不齐，因此，糖化血红蛋白水平升高无法独立作为糖尿病诊断依据，但提示既往 2~3 月血糖异常升高可能，结合 OGTT 结果，明确诊断糖尿病。胰岛素及 C 肽释放实验不支持儿童常见的 1 型糖尿病特征，即胰岛素缺乏，胰岛功能耗竭，反而表现为胰岛素高峰延迟，提示糖尿病继发于肥胖胰岛素抵抗。12 岁女童性激素提示低促性腺激素水平及低雌激素水平尚无法被判定为异常。因青春期是一个连续变化的动态过程，个体性发育时间存在较大差异。一般认为，女性在生理年龄14 岁后或骨龄 12 岁后仍无月经来潮和第二性征发育，才需进行全面的性腺评估。但本例患儿骨龄水平接近 12 岁无第二性征发育，GnRH 兴奋试验未见 LH 和 FSH 反应性升高，异常体征，因此，仍考虑低促性腺激素性性腺功能减退症。生长激素呈脉冲式分泌，单次生长激素水平不作为生长激素分泌过多或缺乏的诊断依据，而 IGF-1 的产生依赖于生长激素水平，是生长激素刺激机体生长和代谢的主要调节因子，水平稳定。IGF-1 水平低下联合吡啶斯的明与左旋多巴胺联合兴奋试验证明生长激素缺乏。疾病诊治过程中，临床与检验相互沟通，分析其激素水平异常的原因，明确了诊断，给予患儿药物治疗后出院，使用 GLP-1 受体激动剂后患儿体重有小幅下降，食欲仍较明显，我们仍在继续追踪其治疗效果。

检验医师可以通过生化、激素、染色体核型、基因等多项目综合分析，最终为疾病的诊断提供确凿而完整的实验室证据。

从临床的角度来看，该病以肥胖、贪食、智力低下为线索，查体发现第二性征发育异常、矮小，完善常规检查发现存在低促性腺激素性性腺功能减退及生长激素缺乏，合并代谢疾病，直接指向 PWS，再进一步用基因检测明确，从而达到疾病的确诊和治疗。而且本案例超说明书用药进行了 GLP-1 受体激动剂治疗，体重略有下降。针对第二性征发育异常，因考虑家属意愿及患儿自理能力，暂未考虑给予药物启动性腺发育，仍在我科随访观察中，期望能在后期有条件进行生长激素治疗后取得更好治疗效果。

专家点评

Prader-Willi 综合征（PWS）是一种罕见的遗传性肥胖综合征，临床又称为小胖威利综合征，是首个被阐明的以基因组印记异常为致病机理的多系统遗传病。PWS 患者寿命较普通人群显著缩短，早诊断、早治疗对于延长患者寿命有重要意义。该案例从检验和临床两个角度出发，通过生化检测、激素检测以及基因测序，使该罕见病得到了早期诊断、早期干预，对于改善患者生活质量、预防严重的并发症及降低死亡风险具有重要的意义。

该案例充分体现了实验室检测对临床诊断和鉴别诊断的重要性，与此同时，临床科室与检验科室应建立沟通和学习的桥梁，准确的检验结果离不开临床医生的配合。

参考文献

［1］ Butler M G，Lee P D K，Whitman B Y.Management of Prader-Willi Syndrome［M］. 3rd ed. New York，NY：Springer Verlag Inc.，2006.

［2］ BUTLER M G，MILLER J L，FORSTER J L. Prader-willi syndrome - clinical genetics，diagnosis and treatment approaches：An update［J］. Current Pediatric Reviews，2019，15（4）：207-244.

［3］ CASSIDY S B，SCHWARTZ S，MILLER J L，et al. Prader-willi syndrome［J］. Genetics in Medicine，2012，14（1）：10-26.

［4］ GROSS N，RABINOWITZ R，GROSS-TSUR V，et al. Prader-Willi syndrome can be diagnosed prenatally［J］. American Journal of Medical Genetics Part A，2015，167A（1）：80-85.

［5］ LARSON F V，WHITTINGTON J，WEBB T，et al. A longitudinal follow-up study of people with Prader-Willi syndrome with psychosis and those at increased risk of developing psychosis due to genetic subtype［J］. Psychological Medicine，2014，44（11）：2431-2435.

［6］ SHELKOWITZ E，GANTZ M G，RIDENOUR T A，et al. Neuropsychiatric features of prader-willi syndrome［J］. American Journal of Medical Genetics Part A，2022，188（5）：1457-1463.

［7］ BELLIS S A，KUHN I，ADAMS S，et al. The consequences of hyperphagia in people with prader-willi syndrome：A systematic review of studies of morbidity and mortality［J］. European Journal of Medical Genetics，2022，65（1）：104379.

［8］ BUTLER M G，MANZARDO A M，HEINEMANN J，et al. Causes of death in prader-willi syndrome：Prader-willi syndrome association（USA）40-year mortality survey［J］. Genetics in Medicine，2017，19（6）：635-642.

［9］ NG N B H，LOW Y W，RAJGOR D D，et al. The effects of glucagon-like peptide（GLP）-1 receptor agonists on weight and glycaemic control in Prader-Willi syndrome：A systematic review［J］. Clinical Endocrinology，2022，96（2）：144-154.

［10］ FESTEN D A M，WEVERS M，LINDGREN A C，et al. Mental and motor development before and during growth hormone treatment in infants and toddlers with Prader–Willi syndrome［J］. Clinical Endocrinology，2008，68（6）：919-925.

［11］ DEAL C L，TONY M，HÖYBYE C，et al. GrowthHormone research society workshop summary：Consensus guidelines for recombinant human growth hormone therapy in prader-willi syndrome［J］. The Journal of Clinical Endocrinology and Metabolism，2013，98（6）：E1072-E1087.

神经发育－颌－眼－指综合征1例

41

作　者：卢秀敏[1]，刁甜甜[2]（哈尔滨医科大学附属第六医院，1 检验科；2 儿内科）

点评专家：高海燕（哈尔滨医科大学附属第六医院）

前　言

神经发育－颌－眼－指综合征（NEDJED）是一种 FBXW11 基因发生突变后导致的多个器官系统病变的罕见疾病。其临床表型多样，大多数患者可表现为发育迟缓，通常也表现出行为障碍。脑成像显示胼胝体发育不全，侧脑室突出和／或白质异常。许多患者有下颌后缩或小下颌畸形，但也有观察到轻微下颌前突。眼部异常有多种表现，可能是严重和复杂的，但一些患者仅表现为轻度近视。手指和脚趾异常，包括短指（趾）、指（趾）内弯、并指（趾）和挛缩，多指（趾）很少见。对于该病的诊断，主要依赖于全外显子组基因检测。目前国内外尚无治疗相关报道。因其可能影响患儿终身高，故经验性生长激素治疗可作为一种对症治疗方案。

案例经过

患儿，女，6岁5月，主诉：发现身材矮小5年余。现病史：家属发现患儿自1岁左右起身材较同龄人矮小，近3年年生长速率约4~5 cm。患儿现6岁5月，身高108.5 cm，骨龄8~9岁，无阴毛、腋毛发育，无乳房发育，无阴道分泌物。患儿头围较大，手指短粗，无视力、听力及嗅觉障碍，门诊以"矮小症"收入院。

出生史：G1P1，足月顺产，出生体重 3.5 kg，身长 50 cm，出生前囟偏小（具体不详），无产伤窒息史，孕晚期四维超声提示头围大，股骨偏短。既往史：智力及体力发育正常。家族史：父亲与母亲均患乙肝。父亲 36 岁，身高 170 cm，身高猛增年龄不详，少数民族（达斡尔族），父亲亲属发色均偏浅。母亲 27 岁，身高 160 cm，月经初潮 14 岁。

入院后查体：身高 108.5 cm，体重 27 kg，BMI 22.9 kg/m²。一般状态尚可，神志清楚，头发浓密，色浅，头围 50 cm，人中深，有轻微斜视，视力正常，耳位略低，后发际线偏低，脖颈短，体毛重（母亲体毛重），手指短粗，指甲短，有轻微漏斗胸。未见皮疹及色素沉着缺失，心肺腹查体未见著征，神经系统查体未见异常，无阴毛、腋毛，双侧乳房 B1 期，右侧乳房可见湿疹样皮疹，外阴 PH1 期，皮肤黏膜无色素沉着，无痤疮。

辅助检查：雌二醇 9.13 pmol/L，促卵泡刺激素 0.71 IU/L，促黄体生成素 0.15 IU/L；胰岛素样生长因子 -160.31 ng/mL↓（正常范围 63.6~250 ng/mL）；总 25 羟基维生素 D 19.88 ng/mL↓（正常范围 20~100 ng/mL）；血常规、生化系列、甲状腺功能八项、糖化血红蛋白、皮质醇、肿瘤系列、尿常规均未见明显异常。生长激素激发试验峰值 9.36 mIU/L（表 41.1）。染色体核型分析：46，XX；骨龄 8~9 岁（图 41.1）；全脊柱拼接正侧位片：全脊柱曲度未见明显侧弯，Cobb 角为 2°，颈椎生理曲度略变直，骶 1 腰化，骶椎隐裂；垂体核磁示垂体较薄；妇科超声示右侧卵巢可见 1~2 枚大于 0.4 cm 卵泡回声，左侧卵巢可见 3~4 枚大于 0.4 cm 卵泡回声。心脏彩超、颅脑核磁、髋关节正位片、甲状腺、肝胆脾及泌尿系彩超均未见异常。

表 41.1　患儿生长激素激发试验结果

指标	0 min	30 min	60 min	90 min
生长激素（mIU/L）	0.58	6.54	9.36	6.07

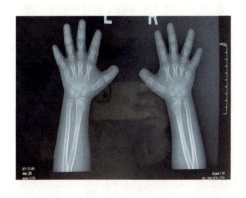

图 41.1　患儿骨龄 8~9 岁，指骨多发锥形骨骺、相应指骨粗短，掌骨较短

案例分析

1. 检验案例分析

身材矮小症患儿病因复杂多样，其中以生长激素缺乏症（GHD）较为常见。GHD 是由于腺垂体合成和分泌生长激素（GH）部分或完全缺乏，或由于 GH 分子结构异常等所致的生长发育障碍性疾病。本案例患儿身材矮小，胰岛素样生长因子 -1 水平偏低。入院后完善生长激素激发试验，结果显示峰值为 9.36 mIU/L（<10 mIU/L），表明患儿生长激素部分缺乏。结合患儿发病年龄早，头围大，手指短粗，监测影像学检查手部平片及脊柱正侧位片见股骨病变，长骨未见明显受累，考虑先天性疾病可能。因此，我们根据临床要求进行了进一步的基因检测。

全外显子组基因检测报告结果显示，患儿在神经发育和下颌 - 眼 - 指综合征相关基因 FBXW11 外显子区域上检测到一处杂合变异：c.793T>C（胸腺嘧啶 > 胞嘧啶），导致氨基酸改变 p.W265R（色氨酸 > 精氨酸）（图 41.2—图 41.5）。患儿 FBXW11 基因的杂合变异其父母均未携带，为新生变异。

FBXW11 基因报道为常染色体显性遗传（AD），若此变异为致病性变异，理论上有可能致病。根据《ACMG 遗传变异分类标注与指南》，该变异可评级为疑似致病变异（PS2+PM2）。

基因	变异位点（GRCh37/hg19）	合子型	正常人群携带率	转录版本基因亚区	变异来源	ACMG变异评级	疾病信息
FBXW11	c.793T>C chr5-171305130 p.W265R	杂合 56/48 0.46	—	NM_012300.2 exon7	新生	Likely pathogenic	神经发育和下颌 - 眼 - 指综合征（AD）

图 41.2　患儿全外显子组基因检测结果

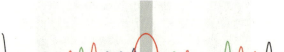
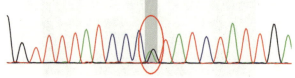

图 41.3　患儿 *FBXW11* 基因外显子区域 chr5：171305130 存在 c.793T ＞ C 的杂合变异（反义链）

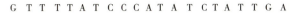

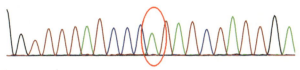

图 41.4 患儿父亲 *FBXW11* 基因外显子区域 chr5: 171305130 无变异（反义链）

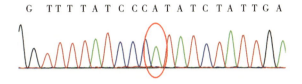

图 41.5 患儿母亲 *FBXW11* 基因外显子区域 chr5: 171305130 无变异（反义链）

2. 临床案例分析

该患儿目前 6 岁 5 月，身高 108.5 cm，骨龄 8~9 岁，处于同年龄、同性别正常健康儿童生长曲线 P3 以下，胰岛素样生长因子 -1 水平偏低。入院后完善生长激素激发试验，结果表明患儿生长激素部分缺乏，故诊断为身材矮小症。此外，患儿存在特殊体征，完善基因检测，结果提示患儿为神经发育 - 颌 - 眼 - 指综合征。

与本病相关的鉴别诊断如下。（1）Turner 综合征：该患儿妇科超声结果未见异常，染色体核型为 46，XX，无颈短、颈蹼、肘外翻、乳距宽、色素痣多等特殊躯体特征，故可排除。（2）黏多糖贮积症：该患儿无明显胸骨突出（鸡胸），肋骨外翻，脖子短、腕关节松弛及膝关节外翻（X 形腿）等体征，基因检测未报告相关基因，故可排除。（3）软骨发育不全：临床表现以侏儒最为显著，四肢短，上臂和股部最为明显；头增大，面部宽，前额突出，鼻梁扁平，上齿槽突起，下颌骨突出；胸廓扁平，肋缘外翻，脊柱胸腰段的后突加大，腹部前突和臀部后突，形成特殊姿势；手短而宽，一般是手指等长。该患儿全脊柱拼接正侧位片及髋关节正位片无相关表现，故可除外。

治疗及随访：关于该基因突变疾病应用生长激素治疗国内外文献均未见报道，药效不明确，但家长出院后要求生长激素促身高治疗。定期随访可见患儿生长激素治疗疗效可观（具体随访结果如表 41.2 所示）。2023 年 3 月，生长激素初始剂量 3.9 U/d；2023 年 9 月 25 日，生长激素调整为 4.0 U/d；2024 年 1 月 18 日，生长激素加量至 4.3 U/d；2024 年 5 月 2 日，生长激素加量至 5.0 U/d。继续监测各指标、注意随访。

表 41.2　患儿的随访结果

时间	2023 年 2 月 15 日	2023 年 6 月 28 日	2023 年 9 月 25 日	2024 年 1 月 18 日	2024 年 5 月 2 日
年龄	6 岁 5 月	6 岁 9 月	7 岁	7 岁 4 月	7 岁 7 月
身高	108.5 cm	113.0 cm	115.1 cm	118.5 cm	122.0 cm
体重	27.0 kg	27.1 kg	27.3 kg	28.4 kg	31.6 kg
骨龄	8~9 岁	—	8~9 岁	—	10 岁
IGF-1	60.31 ng/mL	359.90 ng/mL	351.70 ng/mL	346.70 ng/mL	445.70 ng/mL

知识拓展

　　FBXW11 是一个具有 40 个氨基酸的基序（F-box），是 Skp1-cullin-F-box（SCF）泛素连接酶复合物的底物接头，其催化磷酸化依赖的泛素化。它有 2 个靶点，包括 β - 连接蛋白和 GLI 转录因子，分别是 Wnt 和 Hh 通路的关键介质。

　　FBXW11 参与 Wnt 信号通路，在细胞增殖、组织模式和器官形态发生的调控中起着至关重要的作用。该通路的异常可导致一系列发育障碍，包括肢体、神经及精神等方面。在小鼠模型中也有重要的证据表明，Wnt 信号通路在发育性眼病中的重要性。

　　FBXW11 还通过调节 GLI 转录因子的泛素化参与 Hh 信号通路。Hh 通路基因的变异与发育异常有关。GLI2 和 GLI3 变体已在具有多种表型特征［包括前脑无裂畸形、多指（趾）畸形和无眼症］的个体中报道。

　　关于 FBXW11 在人类发育中的作用以及 FBXW11 异常功能对人类疾病的影响，目前知之甚少。全外显子组或全基因组测序极大地促进了导致复杂、罕见和临床异质性人类疾病的遗传变异的识别。

案例总结

　　本案例患儿因身材矮小就诊，患儿胰岛素样生长因子 -1 水平偏低，生长激素激发试验提示生长激素部分缺乏，结合患儿存在特殊体征，临床医生担心漏诊、误诊。检验科在与临床沟通的过程中积极推进完善全基因组外显子检测，期望找到与患儿疾病相关的致病基因，进而明确病因。最终通过全基因组外显子检测，发现患儿存在 FBXW11 基因突变，提示神经发育和下颌 - 眼 - 指综合征，为患儿找到了病因，并指导临床对症治疗。

由于分子诊断技术的飞速发展，越来越多罕见疾病的致病机制被揭开。临床医生在诊断疾病时也不再局限于常规的检测项目，对基因检测的需求日益增多。检验科除满足临床诊疗的基本需求外，也应注重与临床的沟通交流，关注临床诊疗的需求，开展更有效的检验项目，帮助患者得到更好的治疗。

专家点评

神经发育 - 颌 - 眼 - 指综合征是一种比较罕见的疾病，大多数患者表现为发育迟缓。临床需结合患者的病史，激素等内分泌功能和影像学检查结果进行多疾病的排查，具有一定的难度。随着分子诊断技术的发展，基因检测越来越多地被应用于疾病的诊断和鉴别诊断中，帮助临床更好地开展诊治工作。

在少见病、罕见病的诊治过程中，检验与临床的密切沟通尤为重要。检验医师应能够对检验指标进行解读，提出进一步的检查建议，积极寻找病因，为临床提供重要的诊断方向，才能真正地为临床和患者服务。

参考文献

［1］ HOLT R J，YOUNG R M，CRESPO B，et al. De novo missense variants in FBXW11 cause diverse developmental phenotypes including brain，eye，and digit anomalies［J］. The American Journal of Human Genetics，2019，105（3）：640-657.

［2］ JIN J P，CARDOZO T，LOVERING R C，et al. Systematic analysis and nomenclature of mammalian F-box proteins［J］. Genes & Development，2004，18（21）：2573-2580.

［3］ FUCHS S Y，CHEN A，XIONG Y，et al. HOS，a human homolog of Slimb，forms an SCF complex with Skp1 and Cullin1 and targets the phosphorylation-dependent degradation of IkappaB and beta-catenin［J］. Oncogene，1999，18（12）：2039-2046.

［4］ NUSSE R,CLEVERS H. Wnt/β-catenin signaling,disease,and emerging therapeutic modalities［J］. Cell，2017，169（6）：985-999.

［5］ MARTINEZ G，WIJESINGHE M，TURNER K，et al. Conditional mutations of beta-catenin and APC reveal roles for canonical Wnt signaling in lens differentiation［J］. Investigative Ophthalmology & Visual Science，2009，50（10）：4794-4806.

［6］ CAVODEASSI F，CREUZET S，ETCHEVERS H C. The hedgehog pathway and ocular developmental anomalies［J］. Human Genetics，2019，138（8/9）：917-936.

抗肾小球基膜病病例分析 1 例

42

作　　者：刘斯琴[1]，郭小英[1]，杨军[2]（大庆油田总医院，1 检验科；2 肾内科）

点评专家：曹艳菲（大庆油田总医院）

前　言

　　急进性肾小球肾炎（RPGN）是一种临床危重症，主要病理表现为大量新月体形成，Ⅰ 型 RPGN 病理表现为肾组织上有抗肾小球基膜（GBM）沉积，又称为抗 GBM 病，肺和肾也可同时受累，表现为 Goodpasture 综合征。抗 GBM 病发病率较低，病程进展迅速，预后差，临床表现不典型，其诊断主要依赖血清或组织中检测出抗 GBM 抗体。现对一例抗 GBM 抗体介导的肾小球肾炎患者进行总结，旨在从实验室角度对临床病例进行分析，认识实验室检测方法对临床诊断和治疗的影响。

案例经过

　　患者，男，69 岁，2022 年 7 月 17 日以"发现蛋白尿 5 年，尿色加深 4 天"入院。患者 5 年前因浮肿于我院就诊，发现尿蛋白 3+，24 h 蛋白尿 8 g 左右，肾功能、血肌酐正常。当时明确诊断"肾病综合征"，给予"中药汤剂（具体药名及剂量不详）"、雷公藤及黄葵治疗，其后未复查。近 1 个月患者逐渐出现浮肿，以双下肢为著，4 天前发现尿色加深，为洗肉水样，无尿痛、尿急、尿频。16 日门诊检查：尿素 6.44 mmol/L，肌酐 130 µmol/L，总蛋白 49 g/L，白蛋白 28 g/L，尿常规：尿隐血 3+，尿蛋白 3+，红细胞计数 969/µL，白细胞计数 37/µL，门诊以"血尿"收入院。

入院查体：慢性病容，轻度贫血外观，浅表淋巴结未触及肿大，双眼睑轻度水肿，心肺听诊正常，全腹无压痛、反跳痛及肌紧张，双下肢中、重度浮肿。其余体征正常。

入院后胸部 CT 影像分析：双肺野透过度正常，可见斑片样及条索样密度增高影，边缘清楚，气管、支气管通畅，考虑双肺慢性炎症。实验室报告：抗 ANA、抗 ds-DNA、ANCA 谱均为阴性，甲状腺功能、凝血功能、心肌酶传染病检查未见异常。

实验室检查结果如下。

血糖、肾功能、离子检测报告：葡萄糖 5.47 mmol/L，尿素 8.03 mmol/L↑，肌酐 145.10 µmol/L↑，血钾 4.36 mmol/L，血钠 136.80 mmol/L↓，血氯 104.50 mmol/L；24 h 尿蛋白定量 5.84 g/24 h↑；血清蛋白电泳：白蛋白 47.4%↓，a1 球蛋白 8.9%↑，a2 球蛋白 18.1%↑，γ 球蛋白 10.3%↓；ANCA 抗体 + 抗 GBM 抗体检测报告：抗蛋白酶 3 抗体 <2 RU/mL，抗肾小球基底膜抗体 >200 RU/mL↑，抗髓过氧化物酶抗体 <2 RU/mL。

该患者抗肾小球基底膜抗体 >200 RU/mL，为阳性；血肌酐升高，血尿、蛋白尿，考虑抗肾小球基底膜抗体病诊断明确。本病预后凶险，如不及时治疗，患者多进展为终末期肾脏病，很少有自发缓解的可能。标准治疗是强化血浆置换，联合糖皮质激素和环磷酰胺。血浆置换治疗中，抗 GBM 抗体浓度与肌酐值变化趋势如图 42.1 所示，采用 A、B、C 三种试剂检测抗 GBM 抗体浓度变化情况（表 42.1）。

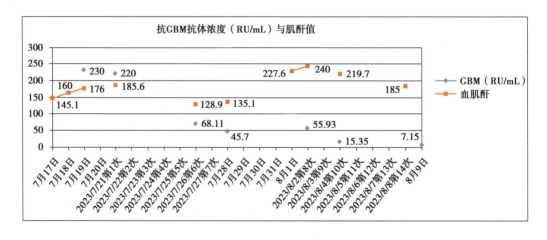

图 42.1　血浆置换治疗中抗 GBM 抗体浓度与肌酐值变化趋势

表 42.1　不同试剂抗 GBM 抗体检测结果

序号	日期	A 试剂 （酶免法 IU/mL）	B 试剂 （多重液相芯片 S/CO）	C 试剂 （化学发光 CU/mL）
1	7 月 19 日	230.0	9.21	—
2	7 月 21 日	220.0	7.77	—
3	7 月 26 日	68.11	4.28	—
4	7 月 28 日	45.70	3.24	—
5	8 月 2 日	55.93	4.32	394.9
6	8 月 4 日	15.35	2.45	144.0
7	8 月 9 日	7.15	1.07	35.2

注：A 试剂参考区间为 <20 IU/mL，B 试剂参考区间为 <1 S/CO，C 试剂参考区间为 <20 CU/mL。

9 月 30 日复查结果：24 h 尿蛋白定量检测报告显示，24 h 尿蛋白定量为 2.38 g/24 h↑。肾功能显示，尿素 10.20 mmol/L↑，肌酐 113 μmol/L↑。

案例分析

1. 临床案例分析

患者为老年男性，以蛋白尿、血尿入院，5 年前曾于我院诊断为肾病综合征，查体双下肢中 - 重度浮肿。根据 CKD-EPI 公式计算患者的肾小球滤过率为 47.96 mL/min，符合慢性肾脏病 3 期，给予改善肾功能、利尿消肿、降低肾小球囊内压、降低尿蛋白等对症治疗，患者本人拒绝肾活检。7 月 20 日，实验室回报抗肾小球基底膜抗体阳性，检测值为 230 RU/mL（酶联免疫吸附法），结合目前肾功能、血肌酐升高，血尿、蛋白尿，考虑抗 GBM 病诊断明确。给予激素冲击治疗 3 天，次日开始血浆置换治疗，7 月 22 日冲击治疗后停激素静点，给予美卓乐口服，同时给予环磷酰胺口服，连续血浆置换至 7 次，抗 GBM 抗体为 45.7 RU/mL。7 月 28 日出现感染性发热，不能除外肺炎，给予对症治疗并监测感染相关指标。8 月 2 日继续血浆置换连续 7 次，抗 GBM 抗体为 7.15 RU/mL，停止血浆置换，继续应用糖皮质激素及环磷酰胺治疗。

2. 检验案例分析

在患者血浆置换期间，使用 A 与 B 试剂持续监测抗 GBM 抗体的滴度变化，并在患者进行了数次血浆置换后，使用化学发光的方法（C 试剂）复测患者抗 GBM 抗体。A、B、C 试剂的结果出现了不符，患者 8 月 4 与 9 日 A 试剂结果抗体阴性，C 试剂阳性，且滴度呈现下降趋势。出现不符的原因可能是 ELISA 与 CLIA 方法学的差异。文献表明，化学发光法抗 GBM 抗体检测试剂的灵敏度和特异度分别为 97.4% 和 100%，AUC 0.987，酶联免疫法为 94.9% 和 97.9%，AUC 0.966。抗 GBM 抗体在 GBM 病的诊疗中至关重要，2020 年改善全球肾脏预后组织（KDIGO）相关指南推荐对于临床疑似 RPGN 的患者，无论是否合并肺出血都要进行实验室抗体的检测。其中对于临床高度怀疑抗 GBM 病的患者，若抗 GBM 抗体检测结果 24 h 内未出，在报告出来前要及时开始糖皮质激素与血浆置换的治疗。实验室检测的及时性可以更好地辅助临床诊疗。在本案例中，患者治疗 1 个多月后，因呼吸道疾病住院治疗科，检测血肌酐值为 113 μmol/L，略高于正常参考范围，较之前好转。

知识拓展

抗 GBM 病是以循环中出现抗 GBM 抗体及其在脏器中沉积为特征的自身免疫病，发病率为（0.5~1）/1000000。1919 年，美国病理学家 Goodpasture 首次报道 1 例 18 岁男性病人，咯血，急性肾双节，病理显示主要累及肺和肾脏。80% 患者就诊时已进入尿毒症期（ESRD），随后发现抗 GBM 抗体。1988 年，Saus 等人发现 a3（IV）NC1 区为主要靶抗原。该病变主要累及基底膜，包括肾小球基底膜（GBM）、肾小管基底膜（TBM）、肺泡毛细血管基膜（ABM）及其他组织基膜（如脉络膜、角膜、视网膜血管基底膜等处）。抗 GBM 病的发病机制被认为是在外界因素诱发下，IV 型胶原 a345 链 NC1 区四级结构发生改变导致自身抗原暴露，与抗体结合，诱发自身免疫反应。该疾病的临床表现方面一般急骤起病，多表现为急进性肾炎综合征，明显的血尿和蛋白尿，少数患者起病隐匿，发现时已进展至尿毒症期，发病前驱症状缺乏特异性。部分患者可出现肺出血而诊断为 Goodpasture 病，多数患者有小细胞低色素性贫血，贫血程度往往与肾功能损害不平行。通过血浆置换清除循环中的抗体，对于肺出血和肾功能的恢复具有良好的效果。

抗 GBM 病患者有两个发病高峰，分别在 20~40 岁和 60~80 岁，可能与感染、环境因素和遗传背景相关，约半数以上患者有上呼吸道感染的前驱病史，其中多为病毒性感染。抗 GBM 抗体可以直接参与致病，抗体的免疫学特性对其致病性起决定性作用，抗 GBM 抗体滴度的升高、抗体识别的抗原表位的不断扩展、IgG 亚型增多、亲和力的不断成熟，在病情的发生进展中起到一定的致病作用。抗 GBM 抗体可以分为 IgG1、IgG2、IgG3 和 IgG4 亚型，亲和力高，主要靶抗原位于Ⅳ型胶原 a3 链的 NC1 区，有两个主要的抗原构象表位 EA 和 EB，存在于 a3 链的氨基端，正常情况下隐匿，环境或其他因素可诱使其暴露。在正常人血清中也存在天然抗体，但滴度和亲和力都极低。在累及肺脏的病例中，该抗体的阳性率为 80%~90%，抗 GBM 抗体水平与肾脏损伤程度相关，与肌酐和少尿程度具有相关性，同时抗体水平与 CD4$^+$T 细胞数值呈现相关性。

案例总结

本案例患者为老年男性，因"蛋白尿、血尿"入院，血清学检查抗 GBM 抗体阳性，临床诊断为急进性肾小球肾炎，进行标准的血浆置换联合环磷酰胺与激素治疗，治疗过程中恢复良好。实验室进行抗 GBM 抗体检测时，推荐使用多种方法学进行复测，治疗时持续监测抗体滴度，直至抗 GBM 抗体转阴。

专家点评

循环中检测到抗 GBM 抗体是诊断抗 GBM 病的重要依据，也是治疗监测指标，同时对于预后不良具有提示作用。抗 GBM 抗体会出现假阳性情况，在系统性红斑狼疮患者、一些淋巴增殖性疾病如 Castleman 可能出现抗 GBM 抗体阳性。Alport 综合征是一种遗传性肾小球基底膜疾病，主要为Ⅳ型胶原的遗传突变，进行肾移植后会出现抗 GBM 抗体。抗 GBM 病进展迅速，若血浆置换不充分，抗 GBM 抗体尚未转阴，患者有很快进展成晚期肾小球肾炎的风险。及时准确的诊断是提高救治的关键。

参考文献

［1］ 赵明辉 . 肾脏内科案例分析精粹［M］. 北京：人民卫生出版社，2020.

［2］ ROVIN B H，ADLER S G，BARRATT J，et al. Executive summary of the KDIGO 2021 guideline for the management of glomerular diseases［J］. Kidney International，2021，100（4）：753-779.

［3］ 万兴运，陈意志，陈香美 .2019 年美国血浆置换学会血浆置换和免疫吸附临床实践指南（第 8 版）解读［J］. 中华肾病研究电子杂志，2021，10（1）：8-13.

［4］ ASIM M，AKHTAR M. Epidemiology，Impact，and Management Strategies of Anti-Glomerular Basement Membrane Disease［J］. International Journal Of Nephrology And Renovascular Disease，2022，15：129-138.

［5］ TAN Y，PANG W，JIA X Y，et al. Comparison of the performance of a chemiluminescence assay and an ELISA for detection of anti-GBM antibodies［J］. Renal Failure，2020，42（1）：48-53.

未分化结缔组织病患者抗环瓜氨酸抗体（Anti-CCP）假阳性结果分析1例

43

作　　者：王广洲[1]，贾捷婷[2]（江苏省苏北人民医院，1 检验科；2 风湿免疫科）
点评专家：周林（江苏省苏北人民医院）

前　言

结缔组织疾病（connective tissue disease，CTD）是一个被广泛使用的术语，用于描述一组以炎症性自身免疫反应为特征的疾病，这类疾病可累及任何器官、系统。由于这类疾病具有相似的临床表现，特别是在疾病的早期阶段，因此，需要风湿免疫科医生依靠他们的临床敏锐性做出明确的诊断。然而，在实践中，风湿免疫科医生经常遇到没有明确的症状及实验室结果支持诊断 CTD 的情况。通常将这类疾病归类为未分化结缔组织病（UCTD）。据报道，在风湿免疫科就诊的患者中，高达 20%~50% 的患者被诊断为 UCTD。

案例经过

患者，女，49 岁，因"口干、眼干 3 年余"于 2023 年 3 月 20 日入住我院。

患者既往高血压病史 3 年余，口服厄贝沙坦 2 片 / 天，苯磺酸氨氯地平片 1 片 / 天；否认糖尿病、冠心病等其他慢性疾病史，否认肝炎、结核等感染性疾病史，否认重大手术及外伤史，否认输血史，否认药物及食物过敏史，预防接种不详。

患者 3 年前无明显诱因出现口干、眼干症状，无口腔溃疡，无皮疹、红斑，无明显脱发，于我院门诊就诊，具体检查报告不详，予以帕夫林及纷乐口服，1 年后停服帕夫林。

2020 年 10 月 22 日，在我院门诊进行唇腺活检，术后病理：（下唇唇腺）涎腺组织内见少量淋巴细胞、浆细胞散在浸润。

2020 年 10 月 8 日，实验室检查结果显示 101 U/mL↑。2022 年 4 月 20 日，检查结果显示，Anti-CCP 193.0 U/mL↑；类风湿因子、抗 Sm 抗体、抗突变形瓜氨酸波形蛋白抗体、抗 SS-A 及抗 SS-B 抗体、抗核抗体未见异常。

2022 年 12 月及 2023 年 3 月多次检测 Anti-CCP 结果均显示增高：2022 年 12 月 15 日，Anti-CCP 结果为 216.0 U/mL↑；2023 年 3 月 16 日，Anti-CCP 结果为 185 U/mL↑。此时患者仍然没有风湿性关节炎的临床表现。

患者在 2023 年进行多次 Anti-CCP 及单抗核抗体谱检测，结果均显示 Anti-CCP 结果异常增高（表 43.1—表 43.4）。

表 43.1　2023 年 3 月 20 日患者 Anti-CCP 及甲状腺功能检测结果汇总表

检测项目	检测结果
Anti-CCP	184 U/mL↑
AFP	2.72 ng/mL
CEA	0.37 ng/mL
Ca19-9	10 U/mL
FT3	4.27 pmol/L
FT4	15.40 pmol/L
TSH	1.16 mIU/L
TPO	16.60 IU/mL
ATG	17.10 IU/mL
TRAB	<0.8 IU/L

表 43.2　2023 年 3 月 20 日患者抗核抗体检测结果汇总表

检测项目	检测结果
抗 ds-DNA	0.42 IU/mL
抗 C1q 抗体	3.04 U/mL

续表

检测项目	检测结果
抗 β2GP I-IgG	3.10 AU/mL
抗 β2GP I-IgM	<2 AU/mL
抗 β2GP I-IgA	<2 AU/mL
抗 Sm 抗体	0.54 AU/mL
抗核小体抗体	1.07 AU/mL
抗 SS-A 52 抗体	1.27 AU/mL
抗 SS-A 60 抗体	1.86 AU/mL
抗 SS-B 抗体	0.15 AU/mL
抗 JO-1 抗体	1.81 AU/mL
抗 Scl-70 抗体	0.36 AU/mL
抗组蛋白抗体	2.20 AU/mL
抗 U1-RNP	3.82 AU/mL
抗线粒体 M2 抗体	0.92 AU/ml
抗着丝粒蛋白 B 抗体	0.12 AU/mL
抗核糖体 P 蛋白抗体	0.89 AU/mL
抗肌炎 / 硬皮病抗体	1.76 AU/mL
抗增殖细胞核抗原抗体	2.64 AU/mL
抗突变型瓜氨酸波形蛋白抗体	6.10 U/mL
抗 α 胞衬蛋白抗体	1.00 U/mL

表 43.3　2023 年 3 月 21 日患者检测结果汇总表

检测项目	检测结果
补体 4	0.18 g/L
补体 3	0.83 g/L
RF	11.3 IU/mL
免疫球蛋白 G	11.50 g/L
免疫球蛋白 A	1.86 g/L
免疫球蛋白 M	0.82 g/L

续表

检测项目	检测结果
免疫球蛋白 KAPP	2.08 g/L
免疫球蛋白 LAMD	1.33 g/L
抗髓过氧化物酶	0.270 RU/mL
抗蛋白酶 3	0.1 RU/mL
CANCA	阴性
PANCA	阴性
抗核抗体	阴性

表 43.4　2023 年 3 月 23 日患者检测结果汇总表

检测项目	检测结果
ACA-IgG	1.34 U/mL
ACA-IgG	0.96 U/mL
ACA-IgG	1.00 U/mL
类风湿因子 IgG	1 U/mL
类风湿因子 IgA	1 U/mL
类风湿因子 IgM	4 U/mL

患者在 2023 年 5 月 27 日及 7 月 29 日重新进行 Anti-CCP 检测，结果分别为 185 U/mL↑和 184 U/mL↑。综合以上结果，除 Anti-CCP 异常外其余结果均未见明显异常。

案例分析

1. 临床案例分析

患者为中年女性，慢性病程，主要表现为口干、眼干。

2020 年开始患者就诊于我院风湿科门诊，曾查抗 Anti-CCP 抗体 101 U/mL，其余自身抗体均为阴性。后多次复查 Anti-CCP 抗体，均高于正常范围。

2020 年和 2023 年进行两次唇腺活检术，病理均未提示淋巴细胞、浆细胞灶性浸润，考虑以下方面疾病。

（1）类风湿性关节炎：患者无关节肿痛，血沉正常，类风湿因子阴性，曾查关节彩超未提示滑膜炎表现，故类风湿性关节炎不支持。

（2）干燥综合征：患者有口干，但抗核抗体阴性，抗 SS-A 抗体阴性，两次唇腺活检病理均不支持干燥综合征表现，故干燥综合征依据不足。

（3）结缔组织病：患者反复查抗 CCP 抗体，结果均为阳性，因该抗体可出现在一部分临床前类风湿性关节炎的患者，故不排除该患者有向类风湿性关节炎转化的可能，考虑该患者目前诊断为未分化结缔组织病，临床上予以口服白芍总苷胶囊、硫酸羟氯喹治疗。

纵观患者的整个病史特点，当临床症状和实验室检查结果不一致时，需要进行深入的多学科讨论，寻找其背后的原因，尽力为患者提供更精准的治疗方案。

2. 检验案例分析

回顾 Anti-CCP 项目室内质控、室间质控、仪器、试剂、环境等状况均正常。

（1）高速离心处理：使用转速为 10000 转 / 分的高速离心机，离心 10 min 后，样本重新检测，结果为 185 U/mL，几乎无变化。

（2）样本倍比稀释检测：使用 Anti-CCP 结果 <0.8 U/mL 性状佳的体检血清样本作为稀释液，同时稀释阳性样本（Anti-CCP 结果为 287 U/mL，且诊断为类风湿性关节炎）和本案样本，稀释度分别为 1∶2、1∶4、1∶8、1∶16、1∶32，各浓度检测结果见表43.5。

表 43.5　倍比稀释检测结果

	原倍值（U/mL）	1∶2	1∶4	1∶8	1∶16	1∶32
阳性样本对照	287	258	204	129	61.5	26.1
本案样本	179	83.9	31.1	<8	<8	<8

（3）聚乙二醇（PEG）沉淀处理。

①配制 25% PEG 溶液：将 25 g PEG 溶解在约 60 mL、18~25 ℃去离子水中，充分溶解后，定容至 100 mL。

②将样本与 PEG 溶液按 1∶1 比例充分混匀 10 s 以上，10000 转 / 分离心 5 min 后取上清液检测 Anti-CCP 含量，检测结果见表 43.6。

表 43.6　PEG 处理检测结果

	检测浓度（U/mL）
阳性样本对照	404
本案样本	<8
阴性对照	<8

知识拓展

1998 年，荷兰学者 Schellekens 等人成功设计了一条由 19 个氨基酸残基组成的线性瓜氨酸肽，这种瓜氨酸肽是通过聚角蛋白微丝蛋白的序列合成的，但是线性结构的肽极其不稳定，很容易影响实验结果。为了有效克服这一问题，2000 年，Schellekens 等人在此基础上通过把线性肽链上的 3 号和 16 号上两个丝氨酸代替成半胱氨酸，使二硫键转化为环，最终合成了由 21 个氨基酸组成的环状瓜氨酸肽，环形结构可以使瓜氨酸活性位点显现出环肽表面。抗环瓜氨酸抗体是以 IgG 为主的环状聚丝蛋白的多肽段抗体，它能与瓜氨酸化蛋白上的瓜氨酸进行特异性反应，在人体中，瓜氨酸是一种稀有的不可编码的氨基酸，由精氨酸脱亚氨基酸酶进行催化、修饰而成，往往在炎症、肿瘤及自身免疫性疾病中可以检测到。瓜氨酸化蛋白是瓜氨酸肽的一种修饰形式，几乎只发生在细胞坏死和凋亡的生理过程中，当细胞死亡时，细胞中会溢出瓜氨酸化蛋白，其暴露在机体免疫系统中，随之产生体液免疫反应，导致机体分泌大量的 Anti-CCP。类风湿关节炎患者体内，Anti-CCP 通过 B 淋巴细胞分泌产生，约 80% 的患者血清中可检测到此抗体，在类风湿关节炎中的诊断具有很强的特异性和较高的敏感性。正常人体血清中 Anti-ccp 的含量在 5 U/mL 以内，目前为止，Anti-CCP 已成为类风湿关节炎诊断的重要的自身抗体。

案例总结

通过相关操作后的检测结果，我们证明了两点：

（1）免疫球蛋白作为被检测物，在抗原抗体免疫检测方法学中易受到巨球蛋白等非特异性干扰，PEG 沉淀法可以很好地排查是否存在此种干扰。在本试验中我们发现的临床诊断为未分化结缔组织病患者 Anti-CCP 结果偏高的样本，通过 PEG 沉淀法，Anti-CCP 浓度明显下降，低于参考范围。

（2）传统对生化检测去除干扰的倍比稀释方法似乎在免疫学检测中较难发挥作用。可能是免疫学检测中基质效应的影响。在我们的稀释检测中，我们预想的是假阳性的结果应该稀释回收率较差，真阳性的结果有较好的稀释回收率，这在过去生化方法学中较多遇到。但实际我们验证下来的情况是真阳性的样本反而有较差的回收率（真阳性通过临床诊断确定，假阳性的样本已通过上述 PEG 沉淀确定，并且不符合临床症状）。归其原因可能是 Anti-CCP 检测的抗原抗体结合表位主要是具有活性的空间表位，容易受到 pH 值、离子浓度、蛋白渗透率等影响，从而使蛋白失活或空间表位变化，使蛋白浓度虽然成比例，但亲和力明显改变；使真性的被检测物在稀释过程中由于 2 倍、4 倍稀释后的血清中 pH 值、离子浓度、蛋白渗透率等改变，使得蛋白活性不能成倍地变化；在稀释 8 倍、16 倍、32 倍时，由于体系中基本已是稀释液体系，基质更稳定，反而稀释回收率正常。这在厂家的说明书关于稀释的部分有别于其他项目单独进行了说明，且说明书中强调，Anti-CCP 具有异质性，导致个别特定样本会出现非线性稀释现象。反观认为受到干扰的样本，由于 Anti-CCP 检测采用捕获法的方法，干扰的来源很可能是内源性的球蛋白抗体，结合的非活性空间表位，受到基质效应影响较小，稀释过程中干扰蛋白成比例变化，由于亲和力不受影响，回收率反而更好。此现象的原因虽然是笔者的猜测，但本身的现象说明了在免疫检测方法中 PEG 沉淀法更优。

2010 年美国风湿病协会（ACR）和欧洲风湿病学联合会（EULAR）共同制定了类风湿关节炎的临床诊断与治疗标准，将 Anti-CCP 纳入新的诊断标准中，作为诊断类风湿关节炎的血清标志物。目前，Anti-CCP 已成为临床医生诊断类风湿关节炎较为依赖的检验指标。一旦检验科为临床提供错误的检测报告，将会给患者和医生带来精神和经济的双重负担。本案例患者在近 3 年内检测了 6 次 Anti-CCP，结果均为阳性且数值均在 100 U/mL 以上，因临床医生结合临床症状对结果产生了质疑后，笔者和组内同事商讨后进行了相关实验，排除了干扰因素，但遗憾的是对干扰因素，笔者仍不清楚。作为检验工作者应该珍惜每一次临床提出的异议，始终以患者为中心，跳出"以结果为中心"的思维，才能为医生和患者提供准确的检测结果。

专家点评

　　本案例包含两个在检验工作中经常遇到的问题：一是检验结果与临床诊断不符，二是同一项目在不同检测平台的结果不一致。在实际工作中，该类情形一般是由临床医生在诊疗过程中发现并对检验结果提出疑问。在处理该案例的过程中，检验科医生结合自身的检验医学专业知识，深入地剖析并有效地解决了方法学干扰问题；同时检验科医生主动与临床医生针对患者的临床表现及其他相关实验室指标进行沟通、交流，充分发挥了检验科医生在临床诊疗中的重要作用。本案例告诉我们，作为一名检验科医生，在平时的工作中要不断加强检验专业知识的学习和应用能力的提升，同时更应注重以患者为主体的系统临床诊治思维的培养。

参考文献

［1］ RUBIO J，KYTTARIS V C. Undifferentiated connective tissue disease：Comprehensive review［J］. Current Rheumatology Reports，2023，25（5）：98-106.

［2］ SCHELLEKENS G A，DE JONG B A，VAN DEN HOOGEN F H，et al. Citrulline is an essential constituent of antigenic determinants recognized by rheumatoid arthritis-specific autoantibodies［J］. The Journal of Clinical Investigation，1998，101（1）：273-281.

［3］ MD H Z. How can misclassification be prevented when using the 2010 American College of Rheumatology/European League Against Rheumatism rheumatoid arthritis classification criteria？Comment on the article by van der Linden et al［J］. Arthritis & Rheumatism，2011，63（8）：2544-2546.

血氨异常增高 1 例

44

作　者：文贤慧[1]，佘国[1]，赵莼[2]（贵州医科大学附属医院，1 临床检验中心；2 内分泌科）
点评专家：韦四喜（贵州医科大学附属医院）

前　言

　　患者为 42 岁男性，因"血压增高 10 年，血肌酐增高 2 年，慢性肾衰竭"入院。急诊行同种异体肾移植手术，应用免疫抑制剂他克莫司后，患者出现抽搐现象，转入 ICU 后应用丙戊酸镇静治疗。治疗后患者出现昏迷，抽血查血氨，AMM 实测值 2830 μmol/L；鉴于 AMM 的线性范围为 10~700 μmol/L，故报告为 >700 μmol/L。

　　如此高数值的血氨异常在临床上并不常见，高血氨与肝性脑病发生相关，同时与危重症患者的死亡率相关。研究此案例的高危因素，有助于日后工作中的临床预警。评估高血氨的高危因素后，可进行详细的药物 / 营养史审查（包括全胃肠外营养）、评估癫痫活动、影像学检查门体分流以及对感染的综合性评估，有助于避免肝性脑病的发生、发展。

案例经过

　　患者，男，42 岁。主诉：发现高血压 10 年余，血肌酐增高 2 年多，偶有头痛、乏力。查体：血压 90/180 mmHg，慢性肾病面容，肝脾肋下未触及，心肺（－），左前臂动静脉内瘘。

入院后完善相关检查：血肌酐 1523 μmol/L，尿素 32.3 mmol/L，胱抑素 C（Cys-C）4.97 mg/L，谷草转氨酶（AST）52 U/L，谷丙转氨酶（ALT）40 U/L，凝血酶原时间（PT）15.8 s，纤维蛋白原 2.8 g/L，D- 二聚体 0.5 μg/mL，乙肝病毒 2.19×10^3 IU/mL。

彩超：心内结构未见明显异常。腹部常规（肝胆胰脾）：双肾 B 超提示双肾萎缩，肝脏缩小。

案例分析

1. 检验案例分析

检验医师在检测分析中扮演着至关重要的角色。血氨是一项关键的生化指标，对于诊断和监测肝性脑病具有重要意义。血氨是指血液中氨的含量，氨基酸和蛋白质在肠道分解代谢后产生的氨进入血液，血氨在肝脏中形成尿素后，尿素经肾脏代谢排出，完成一个代谢循环。健康人体氨的生成和排泄循环是平衡的，使血液维持较低的氨浓度，如图 44.1 所示。

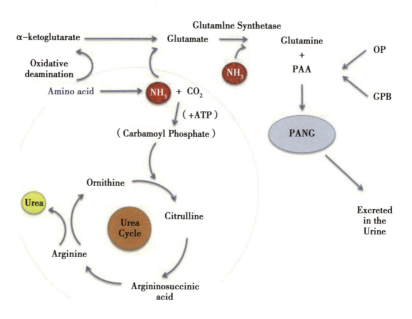

图 44.1 肝 - 肾 - 肠道循环系统示意图

血氨正常参考值在 18~72 μmol/L，标本要求新鲜 EDTA-K2 抗凝全血 2 mL 左右。作为检验医师，发现患者血氨值高达 2830 μmol/L 时，首先核实了整个检验过程是否存在差错。

首先，我们参加了国家卫生健康委员会临床检验中心组织的室间质量评价（EQA），连续多次获得满意结果，表明我们的血氨检测与其他实验室有很好的可比性。其次，我们建立了完善的血氨检测的质量控制体系，有效保障了检测质量。

我们严格按照标准操作程序（SOP）执行血氨检测，对操作人员进行培训和能力评估，持证上岗。仪器定期进行校准和维护保养，以确保设备性能稳定。在日常检测中，我们使用高值和低值两个浓度的质控品，覆盖医疗决定水平，评价检测系统的重复性和准确性。质控品检测结果呈现连续随机分布，在均值 ± 2 s 范围内，表明检测过程处于受控状态。对于超过线性范围的标本（如本例 >700 μmol/L），我们进行了稀释倍比实验。分别用生理盐水做 2 倍、5 倍稀释，测得血氨水平仍超过 700 μmol/L，排除了高剂量钩效应的影响。同时证实血氨水平确实极高，而非试剂盒问题或仪器故障导致的假性结果。综上所述，本例极高血氨结果（>700 μmol/L）是可靠的。

2. 临床案例分析

肝性脑病（HE）又称为肝性昏迷，是指严重肝病引起的、以代谢紊乱为基础的中枢神经系统功能失调的综合征，其主要临床表现为意识障碍、行为失常和昏迷。本案例患者乙肝定量检测数值为 2.19×10^3 IU/mL，影像学提示肝硬化。结合实验室检查进行综合分析，诊断患者昏迷为肝性脑病。肝性脑病诊断的依据：①有严重肝病和（或）广泛的门 - 体分流（门静脉高压症或门 - 体分流术后）的病史、临床表现及肝功能检查异常；②出现一系列神经、精神症状；③常伴有血氨升高和（或）支链氨基酸 / 芳香氨基酸比例下降或倒置；④脑电图或视觉诱发电位的异常并排除其他原因；⑤脑脊液压力及常规检查正常。诱发肝性脑病的因素很多，如上消化道出血，高蛋白饮食，大量排钾利尿，放腹水，使用安眠、镇静、麻醉药，便秘，尿毒症，感染或手术创伤等。这些因素大多是通过：①使神经毒质产生增多或提高神经毒质的毒性效应；②提高脑组织对各种毒性物质的敏感性；③增加血 - 脑脊液屏障的通透性而诱发脑病，如图 44.2 所示。

本案例患者肝硬化，血氨无法通过肝脏的鸟氨酸循环代谢。同时，患者患尿毒症时血氨也无法通过肾脏进行排泄。尿毒症病情严重进行急诊肾移植，有手术创伤史，以上因素共同导致患者血氨增高。

他克莫司属于钙调磷酸酶抑制剂，广泛应用于预防器官移植排斥反应。他克莫司具有一定的神经毒性，治疗剂量下可引起震颤及感觉异常，甚至癫痫。据最新统计，神经系统毒性的发生率约为 6.6%~41.8%。他克莫司产生神经毒性的原因可能与星形胶质细胞功能的改变、血脑屏障的破坏和神经递质清除有关。本案例患者脑脊液生化、常规检查无异常；头颅 CT 检查未见明显颅内出血，无低密度灶，无占位性病变，无癫痫既往史及相关家族史；头颅 MRI 提示左侧后枕叶、右侧顶叶近大脑镰异常信号影，考虑为药物继发性癫痫。患者癫痫发作时，肌肉分解代谢增加，会增加血氨浓度。患者发生癫痫后，医师立即降低他克莫司药物浓度。

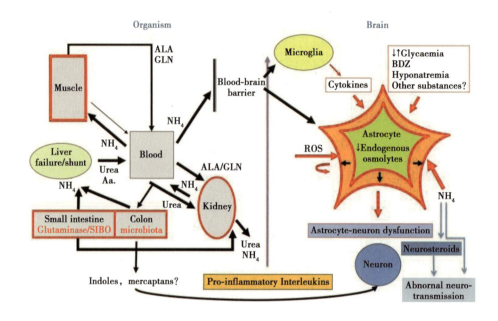

图 44.2　肝性脑病发病机制示意图

丙戊酸钠在临床中常用于镇静。但有些患者使用丙戊酸钠后可出现致命性的不良反应，其显著的临床表现为血氨水平升高同时伴或不伴有肝功能损伤。本案例患者入院时肝功能基本正常，后出现肝功能损伤，同时患者出现凝血功能异常，DIC 相关检测阳性。丙戊酸钠脑病是丙戊酸钠的一种严重并发症，可发生在丙戊酸治疗浓度范围内。这是由于丙戊酸代谢产物通过消耗乙酰辅酶 A，使 N- 乙酰谷氨胺的生成减少，使机体尿素循环发生障碍引起血氨堆积，血氨增高；肾脏内，谷氨酰胺在谷氨酰胺酶作用下分解成谷氨酸和氨，而丙戊酸代谢产物通过增加肾脏对谷氨酰胺的吸收和刺激谷氨酰胺酶，使血氨浓度升高。在发现患者血氨增高导致肝性脑病昏迷后，检验进行告知，临床第一时间调整丙戊酸用药，同时联用乳果糖和精氨酸进行降血氨。

知识拓展

血氨升高对中枢神经系统有显著的毒性作用。血氨升高通过诱导星形胶质细胞功能紊乱和改变神经递质的神经传递，可引起一系列的神经毒性效应。轻度血氨升高可能仅表现为注意力不集中、反应迟钝等轻微症状；而持续、显著的高血氨则可能导致意识障碍、认知功能下降、行为异常，甚至抽搐、昏迷等严重并发症。血氨测定方法学包括：①直接显色测定法；②谷氨酸脱氢酶速率法；③离子交换法；④氨电极法。

血氨测定的准确性在很大程度上取决于标本的留取和收集，红细胞内氨的含量较血浆中高 2.8 倍，故溶血标本或者血液标本久置都会使血浆氨的含量急剧增高。血液标本放入试管中要加盖，低温离心 5 min，迅速取出血浆进行测定，并且要在 30 min 内完成。分析过程中如果受到氨的污染也会导致血氨测定值假性增高。本文中标本采集检测均符合要求，结果真实可靠。高氨血症被认为是诱发肝性脑病的主要因素。对于本例这类存在肝性脑病风险的患者，应加强抗癫痫药物的合理使用，注意监测血氨及丙戊酸钠血药浓度，及时调整药物剂量。

血氨升高的治疗需要综合考虑患者的病因、症状严重程度、并发症风险等因素，制订个体化的治疗方案。总体策略包括识别和去除诱因、降低氨的生成、促进氨的清除和排泄、保护脑组织、支持脏器功能等。下面就几个关键环节进行阐述。

（1）识别和祛除诱因。首先要查明血氨升高的原因，有针对性地去除或控制诱因。对于肝硬化、肝衰竭引起的高血氨，需要优化肝脏治疗，必要时考虑肝移植；对于感染诱发的高分解代谢，需及时控制感染，维持机体代谢平衡；对于药物引起的高血氨，如丙戊酸钠等，应及时减量或停药，换用安全性更高的替代药物。

（2）降低氨的生成。高蛋白饮食是血氨升高的常见诱因。因此，对于高血氨患者，应给予低蛋白饮食，每日蛋白摄入量控制在 0.5~1.2 g/kg，以减少氨前体的供给。必要时可给予特殊氨基酸配方，提供足够的必需氨基酸，同时限制芳香族氨基酸的摄入。此外，还可通过灌肠、口服乳果糖等方式，抑制肠道细菌产生氨，并促进氨在肠道内的清除。

（3）促进氨的清除和排泄。对于肝硬化、肝衰竭等肝功能不全患者，由于尿素循环受阻，可给予鸟氨酸补充，以提高残余肝细胞对氨的清除能力。苯甲酸钠、苯丁酸钠等促排氨药物可与氨结合生成苯乙酰谷氨酸，经肾脏排出体外。对于急性血氨峰值显著升高的患者，如果常规治疗效果不佳，还可考虑应用血液灌流、血液透析等体外净化技术，快速清除血中游离氨。

（4）保护脑组织。血氨升高可引起脑水肿和神经毒性，及时采取脑保护措施至关重要。轻、中度脑水肿可使用甘露醇等渗透性利尿剂，维持脑灌注和颅内压稳定。严重脑水肿或脑疝形成时，需及时行减压手术治疗。癫痫是高血氨的常见并发症，应给予苯妥英钠、丙戊酸钠等抗癫痫药物控制症状，同时监测药物血浆浓度，以免加重血氨负荷。谷氨酸受体拮抗剂如甲泼尼龙，可抑制 NMDA 受体过度激活，减轻兴奋性神经毒性。

（5）支持脏器功能。高血氨常伴发多脏器功能障碍，需要给予器官支持治疗。肝功能衰竭患者可给予支持肝脏合成、解毒等功能的药物治疗，必要时行人工肝支持；肾功能不全者需监测肾功能和电解质变化，给予保守治疗或肾脏替代治疗；呼吸衰竭患者需及时给予氧疗和机械通气等呼吸支持治疗。

（6）营养支持。适当的营养支持可改善高血氨患者的总体代谢状态，提高机体清除氨的能力。一般主张给予高热量［35~40 kcal/（kg·d）］、低蛋白［0.5~1.2 g/（kg·d）］、高碳水化合物的饮食，以糖代替脂肪作为主要能量来源，并补充足够的维生素、电解质和微量元素。对于不能经口进食的患者，可给予肠内或肠外营养支持。需定期监测患者的营养状态和代谢指标变化，及时调整营养治疗方案。

案例总结

本案例呈现了一位肝肾功能不全患者在肾移植手术后，因多种高危因素叠加导致血氨急剧升高，最终引发肝性脑病昏迷的过程。

患者原有的慢性肝病和肾衰竭，使其氨代谢和排泄功能受损；肾移植手术带来的应激反应，加剧了氨的产生；术后使用的免疫抑制剂他克莫司诱发癫痫发作，癫痫时肌肉分解代谢加速，进一步增加血氨水平；同时，镇静药物丙戊酸钠干扰氨的正常代谢，导致血氨大量蓄积。多个危险因素环环相扣，最终导致患者的血氨远超正常值上限，引起肝性脑病和昏迷。

这一案例凸显了血氨监测在特定高危患者中的重要意义。血氨水平可以敏感反映机体氨代谢紊乱程度，是评估肝性脑病风险和严重程度的重要指标。对于合并多种高危因素的患者，应提高警惕，根据临床情况适时监测血氨变化。

同时，案例也体现了多学科协作在高血氨诊疗中的关键作用。病情识别和诊断依赖于临床经验，血氨的准确测定有赖于实验室把关，后续的药物调整和并发症防治更离不开医护团队的通力配合。只有医检协同，多专科联动，才能在血氨骤升的紧要关头，快速采取有效措施，挽救患者于危难。

作为检验人员，应严格把控血氨检测的每一个环节，力求结果的准确可靠。一旦发现血氨严重异常，必须高度重视，及时告警，为抢救赢得宝贵时机。同时要主动学习相关疾病知识，加强与临床的沟通，在提供优质检验服务的同时，为患者的诊疗决策提供有益参考。

专家点评

该案例形象展示了血氨升高的多重高危因素，对日常临床工作具有极高的警示意义。

如文中所述，肝脏和肾脏是氨代谢和排泄的主要器官。肝硬化、肾功能衰竭等慢性疾病会显著削弱机体清除氨的能力。外科手术等应激状态会加重组织蛋白分解，加剧氨的产生。特定药物如他克莫司、丙戊酸钠等，也可通过不同机制干扰氨代谢。多种危险因素叠加，会导致血氨水平急剧升高，严重时可诱发肝性脑病，危及生命。

对于合并多种高危因素的特殊人群，如肝肾功能不全且行大手术患者，我们必须提高警惕，将血氨监测纳入常规。尤其是使用神经毒性药物如他克莫司时，更应严密监控血氨变化，必要时调整药物剂量或更换药物。而对于癫痫患者，在选用丙戊酸钠等药物时，也应权衡利弊，避免加重血氨负担。

实验室在血氨检测中责任重大，我们必须严格规范操作，尽量避免标本溶血，力求结果的真实准确。一旦发现血氨显著升高，要立即启动应急预案，与临床及时沟通，为患者赢得宝贵的抢救时间。检验报告的每一个数字，都关乎患者的生死大事，容不得半点马虎。

同时，案例也再次凸显了多学科合作的重要性。血氨监测涉及检验、内科、外科、药学等多个专业，需要跨科室、跨学科的无缝衔接。只有医检携手，共同发力，才能在血氨骤升的危急关头，及时采取综合措施，遏制病情恶化。

参考文献

［1］ RAHIMI R S，ROCKEY D C. Novel ammonia-lowering agents for hepatic encephalopathy［J］. Clinics in Liver Disease，2015，19（3）：539-549.

［2］ LUCERO C，VERNA E C. The role of sarcopenia and frailty in hepatic encephalopathy management［J］. Clinics in Liver Disease，2015，19（3）：507-528.

［3］ VIDAL-CEVALLOS P，CHÁVEZ-TAPIA N C，URIBE M. Current approaches to hepatic encephalopathy［J］. Annals of Hepatology，2022，27（6）：100757.

［4］ 郭帅帅，马艺溢，王鸣璐，等 . 丙戊酸诱发癫痫患儿高血氨的影响因素研究［J］. 中国医院药学杂志，2021，41（4）：376-379.

［5］ 李志玲，刘婷，胡文娟，等 .1 例肝移植幼儿术后服用他克莫司引起癫痫的药学服务实践［J］. 儿科药学杂志，2019，25（7）：34-37.

反复低钠血症 1 例

45

作　者：莫银娟[1]，曾怡[2]，余芳[2]（南方医科大学珠江医院，1 检验医学部；2 内分泌科）
点评专家：张桦（南方医科大学珠江医院）

前　言

低钠血症是一种血清钠 <135 mmol/L 的病理状态，其主要原因为水的摄入量过多或水排泄障碍。低钠血症是临床上常见的电解质紊乱，其发生率约占住院患者的 30%。低钠血症临床症状不一，其程度与血钠下降速度与浓度相关。根据血钠浓度分类，轻度低钠血症：血钠 130~135 mmol/L；中度低钠血症：血钠 125~129 mmol/L；重度低钠血症：血钠 <125 mmol/L。

造成低钠血症的原因很多，常见的有：①钠的丢失过多，如胃肠道和肾脏功能异常所引起的丢失；②摄入量减少，多由于患者限食或饮食清淡；③不适当抗利尿综合征（SIADH），其最常见原因为恶性肿瘤。

案例经过

患者，男，72 岁，反复咳嗽、咳痰 10 余年，加重伴胸闷 2 个月，近期因咳嗽加重，偶伴胸闷，不伴咯血，未予重视。近日患者感困倦，浑身乏力，且进行性加重。2023 年

11月4日，患者为进一步治疗来我院治疗，门诊以"咳嗽伴胸闷查因，血钠降低查因"收入我院内分泌科。

既往史：冠心病病史半年，已行冠状动脉置入术。

入院检查：体温 36.3 ℃，脉搏 76 次 / 分，呼吸 18 次 / 分，血压 133/65 mmHg。内科检查：双肺呼吸音粗，左下肺听诊湿啰音，右下肺呼吸音减低，叩诊浊音。

外科专科查体无特殊。

实验室检查：血钠（Na⁺）116.8 mmol/L，氯（Cl⁻）92.6 mmol/L；红细胞 3.28×10^9/L，血红蛋白 99 g/L，红细胞比容 0.29，总蛋白 53.6 g/L，白蛋白 28.3 g/L，血浆渗透压 257 mOsm/L，尿钠 93 mmol/L；肿瘤指标：癌胚抗原（CEA）29.26 ng/mL，糖类抗原（CA199-C12）40.01 kU/L，糖类抗原（CA125-C12）235.84 kU/L。

入院初步诊断：①低钠血症；②冠状动脉粥样硬化性心脏病；③高血压；④肺气肿；⑤肺部感染。

2023 年 11 月 5 日，入院查血常规，白细胞升高，血钠偏低，临床予以口服浓钠 1 g tid，并予以控制血压及改善循环等治疗为主，继续完善相关检查。

胸部 B 超提示：右侧胸腔积液（图 45.1）。

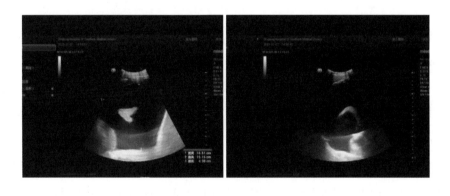

图 45.1　胸部 B 超结果（2023 年 11 月 5 日）

CT 结果：①肺气肿；②肺部感染；③胸腔积液。

2023 年 11 月 6 日，胸部 B 超及 CT 平扫结果提示可见大量胸腔积液，患者服用降压药物及吸氧后，胸闷、气短症状稍缓解，依据患者症状，考虑为胸腔积液引起，且患者大量胸腔积液需明确性质，临床予以抗感染、止咳化痰平喘治疗，并请呼吸科会诊。垂体及头颅 MRI 未见异常。2023 年 11 月 7 日，呼吸科会诊建议胸部 B 超积液定位穿刺抽取胸腔积液，送检胸腔积液常规及生化检查。

2023 年 11 月 8 日，患者复查炎症指标好转，但电解质紊乱未好转，尤其是低钠血症在补钠情况下仍未能纠正。因此，为判定胸腔积液的良恶性质，临床进行胸穿送检胸腔积液常规检查、生化检查及病理检查。当日下午，检验科工作人员在该患者的胸腔液常规检查中发现少量异型细胞，该类细胞圆形体积大，多个核，核大，核仁明显可见，胞浆丰富，淡蓝色至深蓝色，含囊性空泡，形态考虑为癌细胞，胸腔积液常规报告如图 45.2 所示。与临床医生沟通，建议重新留取足量胸腔积液做细胞学检查，同时加做特异性肿瘤标志物及病理活检。

备注：　　　　　　　　　　诊断：低钠血症

项目（代码）	结果	单位	参考区间	方法
1 颜色（Color）	红色		淡黄色	目测法
2 透明度（Clarit）	浑浊		透明	目测法
3 红细胞（镜检）（RBC_m）	103100	mol/L		镜检法
4 白细胞（镜检）（WBC_m）	1384	mol/L		镜检法
5 单个核细胞（MC）	78	%		镜检法
6 多核细胞（PC）	22	%		镜检法
7 李凡它氏试验（Rivalta）	* 阳性（+）		阴性（–）	化学法

图 45.2　胸腔积液常规

11 月 9 日复查生化，结果显示血钠（Na^+）120.0 mmol/L，低钠血症稍好转，继续维持浓盐水口服方案治疗及限制摄入量，同时化痰止咳治疗。9 日中午胸腔积液常规细胞学结果：查见癌细胞，建议临床考虑恶性胸腔积液。临床依据患者多年咳嗽病史，胸腔积液常规及生化结果提示恶性胸腔积液，结合肺肿瘤标志物细胞角质蛋白素升高，考虑肺癌可能性大，不除外胸膜转移，考虑进一步活检。患者低钠血症（<130 mmol/L），尿钠增高（>40 mmol/L），血浆渗透压 <270 mOsm/kg，血容量正常，患者水及盐摄入正常，无甲状腺功能减退及内分泌性疾病，其低钠血症考虑与恶性肿瘤相关的抗利尿激素分泌异常综合征相关（SIADH）。

11 月 9 日，胸腔积液常规细胞学结果：查见癌细胞，建议临床考虑恶性胸腔积液（图 45.3）。11 月 10 日，CT 平扫 + 平扫后加强结果提示肿瘤待排。

11 月 13 日，患者一般情况良好，胸闷、胸痛、咳嗽咳痰症状较前好转。依据检验及检查结果，考虑恶性肿瘤可能性，患者有放疗指征，转入我院放疗科治疗。治疗方案同前。

11 月 15 日病理活检：（右胸壁肿物）低分化腺癌，结合影像及免疫组化结果，考虑肺低分化腺癌转移（图 45.4）。

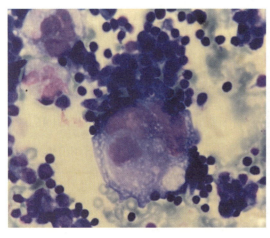 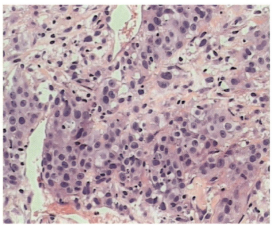

图 45.3　胸腔积液细胞染色（瑞姬氏染色，　　　　图 45.4　病理活检结果
　　　　　　10×100）

最终诊断：①右肺肺癌伴胸膜转移；②恶性胸腔积液；③低钠血症；④冠状动脉粥样硬化性心脏病；⑤肺部感染；⑥抗利尿激素分泌异常综合征；⑦轻度贫血；⑧高血压 2 级（很高危）。

治疗：①控制血压，平喘化痰，补钠补钙，利尿，护胃，抗感染；②转我院放疗科进一步治疗。

案例分析

1. 检验案例分析

患者入院生化结果提示低钠氯血症。查看患者血钠历史，最近两个月血钠一直反复降低。是什么原因导致患者反复低血钠呢？该患者系老年男性，反复咳嗽、咳痰，病情较长，多次测血钠偏低，<125 mmol/L，诊断为重度低钠血症。临床反复补钠，患者低钠仍不能纠正，因此，查明低钠原因尤为迫切。首先，患者血脂、血糖正常，排除了高血糖、严重高脂血症等导致的假性低钠血症。其次，体格检查无水肿，垂体及头颅 MRI 未见异常，查肾上腺皮质激素、性腺激素及甲状腺激素均正常，除外垂体、肾上腺等疾病；在入院常规检查时发现患者胸腔积液明显，肿瘤标志物增高，但胸部 B 超及 CT 平扫发现胸腔积液及肺部感染，未发现明显占位。在临床送检胸腔积液常规检验中，检验人员因见较大体积异形细胞，补充胸腔积液细胞学检查，发现存在恶性细胞，立即向临床汇报并建议增

加送检胸腔积液量，寻找更明确的证据。最终经过细胞学检查发现癌细胞，再次把检验发现向临床反馈后，加做病理及增强 CT，完善特异性肿瘤标志物，经检验、病理活检与影像，最终确诊为右肺肺癌伴胸膜转移。

患者低钠血症考虑与恶性肿瘤相关的抗利尿激素分泌异常综合征相关，低钠之谜终于告破。

2. 临床案例分析

患者为老年男性，因"反复咳嗽、咳痰 10 余年，加重伴胸闷 2 个月"入院。门诊查血钠降低，以"低钠血症查因"收入我院内分泌科。在常规入院检查中，发现患者有胸腔积液及肺部感染，为判断胸腔积液是良性还是恶性，抽取胸腔积液做常规细胞学检查。临床予以抗感染、止咳化痰平喘治疗，并请呼吸科会诊。患者复查炎症指标好转，但电解质紊乱无明显好转，尤其是低钠血症在补钠的情况下仍未能纠正。当日，检验科回报胸腔积液常规及胸腔积液生化提示癌性胸腔积液可能，胸腔积液细胞学查见癌细胞，建议临床考虑恶性肿瘤。临床送病理活检，病理结果回报：（右胸壁肿物）低分化腺癌。临床依据常规细胞学结果及病理结果，考虑为肺癌，依据相关检验指标及影像结果，考虑患者低钠血症与恶性肿瘤相关的抗利尿激素分泌异常综合征相关。临床予以控制、抗凝、抗感染、改善气道痉挛、化痰治疗，后转入我院放疗科继续治疗。

知识拓展

抗利尿激素分泌异常综合征（SIADH）是指内源性抗利尿激素分泌异常增多或其活性作用超常，从而导致水潴留、尿排钠增多以及稀释性低钠血症等临床表现的一组综合征。其最常见的原因是肿瘤。文献显示，肿瘤导致的 SIADH 占所有 SIADH 的 30% 左右，是当前住院患者低钠血症的最主要原因。

案例总结

低钠血症为常见的电解质紊乱，其重症患者死亡率高，低钠血症发生的病因有很多种，鉴别其发病原因是治疗的关键。SIADH 是反复性低钠血症的重要原因。本案例患者以低钠血症为首发症状入院，检验与临床不断沟通、推敲细节、执着寻因，迅速锁定方向，定点突破，为临床和患者诊断争取宝贵的时间。检验工作者，特别是形态工作者，在繁忙的工作中更应承担"侦查"任务，为临床工作提供更多证据支持，为临床提供精准医疗服务，从而更好地服务患者。

专家点评

　　低钠血症是临床中最常见的一种体内水盐失衡疾病，临床上确定何种原因的低钠血症，其基本流程为：首先需测定血渗透压，若渗透压正常，应考虑严重高脂血症、高血糖症或少见的异常高蛋白血症所致的假性低钠血症，本文患者可明确排除。其次，如果患者血浆渗透压增高则考虑为高渗性低钠血症，渗透压下降则为低渗性低钠血症，需要进一步评估细胞外液容量。而细胞外液容量状况有明确的临床特点可资鉴别：低容量性低钠血症主要由体液绝对或相对不足所致，血压偏低或下降、皮肤弹性差，实验室检查示血尿素氮上升、肌酐轻度上升则支持该诊断。病史中如有胃肠道液体丢失、大量出汗、尿钠 <10 mmol/L 者，提示经肾外丢失；尿钠 >20 mmol/L，有应用利尿剂病史或检查有糖尿病，或肾上腺皮质功能减退者提示有近端小管或髓袢的钠重吸收障碍；或由呕吐、利尿剂等引起；或者提示有醛固酮过低的情况。显然本文患者不具备以上特征。如患者细胞外液不少且同时有水肿或第三间隙液体积聚者，低钠血症大多因心、肝、肾等导致水肿形成而致（亦与本文患者不相符）。最后，考虑到患者无水肿，血压正常，同时无任何体液过少的迹象，那么低钠血症主要是由 ADH 分泌过多引起（SIADH）。临床上结合 SIADH 的常见原因，以及本案例患者的临床特点，重点筛查肺部病变，本案例患者因反复低钠查因入院治疗，由于其病因有一定的迷惑性，在入院初期无明显诊疗发现的基础上，临床坚持与检验科不断沟通、推敲细节、执着寻因，迅速锁定方向，定点突破。检验人员在影像学未发现明显指征下，通过实验室检验层层推进，顺藤摸瓜，并与临床沟通，多次推敲，最终及时明确病因，协助临床为患者提供更及时、精准的治疗。

参考文献

［1］ 刘慧敏，李明龙 . 低钠血症诊疗研究进展［J］. 中华老年多器官疾病杂志，2018，17（3）：
233-236.

［2］ ROSENBLUM N D .Kidney Development［J］. National Kidney Foundation's Primer on Kidney
Diseases（Seventh Edition），2018：19-25.

［3］ 中华医学会内分泌学分会电解质紊乱学组 . 低钠血症的中国专家共识［J］. 中华内分泌代谢
杂志，2023，39（12）：999-1009.

［4］ 林果为，王吉耀，葛均波 . 实用内科学［M］. 15 版 . 北京：人民卫生出版社，2017.

质检寻真，诊钾求证

46

作　　者：乔建启[1]，司御臣[2]（河北省沧州中西医结合医院，1 实验诊断科；2 糖尿病科）
点评专家：张靖宇（河北省沧州中西医结合医院）

前　言

　　家族性低钾低镁血症是一种罕见的常染色体隐性遗传的失盐性肾小管疾病，肾远曲小管重吸收钠离子和氯离子障碍导致的原发性失盐性疾病。临床主要表现为低血钾、低氯性碱中毒、低血镁、低尿钙、血压正常或偏低、血浆肾素以及醛固酮水平升高，部分患者会出现抽搐、面部麻木等临床表现。本病发病隐匿，易误诊、漏诊。

案例经过

　　患者，女，34 岁，主诉一年前出现左肩关节疼痛伴活动不力，劳累后加重，休息后缓解，曾就诊于当地医院行关节腔注射药物治疗，治疗效果欠佳，近日疼痛加重，就诊于我院。查体并检查后对症治疗，进行左肩关节镜下清理肩袖缝合术，术后情况良好。患者既往低钾病史，病因未明，为进一步寻求病因，转至糖尿病科继续治疗。

　　既往史：低血钾病史，口服氯化钾缓释片治疗，间断补钾多年，反复血钾偏低，未予特殊治疗。否认糖尿病、高血压、冠心病等慢性病史。

入院进行相关检查。

彩超：心脏结构及功能未见异常，心包未见明显异常。

实验室检查：血常规：白细胞计数 4.86×10^9/L，血红蛋白 94.0 g/L↓，血小板计数 373×10^9/L↑。尿常规未见明显异常。凝血功能：纤维蛋白原 5.10 g/L↑，D- 二聚体、纤维蛋白降解产物（FDP）等均正常。血气分析：pH 7.474↑（参考值 7.350~7.450），实际碳酸氢根 27.0 mmol/L（参考值 21.0~28.0 mmol/L），标准碳酸氢根 27.4 mmol/L↑（参考值 21.0~28.0 mmol/L）。甲状腺功能正常。

生化结果：白蛋白 39.4 g/L↓，钾 2.83 mmol/L↓，氯 96.93 mmol/L↓，镁 0.46 mmol/L↓。临床初步诊断：左肩袖损伤；低钾血症。

案例分析

1. 临床案例分析

患者为青年女性，基本情况、进食、睡眠正常，未诉特殊不适。追问病史，患者 15 岁时首次发现低钾血症，间断复查血钾，结果均偏低，服用氯化钾缓释片治疗，效果不佳，未予特殊治疗。入院后反复发生血钾低于正常，低钾血症诊断明确。

造成低钾的原因：

（1）摄入钾不足，常见于长期禁食、少食，每日摄入钾 <3 g，并持续 2 周以上；该患者进食正常，与此不符，可排除。

（2）排钾过多：①胃肠性失钾，因消化液丢失而失钾，见于长期、大量呕吐、腹泻、胃肠引流或造瘘等，患者无上述情况，故排除。②肾脏失钾，肾脏疾病如急性肾功能衰竭多尿、肾血管酸中毒、Liddle 综合征，患者肾功能正常，碱中毒，完善 24 h 尿电解质进一步明确诊断；患者低钾血症、低镁血症，血压正常，目前不排除 Gitelman 综合征，完善高血压五项、氢氯噻嗪试验，进一步明确诊断。利尿剂的使用，如呋塞米等，患者近来未使用利尿剂，暂不考虑该原因；某些抗生素的使用，如青霉素、庆大霉素等，患者未使用该类药物；糖皮质激素应用所致低钾血症，可排除。③其他原因所致失钾，如大面积烧伤、放腹水、腹透等，患者不存在上述情况，可排除。

（3）转移性低钾血症：①甲状腺功能亢进症：患者无甲状腺功能亢进，除外此诊断；②应激状态，可发生钾转移，患者无应激状态，不支持此原因。

（4）稀释性低钾血症：细胞外液潴留时，出现相对低钾，常见于水中毒或大量补液时未及时补钾，与患者不符，可排除。

鉴于患者低钾、低镁、碱性中毒，应进行氢氯噻嗪试验以进一步明确诊断。

2. 检验案例分析

在最新的低钾血症诊疗指南中，造成低钾的因素有以下几种。①钾摄入不足：长期禁食或少食；②排钾过多：肾肠性失钾，因消化液丢失例如长期呕吐腹泻；肾脏失钾，急性肾功能衰竭、肾血管酸中毒、Liddle 综合征；③转移性低钾血症：例如，钾向细胞内转移，使用大量葡萄糖时，急性碱中毒或酸中毒的恢复期，细胞外液中的钾急剧转入细胞内；④稀释性低钾血症。此外，酸中毒根据血压高低分为伴有高血压的低血钾和不伴高血压的低血钾，伴有高血钾的低血钾，高肾素，高醛固酮：肾素瘤，肾动脉狭窄。低肾素，低醛固酮：Liddle 综合征，先天性肾上腺皮质增多症。不伴高血压的低血钾，Bartter 综合征，Gemtelman 综合征，利尿剂使用后，镁缺乏后等。患者高血压：醛固酮 193.38 pg/mL，血管紧张素 Ⅱ 75.86 pg/mL，肾素 245.82 pg/mL，皮质醇 11.48 μg/dL，促肾上腺皮质激素 13.76 pg/mL，ARR 0.079。患者血压正常，甲状腺功能等均正常，排除转移性低钾、高血压用药造成低钾，目前考虑患者肾性失钾可能性大，遂与临床沟通，建议继续补钾治疗，复查电解质与尿液电解质排除肾性失钾。

患者结果显示：补钾后血钾 2.83 mmol/L↓，血氯 97.8 mmol/L↓，镁 0.46 mmol/L↓。24 h 尿钾 54.7 mmol/L，24 h 尿钠 273.5 mmol/L，24 h 尿钙 0.28 mmol/L，患者明显为肾性失钾患者。

次日医嘱氢氯噻嗪试验，结果：Δ FECl 为 0.98%<2.86%。24 h 尿钾 54.7 mmol/24 h，同步血钾 3.05 mmol/L。患者肾性失钾，血压正常，低血钾、低血镁、低尿钙，代谢性碱中毒，醛固酮正常，肾素明显高于正常，再结合氢氯噻嗪试验结果，考虑 Gitelman 综合征诊断较明确。建议患者进行基因检测以进一步明确诊断，患者及家属表示暂缓基因检测。为患者加用门冬氨酸钾镁片 2 片 tid 口服。补充诊断：Gitelman 综合征。

知识拓展

Gitelman 综合征是常染色体隐性遗传病，基因突变造成肾远端小管的离子转运蛋白

（氢氯噻嗪类利尿剂敏感的钠氯共同转运体 NCC）先天功能缺陷，引起钠、氯重吸收障碍，进而引起水电解质紊乱及一系列临床症状，包括低钾血症、低镁血症、代谢性碱中毒等，最早在 1966 年被 Gitelman 等人报道。Gitelman 综合征的患病率为 1/40000，发病年龄段主要见于青少年和成年。

Gitelman 综合征多于青少年及成年起病，主要表现为肢体乏力、烦渴、多尿等低钾导致的临床症状，严重时可导致下肢瘫软，部分患者因长期低镁，导致软骨钙沉着，可出现关节肿胀疼痛、骨质疏松症等。Gitelman 综合征还可合并原发性醛固酮增多症、骨质疏松症、干燥综合征甚至心律失常等疾病。Gitelman 综合征的发生、发展往往与多种并发症共存，并发症及合并症的干预或治疗对患者的生存和预后具有重要的临床价值。

案例总结

从本案例中我们得到如下启发：①临床上经常会遇到检验结果为低钾血症的患者，检验人员虽不能与患者直接接触，但应该关注患者就诊科室、年龄、是否有基础疾病等，患者基本信息往往容易被忽略。②对于异常结果，需复查排除可能的干扰因素并积极与临床沟通，寻找病因，保证每一份检验结果的质量，对可疑结果或结果与临床诊断不相符时应及时与临床保持沟通，真正实现检验指导临床应用的价值。

专家点评

本案例就一例多年低血钾血症患者进行分析，通过缜密的实验室检查，判断了疾病的病因。不仅体现了临床诊疗思维经验的重要性，也充分表明了临床与检验沟通的重要性。随着医疗的发展，检验人员不能只局限于保证检验结果的准确性，更应该参与到临床会诊、疾病的诊疗工作中来，检验能力的提升可以更好地指导临床应用，规范、准确的检验结果更能帮助临床医生排忧解难，为患者提供更好的服务。

参考文献

［1］ 中国研究型医院学会罕见病分会，中国罕见病联盟，北京罕见病诊疗与保障学会，等．Gitelman 综合征诊疗中国专家共识（2021 版）［J］．协和医学杂志，2021，12（6）：902-912.

［2］ 魏伟平，全会标，李云倩，等．Gitelman 综合征二例［J］．临床内科杂志，2023，40（2）：131-132.

［3］ 穆妮热·阿塔吾拉，郭艳英．Gitelman 综合征并发症及常见合并症的研究进展［J］．医学研究杂志，2023，52（5）：177-179，114.